# Nutrição e diabetes *mellitus* na prática clínica

# Nutrição e diabetes *mellitus* na prática clínica

Organizadores

**João Felipe Mota**

**Maristela Bassi Strufaldi**

**Marlene Merino Alvarez**

manole
editora

Produção editorial: Paris Serviços Editoriais e Educacionais
Projeto gráfico: Departamento Editorial da Editora Manole
Diagramação e ilustrações: Luargraf Serviços Gráficos Ltda. ME
Capa: Departamento de Arte da Editora Manole
Imagem da capa: istock.com

**CIP-BRASIL. CATALOGAÇÃO NA PUBLICAÇÃO**
**SINDICATO NACIONAL DOS EDITORES DE LIVROS, RJ**

---

N97

Nutrição e diabetes mellitus na prática clínica / organizadores Jcão Felipe Mota, Maristela Bassi Strufaldi, Marlene Merino Alvarez. - 1. ed. - Santana de Parnaíba [SP] : Manole, 2023.

Inclui bibliografia e índice
ISBN 9786555765922

1. Nutrição. 2. Diabetes - Aspectos nutricionais. I. Mota, João Felipe. II. Strufaldi, Maristela Bassi. III. Alvarez, Marlene Merino.

22-80114 CDD: 616.4620654
CDU: 612.39:616.379-008.64

---

Meri Gleice Rodrigues de Souza – Bibliotecária – CRB-7/6439



Edição – 2023

Editora Manole Ltda.
Alameda América, 876 – Tamboré
06543-315 – Santana de Parnaíba – SP – Brasil
Tel.: (11) 4196-6000
www.manole.com.br | https://atendimento.manole.com.br/

Impresso no Brasil
*Printed in Brazil*

# Sobre os organizadores

## João Felipe Mota

Nutricionista. Professor associado da Universidade Federal de Goiás (UFG). Pesquisador Associado do APC Microbiome, University College Cork (Irlanda). Pós-doutor pela University of Alberta (Canadá), Human Nutrition Research Unit. Doutor em Ciências, área de concentração Nutrição, pela Universidade Federal de São Paulo (Unifesp). Mestre em Patologia pela Faculdade de Medicina da Universidade Estadual Paulista (Unesp). Conselheiro da Coordenação de Aperfeiçoamento de Pessoal de Nível Superior (Capes), área Nutrição. Consultor *ad hoc* da Fundação de Apoio à Pesquisa do Distrito Federal (FAPDF), da Fundação de Amparo à Pesquisa do Estado de Goiás (Fapeg) e do Conselho Nacional de Desenvolvimento Científico e Tecnológico (CNPq). Editor associado da *PlosOne*, da *Clinical Nutrition Espen* e da *Biomed Research International.* Membro do Departamento de Nutrição da Sociedade Brasileira de Diabetes (SBD) desde 2009.

## Maristela Bassi Strufaldi

Nutricionista pelo Centro Universitário São Camilo. Mestre em Ciências (Endocrinologia Clínica) pela Universidade Federal de São Paulo (Unifesp). Educadora em Diabetes certificada pela International Diabetes Federation (IDF-Saca). Especialização em Nutrição Esportiva e Obesidade e em Saúde da Mulher no Climatério pela Universidade de São Paulo (USP). Especialização em Nutrição Clínica Funcional pela Universidade Cruzeiro do Sul (Unicsul). Título de Especialista em Gerontologia pela Sociedade Brasileira de Geriatria e

Gerontologia (SBGG). Coordenadora do Departamento de Nutrição da Sociedade Brasileira de Diabetes (biênio 2016-2017) e membro desse Departamento desde 2014.

## Marlene Merino Alvarez

Nutricionista da Universidade Federal Fluminense (UFF) e da Fundação Municipal de Saúde de Niterói. Preceptora da disciplina Trabalho de Campo II para graduação de Medicina no Instituto Saúde Coletiva da UFF. Doutora em Ciências da Nutrição e mestre em Nutrição Humana pela Universidade Federal do Rio de Janeiro (UFRJ). Especialista em Educação e Saúde pela UFRJ. Especialização em Gestão do Trabalho e da Educação em Saúde pela Escola Nacional de Saúde Pública da Fiocruz. Coordenadora do Departamento de Nutrição da Sociedade Brasileira de Diabetes (SBD), biênios 2008-2009 e 2012-2013.

# Sobre os colaboradores

## Aline Corado Gomes

Nutricionista. Doutora em Ciências da Saúde pela Universidade Federal de Goiás (UFG). Mestre em Nutrição e Saúde pela UFG.

## Ana Carolina Pereira Costa

Nutricionista supervisora da equipe de Nutrição do Grupo de Atendimento aos Homens com Transtorno Alimentar do Programa de Transtornos Alimentares do Instituto de Psiquiatria do Hospital das Clínicas da Faculdade de Medicina da Universidade de São Paulo (IPq/HCFMUSP). Membro do Grupo Especializado em Nutrição e Transtornos Alimentares e Obesidade (Genta). Educadora em Diabetes certificada pela International Diabetes Federation (IDF). Instrutora certificada de *Mindful Eating* pelos programas *Mindfulness Based Eating Awareness Training* (MB-EAT) e *Mindful Eating – Conscious Living* (ME-CL). Instrutora de meditação pela Associação Palas Athena.

## Cíbele Pereira Kopruszynski

Nutricionista com especialização em Nutrição Clínica, mestrado em Educação e doutorado em Ciências Nutricionais pela Universidade Estadual Paulista (Unesp). Professora do Departamento de Nutrição da Universidade Federal do Paraná (UFPR) e do Programa de Residência Multiprofissional de Assistência Hospitalar do Complexo Hospital de Clínicas da UFPR.

## Débora Bohnen Guimarães

Nutricionista especialista em Nutrição Clínica pelo Ganep. Mestre em Educação em Diabetes pelo Instituto de Ensino e Pesquisa Santa Casa de Belo Horizonte (IEP/Santa Casa BH). Nutricionista do Ambulatório de Diabetes Tipo 1 da Santa Casa BH. Membro do Departamento de Nutrição da Sociedade Brasileira de Diabetes (SBD).

## Débora Lopes Souto

Bacharel em Nutrição pela Sociedade Unificada de Ensino Superior Augusto Motta (Unisuam). Especialista em Nutrição Clínica pela Associação Brasileira de Nutrição (Asbran). Doutora em Ciências Nutricionais e mestre em Nutrição Humana pela Universidade Federal do Rio de Janeiro (UFRJ). Nutricionista, pesquisadora no Hospital Universitário Clementino Fraga Filho da UFRJ. Membro do Departamento de Nutrição da Sociedade Brasileira de Diabetes (SBD).

## Deise Regina Baptista

Nutricionista com especialização em Administração Hospitalar e Saúde Pública pela Universidade de Ribeirão Preto (Unaerp), mestrado e doutorado em Ciências Farmacêuticas pela Universidade Federal do Paraná (UFPR). Educadora em Diabetes pela International Diabetes Center (Minneapolis, USA). Membro do Departamento de Nutrição, Exercício e Esporte em Diabetes da Sociedade Brasileira de Diabetes (SBD). Professora do Departamento de Nutrição da UFPR e do Programa de Residência Multiprofissional de Assistência Hospitalar do Complexo Hospital de Clínicas da UFPR.

## Fabiana Martins Kattah

Nutricionista e mestranda em Nutrição e Saúde pela Faculdade de Nutrição da Universidade Federal de Goiás (UFG). Pesquisadora do Grupo de Estudos da Obesidade de Goiânia.

## Flávia Campos Corgosinho

Nutricionista e doutora em Ciências pela Universidade Federal de São Paulo (Unifesp). Docente do curso de Nutrição da Universidade Federal de Goiás (UFG). Membro permanente do Programa de Pós-Graduação em Nutrição e Saúde da UFG. Coordenadora do Grupo de Estudos da Obesidade de Goiânia.

## Heitor Oliveira Santos

Nutricionista pela Universidade Federal de Uberlândia (UFU). Mestre e doutorando em Ciências da Saúde pela UFU. Revisor do jornal científico da Sociedade Brasileira de Diabetes (SBD), *Diabetology & Metabolic Syndrome.*

## José Luiz de Brito Alves

Nutricionista, professor adjunto do Departamento de Nutrição da Universidade Federal da Paraíba (UFPB, João Pessoa). Consultor *ad hoc* da Fundação de Amparo à Ciência e Tecnologia de Pernambuco (Facepe), do Conselho Nacional de Desenvolvimento Científico e Tecnológico (CNPq) e do National Science Center (Polônia). Membro do corpo editorial da *Frontiers in Clinical Diabetes and Health Care*, da *Frontiers in Endocrinology* e da *Frontiers in Microbiology*.

## Kaio Vinicius Custodio da Silva

Nutricionista e mestre em Ciências da Saúde pela Faculdade de Medicina da Universidade Federal de Goiás (UFG).

## Letícia de Freitas Portugal

Graduanda em Nutrição na Universidade Federal Fluminense (UFF).

## Letícia Fuganti Campos

Doutora em Clínica Cirúrgica pela Universidade Federal do Paraná (UFPR). Mestre pela Faculdade de Medicina da Universidade de São Paulo (FMUSP). Pós-graduada em Nutrição Clínica pelo Ganep e em Educação em Diabetes pela Universidade Paulista (Unip). Membro do Departamento de Nutrição da Sociedade Brasileira de Diabetes (SBD). Treinamento no Joslin Diabetes Center (Harvard, EUA). Presidente do Comitê de Nutrição da Braspen.

## Marcia Regina Messaggi Gomes Dias

Nutricionista com aprimoramento em Nutrição Hospitalar em Cardiologia pela Universidade de São Paulo (USP). Mestre em Farmacologia pela Universidade Estadual de Campinas (Unicamp). Doutora pelo Programa de Saúde da Criança e do Adolescente do Departamento de Pediatria da Faculdade de

Ciências Médicas da Unicamp (FCM-Unicamp). Professora do Departamento de Nutrição da Universidade Federal do Paraná (UFPR) e do Programa de Residência Multiprofissional de Assistência Hospitalar do Complexo Hospital de Clínicas da UFPR.

## Maria Gabriela Secco Cavicchioli

Enfermeira pela Universidade Federal de São Paulo (Unifesp). Mestre em Ciências pela Unifesp. Educadora em Diabetes pela International Diabetes Federation – South and Central America/Associação de Diabetes Juvenil/Sociedade Brasileira de Diabetes (IDF-Saca/ADJ/SBD). Coordenadora do Departamento de Enfermagem da Sociedade Brasileira de Diabetes (SBD), gestão 2020-2023.

## Mariana Aguiar Navarro

Graduanda em Nutrição na Universidade Federal Fluminense (UFF). Membro de equipe científica no Instituto de Nutrição do Cérebro & Coração (Inccor).

## Marlice Silva Marques

Nutricionista pela Universidade Federal de Goiás (UFG). Mestre em Ciências da Saúde pela UFG. Pós-graduada em Nutrição Clínica pelo Centro Universitário São Camilo. Educadora em Diabetes pela ADJ Diabetes Brasil/Sociedade Brasileira de Diabetes/International Diabetes Federation (IDF/ADJ/SBD). Membro do Departamento de Nutrição da SBD. Membro da Diretoria da SBD Regional Goiás.

## Silvia Cristina Ramos Gonsales

Nutricionista pelo Centro Universitário São Camilo. Doutora em Ciências da Saúde – Cardiologia – pela Escola Paulista de Medicina da Universidade Federal de São Paulo (EPM-Unifesp). Especialista em Saúde Pública pela Faculdade de Saúde Pública da Universidade de São Paulo (FSP-USP) e em Nutrição Materno-Infantil pela EPM-Unifesp. Educadora em Diabetes pela International Diabetes Federation – South and Central America/ADJ Diabetes Brasil/Sociedade Brasileira de Diabetes (IDF-Saca/ADJ/SBD). Membro do Departamento de Nutrição da SBD desde 2012. Responsável pelo Departamento de Nutrição da SBD Regional São Paulo desde 2020. CEO da Insira Educacional – pós-graduação em Nutrição e Saúde.

## Tarcila Beatriz Ferraz de Campos

Nutricionista pelo Centro Universitário São Camilo. Mestre em Ciências (Fisiologia Humana) pela Universidade de São Paulo (USP). Educadora em Diabetes pela International Diabetes Federation – South and Central America/ADJ Diabetes Brasil/Sociedade Brasileira de Diabetes (IDF-Saca/ADJ/SBD). Coordenadora do Departamento de Nutrição da SBD, gestão 2022-2023.

## Ticiane Gonçalez Bovi

Nutricionista, mestre e doutora em Ciências Médicas pela Faculdade de Ciências Médicas da Universidade Estadual de Campinas (FCM-Unicamp). Especialista em Nutrição em Doenças Crônicas no Atendimento Ambulatorial pelo Hospital de Clínicas da Unicamp. Educadora em Diabetes certificada pela International Diabetes Federation (IDF). Pesquisadora colaboradora no Centro de Pesquisa Clínica (CPC) da FCM-Unicamp.

# Sumário

## Parte 2 Diabetes *mellitus* e ciclos de vida



## Parte 3 Abordagem nutricional do diabetes *mellitus* em situações especiais



## Parte 4 Nutrição e diabetes *mellitus* na prática clínica

# Prefácio

O meu interesse pela nutrição em diabetes surgiu há mais de 30 anos, tendo na prática profissional a sorte de estar sempre cercada de profissionais brilhantes e de testemunhar a evolução da terapia nutricional no cuidado do diabetes, considerado, ainda hoje, um marco no tratamento, independentemente do tipo e do tempo de diagnóstico.

No entanto, o aconselhamento nutricional oferecido pelos profissionais de saúde às pessoas com diabetes é, por vezes, ainda falho, pautado em listas de alimentos proibidos e permitidos, o que, ao meu ver, se deve em parte pelo pouco tempo destinado à consulta, uma realidade ainda frequente em nosso país, mas, principalmente pela falta de preparo e conhecimento embasados em ciência.

O diagnóstico do diabetes traz consigo inúmeros questionamentos sobre calorias, proporções de macronutrientes, adoçantes, índice glicêmico, contagem de carboidratos, suplementos alimentares, necessidades de sódio, planejamento de refeições para prática da atividade física, interações entre medicamentos e alimentos etc., que o paciente e a família esperam que sejam respondidos de forma clara. Isso sem falar nas temidas complicações agudas e crônicas.

Ao longo da consulta, também transparecem preocupações relacionadas aos ciclos da vida e como lidar com o diabetes na infância, na adolescência, na fase adulta, na gravidez e ao envelhecer.

Esta obra é um guia informativo e prático para o profissional de saúde, em que os autores tiveram o cuidado de apresentar respostas de forma clara, baseadas em evidências que trazem credibilidade ao tratamento.

Existem milhões de pessoas com diabetes que necessitam de educação, aconselhamento e compreensão ao longo da vida. E nós sabemos que, quanto mais a pessoa com diabetes compreender a doença e entender como administrá-la, maior será a probabilidade de atingir e manter o bom controle glicêmico e evitar as complicações devastadoras.

O livro *Nutrição e diabetes* mellitus *na prática clínica* destina-se a servir como um recurso para todos os profissionais de saúde interessados nas evidências que apoiam as intervenções nutricionais em todas as áreas relacionadas ao manejo do diabetes nas quais a terapia nutricional é essencial. Os profissionais de saúde que orientam pessoas com diabetes têm uma grande responsabilidade em dar suporte ao paciente e, tenho certeza: este guia tem muito a agregar para que exerçam a missão com êxito.

Estou muito honrada pelo convite para escrever este prefácio. Aos organizadores, o meu muito obrigada. Aos autores, meus parabéns.

Espero que você, leitor, seja contagiado por esta fantástica leitura. E que possa fazer deste o seu guia de consulta para um atendimento de excelência.

**Gisele Rossi Goveia**

*Nutricionista especialista em Nutrição Clínica pela Asbran. Educadora em Diabetes pela International Diabetes Federation. Coordenadora do Departamento de Nutrição da Sociedade Brasileira de Diabetes (biênio 2007-2008).*

# Apresentação

Embora a terapia nutricional seja um dos principais pilares para proporcionar qualidade de vida à pessoa com diabetes *mellitus*, os livros costumam dedicar poucos capítulos à nutrição, o que limita o aprofundamento da terapêutica nutricional. Dessa forma, é com imensa satisfação que apresentamos *Nutrição e diabetes* mellitus *na prática clínica*. O objetivo da obra é proporcionar aos profissionais de saúde um livro que seja referência na terapêutica nutricional do diabetes *mellitus*, com conteúdos que transitam do básico ao avançado, do cotidiano às especificidades da terapia nutricional, uma vez que esses conteúdos são essenciais para a prática clínica de excelência.

A obra conta com a participação de nutricionistas competentes e apaixonados pela temática nutrição e diabetes *mellitus*, por suas trajetórias e vasta experiência, tanto na produção científica como na prática clínica. Portanto, a obra traz consigo um vasto conhecimento proveniente desses profissionais que desejam multiplicar e compartilhar saberes. A ideia de elaborar um livro exclusivo sobre nutrição e diabetes *mellitus* é antiga, mas concretizou-se durante o Congresso da Sociedade Brasileira de Diabetes de 2019, em Natal, a partir do encontro e reencontro de colegas do Departamento de Nutrição dessa sociedade. Um encontro repleto de partilhas entre integrantes e ex-integrantes do grupo, que seguem dedicando suas carreiras ao aperfeiçoamento do tema e à nutrição baseada em evidências.

Infelizmente, o início da pandemia de Covid-19 modificou os planos e algumas trajetórias profissionais, limitando a concretização imediata do projeto. Todavia, a ideia persistiu e a obra começou a ser construída por Marlene Merino Alvarez, João Felipe Mota e Maristela Bassi Strufaldi. Após inúmeras reuniões, o grupo obteve uma proposta robusta e inovadora, que contribuiria significativamente tanto para formação quanto para a atualização dos profissionais de saúde.

As temáticas contidas na obra foram elaboradas com base nas demandas vivenciadas na prática clínica e o convite aos autores dos capítulos foi bastante criterioso, priorizando – além da trajetória profissional – a respectiva *expertise* vivenciada na temática. Vale ressaltar que o renomado corpo de autores é reconhecido pela atuação na terapêutica do diabetes *mellitus*, tendo participado ou ainda em atividade junto ao Departamento de Nutrição da Sociedade Brasileira de Diabetes e contribui efetivamente com a comunidade por meio de suas publicações científicas.

O livro apresenta como base conceitual a terapia nutricional nas diversas condições clínicas da pessoa com diabetes. O conteúdo foi distribuído em 18 capítulos, divididos em quatro grandes tópicos que reúnem os capítulos por afinidades conceituais. Resumidamente, a primeira parte traz a evolução da terapia nutricional no diabetes, o cenário epidemiológico, conceitos clássicos e a fisiopatologia, além das atuais diretrizes para acompanhamento da pessoa com diabetes; na segunda parte, os ciclos da vida são evidenciados, com a descrição do cuidado nutricional nas diferentes fases; a terceira parte traz conteúdos sobre a abordagem nutricional em situações especiais e inclui as situações agudas e crônicas do diabetes, evidenciando o cuidado nutricional especializado para cada uma delas; e, por fim, a quarta parte ressalta toda a jornada trazida nos diversos capítulos da obra.

Aqui, são descritas as novas abordagens nutricionais e tecnologias que facilitam a adesão ao tratamento nutricional, bem como a importância do processo educativo em equipe multidisciplinar, a chave do vínculo com o profissional. Dedicamos especial atenção à discussão de casos clínicos, nos quais os autores discutem casos reais para exemplificar a aplicabilidade do conteúdo e a excelência da terapêutica. Ademais, acrescentamos uma ferramenta tecnológica que promove maior interação com o leitor. Alguns capítulos contam com *QR Code* que permite o acesso a vídeos com discussão de estudos de caso e explicação de figuras.

Agradecemos a todos os autores que contribuíram para a construção coletiva da obra, aos nossos pacientes pela confiança em nosso trabalho, aos nossos familiares que seguem ao nosso lado, apoiando e vibrando com cada conquista. Dedicamos, finalmente, a obra a todos os profissionais da saúde que desejam aprofundar e fortalecer o trabalho da nutrição na área do diabetes *mellitus*. Seguimos juntos e felizes por contribuir com nossos saberes e experiências junto às pessoas que convivem com o diabetes!

**Os Organizadores**

# Conteúdo complementar

Esta obra contém conteúdo complementar disponibilizado em uma plataforma digital exclusiva. Nela, estão reunidos todos os vídeos indicados nos capítulos correspondentes. Para ingressar no ambiente virtual, utilize o *QR Code* abaixo, faça seu cadastro e digite a senha/*voucher*: nutricaoediabetes.*

O prazo para acesso a esse material limita-se à vigência desta edição.

* É importante digitar a senha com letras minúsculas.

# Parte 1

## Nutrição e diabetes *mellitus*

# 1

# Aspectos nutricionais e epidemiológicos do diabetes *mellitus*

*Marlene Merino Alvarez*
*Mariana Aguiar Navarro*
*Letícia de Freitas Portugal*

## INTRODUÇÃO

O diabetes *mellitus* (DM) é uma condição crônica que ocorre quando o organismo não produz insulina ou esta não consegue ser efetiva para o pleno desenvolvimento do indivíduo. Na infância, o tipo mais comum é o diabetes tipo 1 (DM tipo 1), mas pode ocorrer em qualquer idade; a pessoa necessita essencialmente de insulina exógena para sobreviver, e a condição não pode ser prevenida. Já o diabetes tipo 2 (DM tipo 2) é o mais comum entre todos os tipos, atingindo a maior parte das pessoas com DM no mundo. O DM tipo 2 pode ser prevenido e há remissão em alguns casos da doença, com tratamento centrado na mudança de estilo de vida e sobretudo na alimentação saudável. Por outro lado, a má alimentação lidera a lista dos fatores de risco relacionados à carga global de doenças no mundo todo.[1]

Um dos grandes desafios da atualidade é buscar um padrão de alimentação que promova a qualidade de vida e previna as doenças crônicas, tais como o DM. O padrão alimentar mais estudado é o da dieta mediterrânea, considerada pelo mundo ocidental o "padrão alimentar saudável", especialmente por ser capaz de reduzir 8% da mortalidade geral, 10% da mortalidade por doenças cardiovasculares e 4% por câncer.[2] Contudo, a aderência a esse perfil alimentar é flutuante, de acordo com as características culturais e os hábitos alimentares específicos de cada população, o que muitas vezes se soma ao modo de vida do indivíduo, principalmente nas grandes cidades. Esses fatores limitam os efeitos benéficos do impacto da dieta mediterrânea, sobretudo em contextos de vida distintos.

A entrada da mulher no mercado de trabalho modificou o padrão de alimentação da sociedade, já que tradicionalmente era ela a responsável pelo gerenciamento e pela elaboração da alimentação no lar. Ademais, o tempo despendido nessas tarefas pode impactar negativamente a produtividade exigida na vida profissional. Dessa forma, há um direcionamento para o uso de preparações rápidas e práticas, porém esse tipo de preparação, em geral, apresenta em sua composição alimentos ultraprocessados, ricos em gorduras saturadas e pobre em fibras, cujo perfil vem sendo associado a alterações metabólicas, obesidade,[3] risco cardiovascular e ao desenvolvimento das doenças crônicas.[4] Embora a praticidade seja importante para o cotidiano, é necessário evitar o uso regular desses produtos, optando por alimentos ou preparações que retratem um estilo de vida mais saudável e sustentável, específico para cada população.

Sabe-se que o consumo consciente de produtos naturais oriundo dos pequenos produtores tem sido cada vez mais estimulado e valorizado, sobretudo no cenário atual, no qual a prioridade é reverter a fome que ainda cresce em muitas regiões do Brasil e do mundo. Nos últimos anos, mesmo sendo um dos maiores produtores de alimentos o Brasil voltou a fazer parte do mapa da fome, quadro esse agravado pela pandemia de covid-19, principalmente para as pessoas mais vulneráveis.

A iniciativa da Coordenação de Nutrição do Ministério da Saúde de estimular o consumo de "comida de verdade", especialmente por meio da elaboração da própria refeição, é uma proposta defendida pelo *Guia alimentar para a população brasileira* de 2014[5] e por especialistas nacionais e internacionais como avançada e inovadora. Trata-se do conceito de um padrão de alimentação saudável, que incentiva o emprego regular de alimentos *in natura*, minimamente processados e de acordo com hábitos da cultura alimentar local. Esse é o padrão de alimentação saudável utilizado atualmente no Brasil como base para o plano alimentar para evitar ou tratar as doenças crônicas, entre elas o DM.

## EVOLUÇÃO TEMPORAL DA CONDUTA NUTRICIONAL PARA DIABETES *MELLITUS*

O histórico da "dieta" para DM acompanha a evolução dos conhecimentos sobre essa doença, cujos primeiros relatos remontam ao Antigo Egito, por volta de 1500 a.C. Nessa época o tratamento para "eliminar a urina volumosa" tinha como base frutas e plantas, como tâmaras verdes e flores de pepino, ou ainda injeções retais de óleo de oliva, mel, cerveja e sal marinho. Apenas no século II, na Grécia Antiga, a doença foi chamada de "diabetes", palavra derivada da expressão "passar pelo sifão", em virtude da poliúria intensa observada nos pacientes, que se assemelhava à rápida passagem da água por um sifão. Já a palavra "*mellitus*" deriva de mel, sendo incorporada muitos anos depois, com base na observação de médicos indianos, japoneses e chineses que verificaram o acúmulo de formigas e moscas na urina dos doentes. No entanto, somente no século XVIII foi estabelecida a associação entre essa doença e o açúcar na urina, pelo médico inglês Thomas Willis, que comprovou o sabor doce na urina por meio dos experimentos de Matthew Dobson, em 1776.[6]

O tratamento do DM nessa época era um enorme desafio, uma vez que toda a energia proveniente dos alimentos era quase totalmente excretada na urina. Além disso, a orientação de restrição dietética severa culminava com um quadro de inanição e morte precoce das pessoas com DM. O primeiro médico a propor a restrição dietética no tratamento do DM foi John Rollo, na Inglaterra, em 1797, ao observar que o açúcar da urina dos pacientes aumentava após a ingestão de carboidratos. Rollo teve sucesso ao tratar pessoas com DM com dieta hiperproteica e hiperlipídica. Além da importante restrição de carboidratos, havia a preocupação de substituí-los por gorduras, álcool e vegetais verdes, com alguns dias de jejum. Nessa época não se fazia distinção dos tipos de DM e havia alta mortalidade naqueles que atualmente são conhecidos como DM tipo 1.[6]

A descoberta da insulina, em 1921, por Frederick Banting e Charles Herbert Best, com base no isolamento da insulina da secreção interna do pâncreas, foi considerada a "descoberta do século", sobretudo por modificar radicalmente a história natural do DM. Os cientistas injetaram o hormônio pela primeira vez em cães pancreatomizados, e já em 1922 foi aplicada a primeira injeção de insulina com finalidade terapêutica em humanos. O paciente Leonard Thompson, de 14 anos, logo melhorou sua glicemia, no entanto apresentou abscesso no local da injeção. A partir de então, diversos processamentos foram necessários para a purificação do hormônio, até chegar às insulinas humanas utilizadas na atualidade.[6]

Na era da insulina a sobrevida aumentou, mas as complicações crônicas do DM passaram a ser observadas. Os estudos sobre os efeitos da alimentação na glicemia passaram a ser mais investigados. Nesse sentido, Elliot P. Joslin,[6] um grande estudioso do assunto, realizou diversas pesquisas, tendo sido um dos primeiros a observar a resposta glicêmica e o requerimento de insulina do consumo de dietas com alto teor de amido (carboidrato complexo) *versus* alto teor de sacarose (carboidrato simples) entre as pessoas com DM. As dietas não apresentaram diferença estatística e a justificativa estava na habilidade do corpo para produzir rapidamente a enzima amilase, responsável pela digestão do amido, um carboidrato complexo que inicia seu processo digestivo na boca e que tem como produto final a glicose.

Ao longo das décadas pós-insulina, várias estratégias de dieta foram testadas a fim de manter a glicemia normal, melhorar o crescimento e o desenvolvimento das crianças e adolescentes, melhorar a qualidade de vida e a longevidade das pessoas com DM. A distribuição dos macronutrientes foi se modificando de acordo com o acúmulo das evidências científicas, com progressivo aumento dos carboidratos e diminuição das gorduras, até chegar aos valores considerados normais para os carboidratos, assemelhando-se às características percentuais da população em geral. A grande modificação na conduta dietética veio a partir de 1994, quando a Associação Americana de Diabetes (ADA, na sigla em inglês) passou a recomendar uma abordagem nutricional menos rígida, baseada em mudanças no estilo de vida, que auxiliasse o indivíduo com DM a atingir e manter metas terapêuticas, implementando somente as mudanças que o paciente fosse capaz de promover e estivesse disposto a realizar.[7] A ênfase da conduta nutricional passou a ser centrada na individualização e flexibilização da dieta (Quadro 1). Até 2019 a Sociedade Brasileira de Diabetes (SBD) manteve em suas diretrizes a recomendação dos mesmos percentuais preconizados para a população brasileira, sem, entretanto, contraindicar a flexibilização dos macronutrientes em casos específicos.

Embora tenham ocorrido avanços qualitativos na dieta para DM, alguns alimentos foram proibidos por muitos anos. A orientação nutricional clássica para a maior parte das pessoas com DM centrava-se na restrição da sacarose, com a retirada total do açúcar simples e de doces, tratados como os "vilões" do DM. Essa conduta pode ser considerada historicamente bem-intencionada, mas é cientificamente infundada na atualidade. A discussão sobre os tipos de carboidratos para DM ocorre desde as pesquisas de Elliot P. Joslin em 1935, mas a possibilidade real do uso de todas as fontes alimentares somente emergiu após o estudo *DCCT* (*Diabetes control and complications trial*),[8] cujos resultados demonstraram que o uso da estratégia da contagem de carboidratos, que prioriza a quantidade e não o tipo de carboidrato, apresentou diminuição significativa da hemoglobina glicada (HbA1c), quando comparada à retirada total da sacarose.

• **QUADRO 1** Evolução das recomendações dos macronutrientes em relação ao valor energético total/dia

| Ano | % calorias de carboidratos | % calorias de proteínas | % calorias de gorduras |
|---|---|---|---|
| Antes de 1921 | Dietas de inanição | – | – |
| 1921 | 20 | 10 | 70 |
| 1971 | 45 | 20 | 40 |
| 1986 | Até 60 | 12 a 20 | < 30 |
| 1994 | Individualizado | 10 a 20 | Individualizado |

Fonte: adaptação de ADA.[9]

A abordagem nutricional para DM tornou-se mais realista, considerando o contexto do sujeito e as negociações nas mudanças no estilo de vida, de maneira a atingir metas compartilhadas com a equipe multiprofissional, composta por médicos, nutricionistas, enfermeiros, educadores etc. Outras estratégias complementares à contagem de carboidratos foram mescladas, como o índice glicêmico (IG) e a carga glicêmica (CG), e passaram também a ser incluídas na prática clínica como adjuvantes, fortalecendo o conceito da flexibilização do plano alimentar.[10]

No Brasil, a estratégia da contagem de carboidratos começou a ser amplamente difundida em 2001, após a introdução da terapêutica com bomba de insulina para DM tipo 1. Para utilizá-la, era necessário ter o plano alimentar calculado com base na estratégia da contagem de carboidratos, segundo a qual a quantidade de carboidrato da refeição será relacionada à dose de insulina rápida a ser administrada. Nessa mesma época foi realizado, em São Paulo, o primeiro curso de capacitação em contagem de carboidratos no país para profissionais de saúde, pelas nutricionistas Gisele Goveia e Luciana Bruno, em parceria com a enfermeira Paula Pascali, as quais assessoravam a colocação e o monitoramento da bomba de insulina. O curso foi ministrado em diversas regiões do Brasil, de modo a facilitar o acesso de profissionais ao método e a promover um potente intercâmbio de experiências entre os nutricionistas especialistas em DM. Posteriormente, em 2003, um grupo oriundo de várias regiões do país, formado por alunos do curso, integrou a primeira equipe de nutricionistas do Departamento de Nutrição da SBD. Esses profissionais, com representantes de diversas regiões brasileiras, elaboraram o primeiro *Manual oficial de contagem de carboidratos* da SBD, publicado em 2004,[11] cujo conteúdo vem sendo atualizado periodicamente pelas equipes do referido departamento. O manual é disponibilizado gratuitamente por meio de seu aplicativo.

A terapêutica nutricional para DM é atualizada à luz das descobertas da ciência, com base em estudos consistentes que possam extrapolar seus resultados para a população. Estudos clínicos mais recentes relacionados aos efeitos dos macronutrientes estimulam novas propostas terapêuticas nutricionais, que ainda carecem de estudos populacionais, mas que podem sinalizar propostas estratégicas relevantes. O carboidrato continua a ser o "centro das atenções", por ser o macronutriente preponderante nas oscilações glicêmicas, entretanto até o momento as pesquisas mais consistentes não demonstraram vantagens expressivas em sua restrição excessiva, já que a diminuição do carboidrato pressupõe o aumento dos outros macronutrientes. Entretanto, as dietas com baixo teor de carboidrato (*low carb*) vêm ganhando espaço na prática clínica, e recentemente as diretrizes nacionais passaram a informar sobre o uso estratégico da dieta *low carb* para o alcance de metas específicas.[12]

Vale lembrar que, no estudo multicêntrico *Eurodiab*, o consumo elevado de gorduras e ácidos graxos saturados, bem como de baixos teores de carboidratos e fibras, apresentou uma relação positiva para pior controle glicêmico e maior risco cardiovascular.[13] No entanto, ainda são escassos estudos nessa temática, a ponto de uma revisão sistemática recente afirmar não ser possível identificar os diferentes efeitos dos macronutrientes, de acordo com o grau de restrição de carboidrato, por causa da qualidade dos estudos encontrados.[14]

Na terapêutica nutricional para o DM tipo 1, a prioridade é integrar a dose de insulina a um estilo de vida saudável, enquanto para o DM tipo 2 a ênfase da terapia nutricional está em promover estratégias de estilo de vida saudável que melhorem o controle das comorbidades.[15] Portanto, a elaboração do plano alimentar para DM deve considerar sempre as evidências científicas mais robustas e atualizadas, de modo a suportar as diversas estratégias terapêuticas inseridas no contexto clínico e previamente pactuadas entre a equipe e a pessoa com DM. O manejo nutricional não deve ser somente prescritivo, mas apresentar caráter mais subjetivo, de olhar comportamental, colocando o indivíduo no centro do cuidado. Acrescenta-se ainda a necessidade da educação permanente, mesmo para profissionais experientes e capacitados, de modo a facilitar a aquisição de novos conhecimentos para uma prática de excelência.[9]

## CENÁRIO EPIDEMIOLÓGICO DO DIABETES *MELLITUS* NO BRASIL E NO MUNDO

O DM é um problema de saúde pública que cresceu de maneira vertiginosa em todo o mundo nas últimas décadas. Embora o relatório anual da Federação Internacional de Diabetes (IDF, na sigla em inglês)[16] tenha relatado dificuldades na obtenção dos dados de alguns países, sobretudo por conta da pandemia de covid-19, verifica-se tendência de ascensão de casos também para 2021, caracterizando o DM, portanto, como uma das principais doenças do século XXI. Neste capítulo optou-se por manter alguns dados do relatório da IDF de 2019, bem como os novos dados de 2021, para melhor compreensão das estimativas no contexto da pandemia.

Embora não se saiba o real impacto da pandemia de coronavírus iniciada no fim de 2019 sobre os dados epidemiológicos da população mundial, as tendências traçadas para as projeções de 2030 e 2045 se mantêm alarmantes (Tabela 1). Estudos preliminares sugerem que as pessoas com DM apresentam particularmente alto risco de desenvolver complicações severas de covid-19, maior necessidade de hospitalização, de ventilação mecânica e de outras medidas de sobrevivência, quando comparadas às pessoas sem DM.[16]

• **TABELA 1** Panorama mundial e projeções para 2030 e 2045

| | 2021 | 2030 | 2045 |
|---|---|---|---|
| **Diabetes (20 a 79 anos)** | | | |
| Prevalência | 10,5% | 11,3% | 12,2% |
| Número de afetados | 536,6 milhões | 642,7 milhões | 783,2 milhões |
| **Número de mortes devidas ao diabetes** | 6,7 milhões | – | – |
| **Hiperglicemia na gestação (20 a 49 anos)** | | | |
| Proporção de nascidos | 16,7% | – | – |
| Número de afetados | 21,1 milhões | – | – |
| **Intolerância à glicose (20 a 79 anos)** | | | |
| Prevalência | 10,6% | 11% | 11,4% |
| Número de afetados | 541 milhões | 622,7 milhões | 730,3 milhões) |
| **Diabetes tipo 1 (0 a 19 anos)** | | | |
| Número total de afetados | 1,2 milhão | – | – |
| Casos novos/ano | 184.100 | – | – |

Fonte: adaptação de IDF.[16]

O panorama global do DM já alcançava cifras elevadas em 2019, quando as prevalências estimadas de casos diagnosticados e não diagnosticados de DM, nas idades de 20 a 79 anos, eram de 9,3% (463 milhões de pessoas) e de 7,5% para DM e para tolerância anormal à glicose, respectivamente.[17] Em 2021 esse quantitativo aumentou para 537 milhões de adultos com DM e para 541 milhões de pessoas com tolerância anormal à glicose. As projeções da doença ficaram ainda mais elevadas, com 643 milhões e 783 milhões de pessoas com DM, respectivamente, para 2030 e 2045.[16]

No atlas de 2021 da IDF[16] observou-se a manutenção do perfil de concentração de pessoas com DM por regiões da IDF, registrando maior número de acometidos no Pacífico Ocidental (WP, 206 milhões), seguido do Sudeste Asiático (SEA, 90 milhões), Oriente Médio e Norte da África (Mena, 73 milhões), com patamares medianos na Europa (EUR, 61 milhões) e na América do Norte e Caribe (NAC, 51 milhões) e um pouco menores para América do Sul e Central (Saca, 32 milhões) e África (AFR, 24 milhões). Contudo, as projeções para 2030 estimam um aumento percentual do número de casos muito alto para AFR (134%), seguida por Mena (68%) e Saca (50%), mas, em contrapartida, as regiões WP (27%), NAC (24%) e EUR (13%) apresentaram estimativas abaixo de 30% (Figura 1). Essas projeções de elevação das estimativas de casos de DM desvelam um cenário nefasto, já que a aceleração de casos ocorre sobretudo nos países menos desenvolvidos e mais pobres. Para o Brasil essas estimativas servem como alerta importante para a construção de políticas públicas de prevenção ao DM tipo 2 mais potentes, uma vez que já convivemos com o avanço do sobrepeso e da obesidade. Ademais, o Brasil faz parte da região Saca, que apresenta risco potencial para a aceleração de casos de DM.

Os países que apresentaram o maior número de adultos (20 a 79 anos) com DM em 2021 foram China, Índia e Paquistão. O Brasil é o sexto país no mundo e o líder dos índices na América do Sul, com 15,7 milhões de pessoas com DM em 2021 e projeção de 23,2 milhões para 2045 (Tabela 2). A ocorrência do DM no mundo todo apresenta pequena diferença entre os gêneros (10,8% para homens e 10,2% para as mulheres). A maior parte das pessoas tem vida ativa e vive na área urbana (360 milhões), e a doença aumenta sua prevalência com o avanço da idade.[16]

Em 2019, estimou-se que 136 milhões de pessoas com mais de 65 anos no mundo tinham DM, o que provavelmente poderá gerar um grande impacto sobre o sistema de saúde nos próximos 25 anos, uma vez que os gastos com internações e medicamentos tendem a ser elevados. No ano de 2021 foi verificado um gasto global de 966 bilhões de dólares referentes ao DM.[16] Observou-se que 3 de cada 4 adultos com DM, atualmente, vivem em países de média e baixa renda, o que pode agravar de maneira mais severa a condição de saúde. Embora muitos países tenham avançado na qualidade do tratamento do DM, a estimativa de mortes no mundo por essa doença ainda é bem elevada, com 6,7 milhões em 2021, um aumento de mais de 2 milhões quando comparado

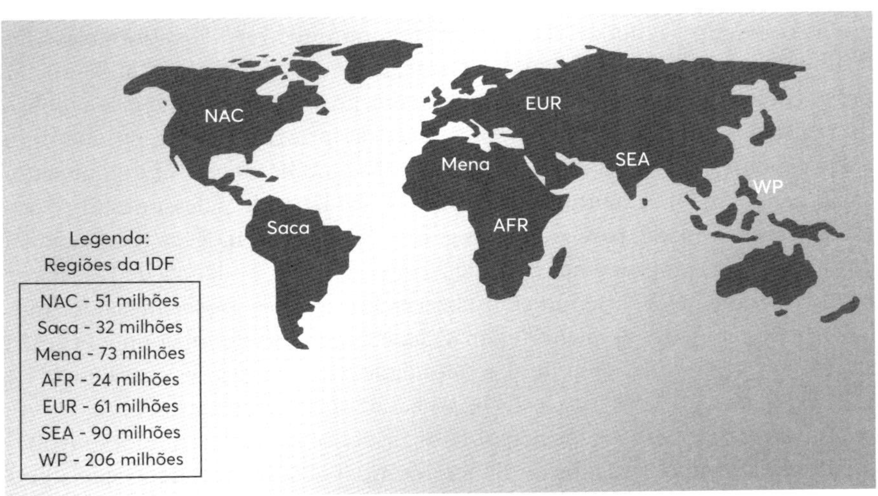


• **FIGURA 1** Número de pessoas (20 a 79 anos) com diabetes *mellitus*, em 2021, no mundo, por região da Federação Internacional de Diabetes (IDF).

AFR: África; EUR: Europa; Mena: Oriente Médio e Norte da África; NAC: América do Norte e Caribe; Saca: América do Sul e Central; SEA: Sudeste Asiático; WP: Pacífico Ocidental.

• **TABELA 2** Países com maior número de pessoas com diabetes *mellitus* (em milhões)

| País | 2021 | 2045 |
|---|---|---|
| 1. China | 140,9 | 174,4 |
| 2. Índia | 74,2 | 124,9 |
| 3. Paquistão | 33 | 62,2 |
| 4. Estados Unidos | 32,2 | 36,3 |
| 5. Indonésia | 19,5 | 28,6 |
| 6. Brasil | 15,7 | 23,2 |

Fonte: adaptação de IDF.[16]

a 4,2 milhões de mortes por DM e suas complicações no ano de 2019. Vale destacar que o Brasil, em 2019, apresentou a maior média anual de gasto sanitário por pessoa na região Saca da IDF, totalizando 3.117 dólares.[16]

Os estudos epidemiológicos sobre DM de base populacional ainda são escassos no Brasil, o que pode limitar o planejamento adequado da assistência no Sistema Único de Saúde (SUS), porém o Ministério da Saúde monitora anualmente os dados da doença por meio de um inquérito telefônico sobre as doenças crônicas não transmissíveis (DCNT), em 27 capitais, por meio da pesquisa Vigitel (Vigilância de Fatores de Risco e Proteção para Doenças Crônicas). Verificou que as DCNT foram responsáveis por 74% de mortes prematuras no país em 2018.[18] Além disso, segundo os dados do IDF, observou-se que na região Saca, onde se inclui o Brasil, o DM foi responsável por 410 milhões de mortes em 2021.[16]

Os dados do Vigitel de 2019[18] demonstraram que 7,4% dos brasileiros referiram ter diagnóstico médico de DM, sendo Porto Velho a capital de menor prevalência (4,6%) e Porto Alegre a de maior prevalência, com quase o dobro do registro de diagnósticos (8,6%). A doença apresentou pequena diferença entre gêneros, porém foi mais comum entre as mulheres (7,8%) do que entre os homens (7,1%); aumentou com o avançar da idade, além de diminuir com o nível de escolaridade, para ambos os sexos. Por sua vez, na Pesquisa Nacional de Saúde (PNS) realizada nos anos de 2014 e 2015, a prevalência de DM foi de 8,4% (IC 95% 7,6-9,1), tendo sido observadas maiores prevalências em mulheres e nas camadas de menor escolaridade. Nesse estudo foi apontada ainda forte associação entre sobrepeso e obesidade, com razões de prevalência de 1,78 (IC 95% 1,41-2,26) e de 3,30 (IC 95% 2,63-4,14), respectivamente.[19]

O excesso de peso é o principal fator de risco evitável para o desenvolvimento do DM tipo 2. Dados do Banco Mundial de 2020 ressaltam que a prevalência de obesidade triplicou desde 1975 e atualmente atinge mais de 200 milhões de pessoas, sendo responsável por 4 milhões de mortes no mundo.[20] A globalização e a transição nutricional que ocorreu nas últimas décadas nos países em desenvolvimento promoveram uma rápida elevação nos casos de sobrepeso e obesidade, com sérias consequências para a elevação dos casos de DM tipo 2.

Da mesma maneira que no DM, o excesso de peso pode promover ou agravar outras morbidades, sobrecarregando o sistema de saúde. Atualmente mais da metade da população adulta brasileira apresenta excesso de peso, o que, quando relacionado com as doenças associadas, é responsável pela redução da expectativa de vida em 3 anos. O aumento do excesso de peso ao longo dos anos verificado na atenção primária à saúde, porta de entrada do SUS, demonstra o desafio a ser enfrentado, já que em 2019, de um total de 12.776.938 adultos acompanhados no SUS, 63% apresentaram excesso de peso e 28,5% apresentaram obesidade, tendo aproximadamente 8 milhões de adultos com excesso de peso e 3,6 milhões com obesidade (Tabela 3).[21]

Segundo o Atlas Mundial da Obesidade[21] e a Organização Mundial da Saúde (OMS), o Brasil estará na quinta posição no *ranking* de países com o maior número de crianças e adolescentes com obesidade em 2030, com apenas 2% de chance de reverter essa situação se nada for feito.[22] Verificou-se que as crianças menores de 2 anos apresentavam prevalências de 18,9% de excesso de peso e de 7,9% de obesidade. Já as de 2 a 4 anos tiveram prevalências de 14,3 e 6,5%, respectivamente, para excesso de peso e obesidade. Entretanto, a prevalência foi ainda mais elevada nas idades de 5 a 9 anos, cujas prevalências de excesso de peso e obesidade atingiram, respectivamente, 29,3 e 13,2%. Verificou-se que 1 a cada 3 crianças brasileiras de 5 a 9 anos apresentam excesso de peso. A Pesquisa de Orçamento Familiar (POF) 2008-2009[23] já sinalizava um aumento expressivo no percentual de crianças e adolescentes com sobrepeso e obesidade ao longo de duas décadas. De 1989 para 2008-2009, o sobrepeso na faixa etária de 5 a 9 anos mais que dobrou para meninos (de 15 para 34,8%) e triplicou para meninas (de 11,9 para 32%), enquanto a obesidade aumentou em quatro vezes nos meninos (4,1 para 16,6%) e em três vezes nas meninas (de 2,4 para 11,8%). Já na adolescência, o excesso de peso atingiu 21,7 e 19,4% e a obesidade 5,9 e 4%, respectivamente, em meninos e meninas.[23]

A elevada prevalência de excesso de peso pode estar por trás do aumento da ocorrência do DM tipo 2 em crianças e adolescentes nas últimas décadas no Brasil. A instalação precoce de alterações metabólicas nos adolescentes com

• **TABELA 3** Evolução temporal do excesso de peso no Brasil

| | 2015 | 2016 | 2017 | 2018 | 2019 |
|---|---|---|---|---|---|
| Sobrepeso (%) | 58,6 | 59 | 60,2 | 62 | 63 |
| Obesidade (%) | 24,6 | 25 | 25,9 | 27,2 | 28,5 |

Fonte: adaptação de Sisvan.[21]

excesso de peso já tem sido documentada no país há mais de uma década, conforme verificado no estudo realizado em uma amostra representativa de meninas estudantes de 12 a 19 anos de escolas públicas de Niterói, no Rio de Janeiro, tendo sido encontradas alterações metabólicas nas jovens com sobrepeso.[24] Ademais, o estudo transversal *Erica* (*Estudo de fatores de risco cardiovascular em adolescentes*), realizado com 37.504 adolescentes estudantes brasileiros de 12 a 17 anos em 2016, já havia detectado glicose elevada em 4,5% (IC 95% 3,5-4,8) da amostra, além de 17,1% de sobrepeso e 8,4% de obesidade.[25]

O número de crianças e adolescentes com DM tipo 1 em todo o mundo também vem crescendo. Em 2019 o acréscimo foi de 3% para menores de 15 anos, e em 2021 estimou-se 184.100 casos novos em menores de 20 anos. No mundo todo estimou-se que 1.211.900 crianças e adolescentes apresentam DM tipo 1.[16] Além disso, o Brasil é o terceiro país em número de casos de DM tipo 1 no mundo, ficando atrás apenas dos EUA e da Índia[16] (Quadro 2).

O DM pode ocorrer na gestação e aumentar o risco de complicações para mãe e criança, caso não seja monitorado adequadamente. Acompanhar o ganho de peso da gestante por meio de gráficos, com identificação precoce de aceleração da curva, pode evitar desfechos desfavoráveis. A intervenção nutricional precoce visa estabilizar a glicemia, dentro da meta previamente estabelecida, pois, além do consumo alimentar excessivo, as oscilações podem ser resultantes da resistência fisiológica à insulina, sobretudo no último trimestre. Em 2019 a prevalência mundial de diabetes gestacional foi de 15,8% (20,4 milhões).[17] Dados oriundos de 51 estudos que representavam 41 países do atlas 2019 da IDF demonstraram que 15,8% (20,4 milhões) dos nascidos vivos tiveram algum tipo de hiperglicemia na gestação, dos quais 83,6% foram por DM gestacional, 7,9% DM detectados antes da gravidez e 8,5% detectados pela primeira vez na gestação.[17] As estimativas globais para 2021 revelam prevalências de hiperglicemia na gestação mais elevada (16,7%) e um pouco menor de diabetes gestacional (80,3%) [16].

• **QUADRO 2** Os cinco países com maior número de casos por mil de diabetes *mellitus* tipo 1 por ano, em crianças e adolescentes (0 a 14 anos), em 2021

| Novos casos | | Casos existentes | |
|---|---|---|---|
| 1. Índia | 24 | Índia | 229,4 |
| 2. Estados Unidos | 18,2 | Estados Unidos | 157,9 |
| 3. Brasil | 8,9 | Brasil | 92,3 |
| 4. Argélia | 6,5 | China | 56 |
| 5. China | 6,1 | Argélia | 50,8 |

Fonte: adaptação de IDF.[16]

## REFERÊNCIAS BIBLIOGRÁFICAS


1. Brasil. Ministério da Saúde. Situação alimentar e nutricional no Brasil: excesso de peso e obesidade da população adulta na Atenção Primária à Saúde. Brasília: Ministério da Saúde; 2020. Disponível em: https://bvsms.saude.gov.br/bvs/publicacoes/atlas_situacao_alimentar_nutricional_populacao_adulta.pdf. Acesso em: 15 mar. 2022.
2. Sofi F, Machi C, Abbate R, et al. Review article Mediterranean diet and health status: an updated meta-analysis and a proposal for a literature-based adherence score. Public Health Nutrition. 2013;17(12):2769-82.
3. Oliveira IKF, Machado EB, Sousa RR, et al. Consumo de alimentos ultraprocessados e obesidade abdominal em adolescentes universitários. Revista Eletrônica Acervo Saúde. 2019;11(16).
4. Machado FC, Adami FS. Consumo de alimentos in natura, processados e ultraprocessados com gênero, idade e dados antropométricos. Revista Brasileira de Obesidade, Nutrição e Emagrecimento. 2020;14(84):80-8.
5. Brasil. Ministério da Saúde. Secretaria de Atenção à Saúde. Departamento de Atenção Básica. Guia alimentar para a população brasileira. 2.ed. Brasília: Ministério da Saúde; 2014.
6. Rodacki M, Milech A. A história do diabetes parte 1: do papiro Ebers à descoberta da insulina. In: A história do diabetes. São Paulo: PlanMark; 2005.
7. American Diabetes Association (ADA). Standards of medical care for patients with diabetes mellitus. Diabetes Care. 1994;17(6):616-23.
8. The Diabetes Control and Complications Trial Research Group. DCCT – The effect of intensive treatment of diabetes on the development and progression of long-term complications in insulin-dependent diabetes mellitus. N Engl J Med. 1993;329:977-86.
9. American Diabetes Association (ADA). Nutrition recommendations and principles for people with Diabetes Mellitus (position statement). Diabetes Care. 1995;18(Suppl 1):19.
10. American Diabetes Association Diabetes (ADA) Care. Standards of medical care in diabetes – 2020. Diabetes Care. 2020;43(Supl 1):48S-65S.
11. Sociedade Brasileira de Diabetes (SBD). Departamento de Nutrição. Manual oficial de contagem de carboidratos. Rio de Janeiro: Diagraphic; 2004.
12. Sociedade Brasileira de Diabetes (SBD). Princípios gerais da orientação nutricional no Diabetes Mellitus. In: Diretrizes da Sociedade Brasileira de Diabetes 2019-2020. São Paulo: Clannad; 2019.
13. Balk SN, Schoenaker DAJM, Mishra GD, et al. Association of diet and lifestyle with glycated haemoglobin in type 1 diabetes participants in the Eurodiab prospective complications study. Eur J Clin Nutr. 2015;70(2):229-36.
14. Turton LJ, Raab R, Rooney KB. Low-carbohydrate diets for type 1 diabetes mellitus: a systematic review. PLoS One. 13(3):e0194987.
15. Dafne Study Group. Training in flexible, intensive insulin management to enable dietary freedom in people with type 1 diabetes: dose adjustment for normal eating (Dafne) randomised controlled trial. BMJ. 2002;325:746-51.
16. International Diabetes Federation (IDF). IDF diabetes atlas. 10.ed. Brussels: International Diabetes Federation; 2021. Disponível em: https://diabetesatlas.org/idfawp/resource-files/2021/07/IDF_Atlas_10th_Edition_2021.pdf. Acesso em: 19 nov. 2021.
17. International Diabetes Federation (IDF). IDF diabetes atlas. 9.ed. Brussels: International Diabetes Federation; 2019. Disponível em: https://diabetesatlas.org/idfawp/resource-files/2019/07/IDF_diabetes_atlas_ninth_edition_en.pdf. Acesso em: 15 mar. 2022.
18. Brasil. Ministério da Saúde. Secretaria de Vigilância em Saúde. Departamento de Análise em Saúde e Vigilância de Doenças Não Transmissíveis. Vigitel Brasil 2019: vigilância de fatores de risco e proteção para doenças crônicas por inquérito telefônico. Estimativas sobre frequência e distribuição sociodemográfica de fatores de risco e proteção para doenças crônicas nas capitais dos 26 estados

brasileiros e no Distrito Federal em 2019. Brasília: Ministério da Saúde; 2020. Disponível em: https://bvsms.saude.gov.br/bvs/publicacoes/vigitel_brasil_2019_vigilancia_fatores_risco.pdf. Acesso em: 15 mar. 2022.

19. Malta DC, Duncan BB, Schmidt MI, et al. Prevalência de diabetes mellitus determinada pela hemoglobina glicada na população adulta brasileira. Pesquisa Nacional de Saúde. Rev Bras Epidemiol. 2019;22(Suppl):02S.
20. Shekar M, Popkin B (eds.). Obesity health and economic consequences of an impending global challenge. Washington, DC: The World Bank; 2020.
21. Brasil. Ministério da Saúde. Sistema de Vigilância Alimentar e Nutricional (Sisvan). Relatórios "Estado nutricional" de acesso público. Brasília: Ministério da Saúde; 2020.
22. World Obesity Federation (WOF). Atlas of childhood obesity. London: WOF; 2019. Disponível em: http://s3-eu-west-1.amazonaws.com/wof-files/11996_Childhood_Obesity_Atlas_Report_ART_V2.pdf. Acesso em: 15 mar. 2022.
23. Brasil. Instituto Brasileiro de Geografia e Estatística (IBGE). Coordenação de Trabalho e Rendimento. Pesquisa de orçamentos familiares 2008-2009: análise do consumo alimentar pessoal no Brasil. Rio de Janeiro: IBGE; 2011. Disponível em: https://biblioteca.ibge.gov.br/visualizacao/livros/liv50063.pdf. Acesso em: 15 mar. 2022.
24. Alvarez MM, Vieira ACR, Moura AS, et al. Insulin resistance in Brazilian adolescent girls: association with overweight and metabolic disorders. Diabetes Research and Clinical Practice. 2006;74(2):183-8.
25. Kuschnir MCC, Bloch KV, Szklo M, et al. Erica: prevalência de síndrome metabólica em adolescentes brasileiros. Rev Saúde Pública. 2016;50(Supl 1):11s. Disponível em: https://www.scielo.br/j/rsp/a/t6L6f9767zzJShCCdYW8PDP/?format=pdf&lang=pt. Acesso em: 15 mar. 2022.

# 2

# Fisiopatologia, definição e classificação do diabetes *mellitus*

*Kaio Vinicius Custodio da Silva*
*Deise Regina Baptista*
*Cíbele Pereira Kopruszynski*
*João Felipe Mota*

## INTRODUÇÃO

O diabetes *mellitus* (DM) engloba um grupo de doenças metabólicas caracterizadas por hiperglicemia, a qual decorre de problemas na ação e/ou secreção da insulina. Segundo estimativas da Federação Internacional de Diabetes (IDF, na sigla em inglês), a prevalência mundial dessa doença duplicou ao longo de 17 anos, saltando de 4,6% (151 milhões de casos), em 2000,[1,2] para 10,5% (536,6 milhões de casos) em 2021.[3] Além disso, estima-se que até 2045 haja 783 milhões de pessoas com diabetes em todo o mundo.[3] Esses dados são preocupantes, visto que a hiperglicemia crônica está associada a complicações cardiovasculares (cardiomiopatia diabética e doença arterial aterosclerótica), renais (nefropatia diabética – ND) e neurais (neuropatia diabética), além de levar a problemas nos olhos (retinopatia diabética) e dificultar a cicatrização de feridas.[1] Em resumo, o DM é classificado de acordo com sua etiologia (Quadro 1), e os mais prevalentes são o diabetes tipo 1 (DM tipo 1), o diabetes tipo 2 (DM tipo 2) e o diabetes gestacional.

## DIABETES *MELLITUS* TIPO 1

O DM tipo 1 caracteriza-se pela destruição das células beta pancreáticas, causando deficiência na secreção da insulina, o que torna o uso desse hormônio essencial no tratamento para prevenir complicações e morte.[5] No DM tipo 1, os pacientes frequentemente passam por sintomas como poliúria, polifagia, polidipsia, visão turva, fraqueza e perda de peso, embora também possam apresentar cetoacidose diabética, complicação metabólica aguda caracterizada

• **QUADRO 1** Classificação etiológica do diabetes

| Tipo de diabetes | | Característica |
|---|---|---|
| DM tipo 1 | DM tipo 1A – mediado imunologicamente | • Acomete geralmente crianças e adolescentes.<br>• Destruição das células beta pancreáticas, determinando deficiência na secreção de insulina. |
| | DM tipo 1B – idiopático | • Destruição das células beta pancreáticas, determinando deficiência na secreção de insulina.<br>• Anticorpos não são detectáveis na circulação. |
| DM tipo 2 | | • Acomete geralmente indivíduos a partir dos 40 anos de idade.<br>• Associada a fatores genéticos e ambientais.<br>• Graus variados de diminuição de secreção e resistência à insulina. |
| DM gestacional | | • Acomete gestantes.<br>• Resistência insulínica, associada a hormônios produzidos pela placenta e outros aumentados pela gestação (lactogênio placentário, prolactina e cortisol). |
| Outros tipos específicos de DM | | • Defeitos genéticos da função da célula beta (Mody, DNA mitocondrial).<br>• Defeitos genéticos da ação da insulina (diabetes lipoatrófico).<br>• Doenças do pâncreas exócrino (fibrose cística, pancreatite, hemocromatose).<br>• Endocrinopatias (síndrome de Cushing, acromegalia).<br>• Induzido por drogas (glicocorticoides, tiazídicos).<br>• Infecções (citomegalovírus, rubéola congênita).<br>• Formas imunológicas incomuns (anticorpos contra receptor de insulina).<br>• Outras síndromes genéticas (síndrome de Down, Turner, Prader-Willi). |

DM: diabetes *mellitus*; Mody: *maturity-onset diabetes of the young*.
Fonte: adaptação de SBD.[4]

por elevação dos corpos cetônicos no sangue (i.e., hipercetonemia) e, consequentemente, acidose metabólica. A hiperglicemia causa diurese osmótica com perda significativa de líquidos e eletrólitos, podendo causar náuseas, vômitos, dor abdominal, além de poder evoluir para edema cerebral, coma e morte.[5]

O DM tipo 1 é mais diagnosticado em crianças, adolescentes e, em alguns casos, em adultos jovens, afetando igualmente homens e mulheres.[4] A destruição das células beta é, geralmente, mediada por processo autoimune, o qual pode ser detectado pela presença de autoanticorpos circulantes no sangue (anti-ilhotas ou anti-ICA, anti-insulina ou IAA, antidescarboxilase do ácido glutâmico ou anti-GAD, e antitirosina fosfatase ou anti-IA2, entre outros), caracterizando o DM tipo 1A ou autoimune. O DM tipo 1A possui três estágios, e em todos eles há presença dos autoanticorpos na circulação. Apesar disso, o primeiro estágio é caracterizado por concentração glicêmica dentro da normalidade e ausência de sintomas. No segundo estágio o indivíduo ainda não apresenta sintomas, mas as concentrações glicêmicas estão levemente alteradas (correspondente ao pré-diabetes). No terceiro estágio, presenciamos hiperglicemia associada aos sintomas clássicos do DM tipo 1. Em menor proporção temos o DM tipo 1B ou idiopático (i.e., de causa desconhecida).[5] Nesse caso os anticorpos não são detectáveis na circulação, o que dificulta o diagnóstico e faz com que o DM tipo 1 seja confundido com outras formas de DM.[4] As duas condições de DM tipo 1 causam a destruição das células beta e progridem de forma rápida, levando à necessidade de insulinoterapia.[5]

## Fisiopatologia do diabetes *mellitus* tipo 1

Embora a fisiopatologia do DM tipo 1 não esteja totalmente elucidada,[6] é sabido que a perda da massa funcional pancreática (i.e., morte das células beta) em decorrência dos mecanismos imunológicos ocorre em mais de 80% dos casos de DM tipo 1.[7] Essa forma é reconhecida como DM tipo 1A.[5] Embora os anticorpos sejam critério de diagnóstico no DM tipo 1A, sua presença não é suficiente para que ocorra a perda da massa funcional do pâncreas.[8] Em resumo, é necessário que haja resposta imunológica contra as células beta desencadeando uma resposta pró-inflamatória para que ocorra a perda da massa funcional do pâncreas.[8] Em decorrência do controle inadequado da resposta imune,[9] inicia-se um processo inflamatório crônico com infiltração de células imunológicas nas ilhotas de Langerhans (insulite).[10] Desse modo, a insulite pode contribuir para perda da massa funcional do pâncreas[11] e, consequentemente, deficiência de insulina.

As células dendríticas desempenham papel-chave na progressão do DM tipo 1.[12] Essas células imunológicas podem ser encontradas nas ilhotas e são responsáveis por apresentar antígenos às células T (linfócitos TCD4+ e TCD8+).[12] Os antígenos podem ser liberados após a morte da célula beta via apoptose[13] ou mesmo via infecções virais.[14] Adicionalmente, esses antígenos podem ser produzidos por células B (linfócitos B), as quais também apresentam antígenos às células T.[6] É evidente que as células T não deveriam reconhecer componentes celulares do próprio organismo como antígenos. Apesar disso, existe a hipótese de que esse problema ocorre porque algumas células T escaparam do processo de deleção tímica,[15] que visa ao estabelecimento da tolerância imunológica via deleção de células T com especificidade para antígenos do organismo.[16]

Após a assimilação dos antígenos, as células TCD8+ são responsáveis pela degradação das células beta que expressam o complexo principal de histocompatibilidade (MHC) classe I. Além disso, a morte da célula beta é intensificada pela produção local de citocinas pró-inflamatórias por outras células imunológicas (i.e., macrófagos, células *natural killer* e neutrófilos).[17] Por fim, a perda da massa funcional pancreática (estágios 2 e 3 do DM tipo 1A) ocorre de forma abrupta, levando à necessidade do uso da insulina exógena.[4] Estudos futuros são necessários para a total compreensão dos mecanismos imunológicos envolvidos na morte das células beta.

## DIABETES *MELLITUS* TIPO 2

O DM tipo 2 corresponde a 90 a 95% de todos os casos de DM, acometendo principalmente indivíduos com mais de 40 anos de idade.[1,4] Sua etiologia é complexa e multifatorial, envolvendo fatores genéticos e ambientais.[4] Embora seja uma doença com forte herança familiar, sua gênese ocorre sobretudo por causa de fatores ambientais. A alimentação inadequada e o sedentarismo são os principais fatores de risco para o DM tipo 2. Na maioria das vezes, a doença é assintomática ou oligossintomática por longo período, sendo o diagnóstico realizado por dosagens laboratoriais de rotina ou manifestações das complicações crônicas. Indivíduos com DM tipo 2 apresentam os sintomas clássicos de hiperglicemia (poliúria, polidipsia, polifagia e emagrecimento) com menor frequência, além de raramente apresentarem cetoacidose diabética como manifestação clínica.[18]

### Fisiopatologia do diabetes *mellitus* tipo 2

A resistência à insulina e a disfunção da célula beta pancreática são os principais processos patológicos que levam à hiperglicemia crônica no DM tipo 2.[19] Tais processos decorrem principalmente do excesso de tecido adiposo,[20] encontrado no sobrepeso e na obesidade, e podem ser acentuados pela alimentação inadequada.[21] Nos tópicos a seguir será abordado em maiores detalhes como o excesso de tecido adiposo pode desencadear esses processos que levam à hiperglicemia.

## INSULINA: UM RESUMO DE SUAS FUNÇÕES FISIOLÓGICAS

O hormônio anabólico insulina é produzido na porção endócrina do pâncreas, especificamente por células beta encontradas nas ilhotas de Langerhans.[22] A insulina é secretada sobretudo em resposta à glicose,[23] embora também possa ser secretada em resposta a aminoácidos presentes na circulação.[24] Em outras palavras, a glicose é o principal secretagogo de insulina, e a secreção do hormônio ocorre de maneira proporcional à glicemia.[25] Após a secreção, a insulina atua no metabolismo de carboidratos, proteínas e lipídios. Os tecidos muscular, adiposo e hepático são os principais alvos da insulina.[23] Além disso, a insulina atua – de forma parácrina – nas células alfa das ilhotas de Langerhans, inibindo a secreção de glucagon (hormônio conhecido por desempenhar funções opostas às da insulina).[26] Desse modo, as ações da insulina são ações de construção (anabolismo) e redução do catabolismo.

Nos músculos estriados e no tecido adiposo, a insulina se liga a seu receptor de membrana plasmática. Tal ligação desencadeia a fosforilação do substrato do receptor de insulina 1 (IRS-1) e uma cascata de sinalização química que culmina na translocação do transportador de glicose 4 (Glut-4) para a membrana da célula, possibilitando a captação de glicose. Dessa forma, a insulina aumenta a glicogênese e a síntese proteica muscular.[23] No tecido adiposo, além de aumentar a captação de glicose, a insulina favorece a lipogênese e reduz as taxas de lipólise por meio da inibição da lipase hormônio-sensível (LHS).[23] Apesar de a insulina não ser necessária para a captação de glicose pelo tecido hepático, uma vez que o transportador de glicose hepático é o Glut-2, que não precisa ser translocado, ela desempenha outras funções importantes nesse tecido.[23] No fígado, a insulina aumenta a glicogênese, inibe a gliconeogênese (i.e., produção de glicose por meio de outros substratos, tais como glicerol, lactato e aminoácidos), além de aumentar a lipogênese e a síntese proteica.[23] Embora todas essas funções sejam de suma importância para que haja adequado estado de saúde, elas são profundamente prejudicadas pelo processo de resistência à insulina.[19]

### Resistência à insulina

Em resumo, resistência à insulina significa redução nas ações fisiológicas da insulina em tecidos-alvo, ou seja, a glicose não consegue ser captada adequadamente pelos tecidos.[27] Portanto, considerando que (i) uma das funções da insulina é a captação de glicose pelo tecido adiposo e muscular[28] e que (ii) o músculo estriado esquelético é o principal captador de glicose (captando ~80 a

90% da glicose no sangue),[29] a redução na ação da insulina é a principal causa da hiperglicemia no DM tipo 2.[27]

O tecido adiposo é considerado um órgão metabolicamente ativo capaz de secretar mensageiros químicos como citocinas (pró e anti-inflamatórias) e hormônios como a leptina.[30] A produção de citocinas pró-inflamatórias e de leptina está positivamente correlacionada com a quantidade de massa gorda. Em outras palavras, quanto maior a massa adiposa, maior a concentração de citocinas pró-inflamatórias na circulação.[31] Estudos evidenciam que, quanto maior a massa adiposa, maior a infiltração de macrófagos no tecido adiposo,[32] e que essas células imunológicas também contribuem para a inflamação e, consequentemente, para a resistência à insulina.[31]

A inflamação crônica de baixo grau encontrada no excesso de peso (sobrepeso e obesidade)[30] faz com que o excesso de tecido adiposo seja fator etiológico para diversas doenças,[33] em especial para o DM tipo 2.[34] Adicionalmente, o excesso de leptina circulante favorece a manutenção do excesso de peso,[35] visto que, embora esse hormônio aumente o gasto energético,[36] a saciação (sensação de plenitude durante a alimentação) e a saciedade (sensação de plenitude até a próxima refeição),[37] há resistência em sua ação por causa do processo inflamatório.[38] A produção excessiva de citocinas pró-inflamatórias e de leptina, associada à menor produção de citocinas anti-inflamatórias, reduz a sinalização celular de insulina.[19] Isso promove redução na translocação do Glut-4 para a membrana plasmática da célula.[27] Assim, menos glicose é absorvida nos tecidos dependentes do Glut-4 (i.e., músculo cardíaco, músculo esquelético e tecido adiposo). Adicionalmente, a resistência à insulina aumenta a produção hepática de glicose, o que também contribui para o aumento da glicemia.[27]

A resistência à insulina também é responsável por aumentar as taxas de lipólise, uma vez que há menor inibição da LHS no tecido adiposo em decorrência da menor ação da insulina.[39] O aumento da lipólise resulta em maior liberação de ácido graxo livre (AGL) pelos adipócitos. Em excesso, os AGL aumentam a resistência à insulina nos tecidos-alvo da insulina,[40] além de serem depositados na forma de triglicerídeos no músculo esquelético, no músculo cardíaco e no fígado, processo conhecido como deposição ectópica de gordura.[41] Esse desfecho também contribui para o aumento da resistência à insulina, favorecendo ainda mais a hiperglicemia.[41] Por último, a lipotoxicidade dos AGL pode levar à disfunção da célula beta pancreática, o que significa menor secreção de insulina pela célula beta em resposta à glicose.[42]

## Insulite e disfunção da célula beta pancreática

A Figura 1 ilustra como o excesso de glicose e AGL na circulação, proporcionado pela resistência à insulina,[42] chega às ilhotas de Langerhans, promovendo

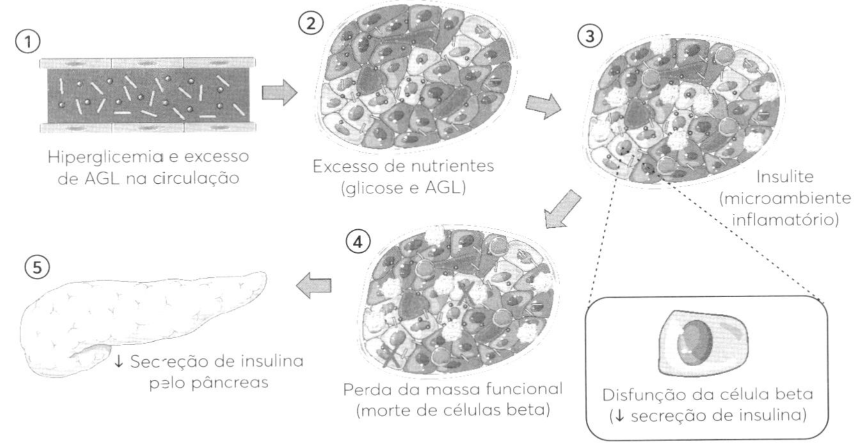


• **FIGURA 1** Disfunção e morte da célula beta pancreática em decorrência do quadro de resistência à insulina.

AGL: ácidos graxos livres.

Fonte: elaboração dos autores.

disfunção e morte da célula beta. Resumindo, em excesso, esses nutrientes são tóxicos (glicotoxicidade e lipotoxicidade)[43] e podem iniciar uma resposta inflamatória local nas ilhotas, que é reconhecida na literatura como insulite.[42] Com o excesso desses nutrientes nas ilhotas, macrófagos e linfócitos são recrutados para produzir citocinas pró-inflamatórias.[44] Adicionalmente, essa inflamação local pode levar as células beta a produzir mais citocinas pró-inflamatórias.[42] Com o microambiente pró-inflamatório instalado nas ilhotas de Langerhans (insulite), haverá disfunção de algumas células beta pancreáticas.[45] Em outras palavras, as células beta produzirão menos insulina do que deveriam produzir, favorecendo a hiperglicemia.[42] Em última análise, a insulite pode levar à morte de algumas células beta,[45] o que é reconhecido na literatura como perda da massa funcional do pâncreas e que pode levar à necessidade do uso de insulina exógena no DM tipo 2.

## DIABETES *MELLITUS* GESTACIONAL

A resistência à insulina é um processo que pode ocorrer durante a gestação para permitir o aporte necessário de glicose para o desenvolvimento fetal. Porém, essa resistência, associada a fatores de risco tais como idade materna avançada, sobrepeso e obesidade, história familiar de diabetes em parentes de primeiro grau, ganho excessivo de peso na gravidez atual, crescimento fetal excessivo, polidrâmnio, hipertensão ou pré-eclâmpsia na gravidez atual, antecedentes obstétricos de abortamentos de repetição e hemoglobina glicada ≥ 5,7% no primeiro trimestre, pode ocasionar o DM gestacional.[5] Outros fatores, como baixa concentração de vitamina D, idade da menarca antes de 11 anos de idade e distúrbios do sono, têm sido apontados nas pesquisas como fatores associados ao DM gestacional.[4]

Alguns hormônios produzidos pela placenta e outros aumentados pela gestação, tais como lactogênio placentário, cortisol e prolactina, podem promover redução da ação da insulina em seus receptores e consequentemente ocasionar hiperinsulinemia/hiperglicemia nas gestantes saudáveis. O DM gestacional traz riscos tanto para a mãe quanto para o feto e o neonato, sendo geralmente diagnosticado no segundo ou terceiro trimestres da gestação. Seu quadro pode ser transitório ou persistir após o parto, sendo, portanto, um importante fator de risco para o desenvolvimento de DM tipo 2.[1]

Nesse sentido, a consulta de pré-natal torna-se importante para o rastreamento do DM na mulher. A hiperglicemia pode ser detectada pela primeira vez na gestação, podendo ser diferenciada em duas categorias de acordo com a Organização Mundial da Saúde (OMS): DM diagnosticada na gestação ou diabetes *mellitus* gestacional.[4]

## OUTROS TIPOS ESPECÍFICOS DE DIABETES *MELLITUS*

Pertencem a essa categoria todas as outras formas menos comuns de DM, cuja apresentação clínica é bastante variada e depende da alteração de base que provocou o distúrbio do metabolismo glicídico.[1] Estão aqui incluídos os defeitos genéticos que resultam na disfunção das células beta, os defeitos genéticos na ação da insulina, as doenças do pâncreas exócrino, secundário a outras endocrinopatias, o diabetes induzido por medicamentos ou agentes químicos, as infecções, além de outras formas ou síndromes associadas à doença.

## DIAGNÓSTICO E METAS DE TRATAMENTO NO DIABETES *MELLITUS*

A glicose é o principal substrato energético utilizado pelo organismo humano. Todavia, o excesso de glicose sérica, quadro denominado hiperglicemia, caracteriza o diagnóstico de DM.[4] Alguns exames bioquímicos podem ser utilizados para diagnóstico e controle do DM, tais como a glicemia plasmática de jejum, o teste de tolerância oral à glicose (TOTG) e a hemoglobina glicada (HbA1c). Os critérios laboratoriais para diagnóstico de DM tipo 2 e pré-diabetes podem ser observados na Tabela 1.

• **TABELA 1** Critérios laboratoriais para diagnóstico de pré-diabetes e diabetes *mellitus* tipo 2

| | Normal | Pré-diabetes | DM tipo 2*** |
|---|---|---|---|
| Glicemia de jejum (mg/dL)* | < 100 | 100 a 125 | > 125 |
| Glicemia 2 horas após TOTG (mg/dL)** | < 140 | 140 a 199 | > 199 |
| HbA1c (%) | < 5,7 | 5,7 a 6,4 | > 6,4 |

DM tipo 2: diabetes *mellitus* tipo 2; HbA1c: hemoglobina glicada; TOTG: teste de tolerância oral à glicose.
* Jejum: ausência de ingestão calórica por ≥ 8 horas.
** Administração de 75 g de glicose anidra diluída em água.
*** Em indivíduos assintomáticos é necessário que dois exames estejam alterados. Se somente um exame estiver alterado, este deverá ser repetido para confirmação.
Fonte: adaptação de SBD.[4]

A hiperglicemia pode levar à glicação de proteínas e aumentar a produção de sorbitol via ciclo do sorbitol.[46] Por essa razão, a hiperglicemia crônica está associada a diversas complicações, tais como a retinopatia diabética,[47] a ND[48] e a neuropatia diabética,[49] além de implicar problemas de cicatrização.[50] A HbA1c é o resultado da ligação da glicose à hemoglobina (proteína encontrada nas hemácias), processo conhecido na literatura como glicação da hemoglobina.[51] A HbA1c pode ser utilizada como ferramenta de diagnóstico do DM, bem como de controle metabólico do paciente.[4] Como as hemácias (ou eritrócitos) vivem ~120 dias,[52] a HbA1c pode refletir a glicemia dos últimos 3 a 4 meses.[4] A Associação Americana de Diabetes (ADA, na sigla em inglês) (2022) recomenda a dosagem de HbA1c pelo menos 2 vezes ao ano para os pacientes que seguem adequadamente o tratamento, ou a cada 3 meses se houver modificação do esquema terapêutico ou dificuldades para atingir o controle glicêmico.[53] Monitorar frequentemente a HbA1c é fundamental para o alcance do controle glicêmico adequado. Contudo, a frequência de dosagens de HbA1c vai depender da situação clínica do paciente, do regime terapêutico utilizado e da decisão do profissional que o acompanha (i.e., nutricionista ou médico).[1] Além disso, o exame de HbA1c pode ser útil para verificar a adesão ao esquema terapêutico, visto que o paciente pode alterar sua dieta dias antes do exame de glicemia em jejum de forma intencional ou não. Tal alteração pode impedir o exame de glicemia em jejum de refletir a alimentação e a glicemia do paciente dos últimos meses, demonstrando apenas um reflexo dos últimos dias. Assim, a HbA1c é imprescindível na prática clínica dos profissionais de saúde.[4]

O nível de resistência à insulina pode ser obtido por meio do indicador Homa-IR (*homeostasis model assessment – insuline resistance*). Para o cálculo do Homa-IR são necessários os valores de glicemia em jejum e da insulinemia em jejum,[55] os quais devem ser aplicados na equação a seguir:

$$\text{Homa-IR} = \frac{\text{GJ (mmol/L * IJ (mcU/mL)}}{22{,}5}$$

ou

$$\text{Homa-IR} = \frac{\text{GJ (mg/dL) * IJ (mcU/mL)}}{405}$$

Em virtude da facilidade na obtenção do Homa-IR, esse marcador é viável na determinação do nível de resistência à insulina na prática clínica do nutricionista, principalmente para pacientes com pré-diabetes ou DM tipo 2. Ademais, esse índice é útil no acompanhamento dos efeitos da dieta na saúde do paciente. Valores de Homa-IR acima de 2,71 indicam algum grau de resistência à insulina para adultos de ambos os sexos.[4]

O rastreamento do DM é recomendado para todos os indivíduos com 45 anos ou mais, mesmo sem fatores de risco, e para indivíduos com sobrepeso/obesidade que tenham pelo menos um fator de risco adicional para DM tipo 2.[4] Os fatores de risco adicional são história familiar de DM tipo 2 em parente de primeiro grau, história de doença cardiovascular, hipertensão arterial, síndrome dos ovários policísticos, sedentarismo, presença de acantose *nigricans* (manchas aveludadas e escuras em dobras e vincos do corpo), pacientes com pré-diabetes, história de diabetes gestacional, indivíduos com vírus da imunodeficiência humana (HIV), HDL menor que 35 mg/dL e triacilgliceróis acima de 250 mg/dL.[4]

Embora a HbA1c seja um bom parâmetro para acompanhar pacientes diabéticos, ela não reflete a variação glicêmica ao longo do dia.[4] Nesse sentido, outra técnica disponível para avaliar a eficácia do plano de controle do diabetes é o automonitoramento da glicemia capilar. Pacientes em tratamento insulínico intensivo, usando múltiplas doses de insulina ou bomba de infusão, devem monitorar a glicemia capilar frequentemente. As aferições podem ser feitas antes e após as refeições, antes de dormir, antes do exercício físico e até mesmo antes de dirigir.[56] Além disso, é importante que ocorra o monitoramento em casos de suspeita de hipoglicemia e, caso positivo, até que haja a normalização desta. O automonitoramento, quando inserido em um contexto de educação em saúde, também pode ser útil para orientar a tomada de decisões no tratamento do diabetes. Monitorar a glicemia capilar aproximadamente 6 a 8 vezes ao dia pode ter efeito na redução da concentração de HbA1c em adultos, além de ajudar a prevenir a hipoglicemia.[57] Entretanto, mesmo com o vasto conhecimento sobre a importância do controle da doença para a prevenção de complicações, o descontrole glicêmico em pacientes com DM tipo 1 tem sido frequentemente observado.[58] As metas glicêmicas considerando diversas situações no DM podem ser verificadas na Tabela 2.

Múltiplos fatores podem levar à inadequação do controle glicêmico. Estudos relatam que o avanço da idade, o baixo nível educacional, a adesão ruim ao tratamento e o baixo monitoramento da glicemia estão associados a alta concentração de HbA1c.[59] Embora já esteja claro que a alimentação equilibrada é um dos pontos-chave para o controle glicêmico, ainda observamos elevada prevalência de descontrole glicêmico em pacientes com DM no Brasil.[60,61] Portanto, é importante ampliar a discussão sobre esse tema visando identificar potenciais intervenções para melhorar o controle glicêmico desses pacientes. Detalhes sobre as diversas estratégias nutricionais serão abordados nos capítulos seguintes.

• **TABELA 2** Metas individualizadas no diabetes *mellitus*

| | DM tipo 1 e tipo 2 | Idoso saudável* | Idoso comprometido* | Idoso muito comprometido* | Criança e adolescente |
|---|---|---|---|---|---|
| Glicemia de jejum e pré-prandial (mg/dL) | 80 a 130 | 80 a 130 | 90 a 150 | 100 a 180 | 70 a 130 |
| Glicemia 2 horas pós-prandial (mg/dL) | < 180 | < 180 | < 180 | – | < 180 |
| Glicemia ao deitar-se (mg/dL) | 90 a 150 | 90 a 150 | 100 a 185 | 110 a 200 | 90 a 150 |
| HbA1c (%) | < 7 | < 7,5 | < 8,5 | ** | < 7 |
| Tempo no alvo 70 a 180 mg/dL | > 70% | > 70% | > 50% | – | > 70% |
| Tempo hipoglicemia < 70 mg/dL | < 4% | < 4% | < 1% | 0 | < 4% |
| Tempo hipoglicemia < 54 mg/dL | < 1% | < 1% | 0 | 0 | < 1% |

DM tipo 1: diabetes *mellitus* tipo 1; HbA1c: hemoglobina glicada.
Valores normais de glicemia de jejum para adultos não gestantes: 70 a 99 mg/dL. Valores normais de HbA1c para adultos não gestantes: < 5,7%.
* Idoso saudável (poucas comorbidades crônicas, estado funcional e cognitivo preservados), comprometido (múltiplas comorbidades crônicas, comprometimento funcional leve a moderado, comprometimento cognitivo moderado) e muito comprometido (doença terminal, comprometimento funcional e cognitivo graves).
** Evitar sintomas de hiper e hipoglicemia.
Fonte: adaptação de SBD.[4]

## REFERÊNCIAS BIBLIOGRÁFICAS

1. American Diabetes Association Professional Practice Committee, American Diabetes Association Professional Practice Committee; Draznin B, Aroda VR, Bakris G, et al. 2. Classification and diagnosis of diabetes: standards of medical care in diabetes – 2022. Diabetes Care. 2022;45(Supp 1): S17-38.
2. International Diabetes Federation I. IDF diabetes atlas. 9.ed. Karuranga S, Malanda B, Saeedi P, et al., editors. 2019.
3. Sun H, Saeedi P, Karuranga S, et al. IDF diabetes atlas: global, regional and country-level diabetes prevalence estimates for 2021 and projections for 2045. Diabetes Research and Clinical Practice. 2022;183:109119.
4. Sociedade Brasileira de Diabetes (SBD). Diretrizes da Sociedade Brasileira de Diabetes 2021-2022. 2021.
5. World Health Organization (WHO). Classification of diabetes mellitus 2019. 2019.
6. Katsarou A, Gudbjörnsdottir S, Rawshani A, et al. Type 1 diabetes mellitus. Nature Reviews Disease Primers. 2017;3:17016.
7. Zamanfar D, Aarabi M, Amini M, Monajati M. Prevalence of autoantibodies in type 1 diabetes mellitus pediatrics in Mazandaran, North of Iran. Journal of Pediatric Endocrinology & Metabolism (JPEM). 2020;33(10):1299-305.
8. Wållberg M, Cooke A. Immune mechanisms in type 1 diabetes. Trends in Immunology. 2013;34(12):583-91.
9. Clark M, Kroger CJ, Tisch RM. Type 1 diabetes: a chronic anti-self-inflammatory response. Frontiers in Immunology. 2017;8:1898.
10. Campbell-Thompson M, Fu A, Kaddis JS, et al. Insulitis and β-cell mass in the natural history of type 1 diabetes. Diabetes. 2016;65(3):719-31.
11. Pugliese A. Insulitis in the pathogenesis of type 1 diabetes. Pediatric Diabetes. 2016;17(Suppl 2):31-6.
12. Carrero JA, Ferris ST, Unanue ER. Macrophages and dendritic cells in islets of Langerhans in diabetic autoimmunity: a lesson on cell interactions in a mini-organ. Current Opinion in Immunology. 2016;43:54-9.
13. Turley S, Poirot L, Hattori M, et al. Physiological beta cell death triggers priming of self-reactive T cells by dendritic cells in a type-1 diabetes model. The Journal of Experimental Medicine. 2003;198(10):1527-37.
14. Petzold A, Solimena M, Knoch K-P. Mechanisms of beta cell dysfunction associated with viral infection. Current Diabetes Reports. 2015;15(10):73.
15. Marrack P, Kappler JW. Do MHCII-presented neoantigens drive type 1 diabetes and other autoimmune diseases? Cold Spring Harbor perspectives in medicine. 2012;2(9):a007765.
16. Klein L, Hinterberger M, Wirnsberger G, et al. Antigen presentation in the thymus for positive selection and central tolerance induction. Nature Reviews Immunology. 2009;9(12):833-44.
17. DiMeglio LA, Evans-Molina C, Oram RA. Type 1 diabetes. Lancet. 2018;391(10138):2449-62.
18. Arslanian S, Bacha F, Grey M, et al. Evaluation and management of youth-onset type 2 diabetes: a position statement by the American Diabetes Association. Diabetes Care. 2018;41(12):2648-68.
19. James DE, Stöckli J, Birnbaum MJ. The aetiology and molecular landscape of insulin resistance. Nature Reviews Molecular Cell Biology. 2021;22(11):751-71.
20. Kahn SE, Hull RL, Utzschneider KM. Mechanisms linking obesity to insulin resistance and type 2 diabetes. Nature. 2006;444(7121):840-6.
21. Moore WT, Bowser SM, Fausnacht DW, et al. Beta cell function and the nutritional state: dietary factors that influence insulin secretion. Current Diabetes Reports. 2015;15(10):76.
22. Da Silva Xavier G. The cells of the islets of Langerhans. Journal of Clinical Medicine. 2018;7(3).
23. Petersen MC, Shulman GI. Mechanisms of insulin action and insulin resistance. Physiological Reviews. 2018;98(4):2133-223.

24. Manders RJ, Little JP, Forbes SC, et al. Insulinotropic and muscle protein synthetic effects of branched-chain amino acids: potential therapy for type 2 diabetes and sarcopenia. Nutrients. 2012;4(11):1664-78.
25. Fajans SS, Bell GI, Polonsky KS. Molecular mechanisms and clinical pathophysiology of maturity--onset diabetes of the young. The New England Journal of Medicine. 2001;345(13):971-80.
26. Müller TD, Finan B, Clemmensen C, et al. The new biology and pharmacology of glucagon. Physiological Reviews. 2017;97(2):721-66.
27. Samuel VT, Shulman GI. The pathogenesis of insulin resistance: integrating signaling pathways and substrate flux. The Journal of Clinical Investigation. 2016;126(1):12-22.
28. Tokarz VL, MacDonald PE, Klip A. The cell biology of systemic insulin function. The Journal of Cell Biology. 2018;217(7):2273-89.
29. DeFronzo RA, Tripathy D. Skeletal muscle insulin resistance is the primary defect in type 2 diabetes. Diabetes Care. 2009;32(Suppl 2):S157-63.
30. Scheja L, Heeren J. The endocrine function of adipose tissues in health and cardiometabolic disease. Nature Reviews Endocrinology. 2019;15(9):507-24.
31. Ouchi N, Parker JL, Lugus JJ, et al. Adipokines in inflammation and metabolic disease. Nature Reviews Immunology. 2011;11(2):85-97.
32. Weisberg SP, McCann D, Desai M, et al. Obesity is associated with macrophage accumulation in adipose tissue. The Journal of Clinical Investigation. 2003;112(12):1796-808.
33. Oikonomou EK, Antoniades C. The role of adipose tissue in cardiovascular health and disease. Nature Reviews Cardiology. 2019;16(2):83-99.
34. Keane KN, Calton EK, Carlessi R, et al. The bioenergetics of inflammation: insights into obesity and type 2 diabetes. European Journal of Clinical Nutrition. 2017;71(7):904-12.
35. Sáinz N, Barrenetxe J, Moreno-Aliaga MJ, et al. Leptin resistance and diet-induced obesity: central and peripheral actions of leptin. Metabolism: Clinical and Experimental. 2015;64(1):35-46.
36. Rezai-Zadeh K, Yu S, Jiang Y, et al. Leptin receptor neurons in the dorsomedial hypothalamus are key regulators of energy expenditure and body weight, but not food intake. Molecular Metabolism. 2014;3(7):681-93.
37. McDuffie JR, Riggs PA, Calis KA, et al. Effects of exogenous leptin on satiety and satiation in patients with lipodystrophy and leptin insufficiency. The Journal of Clinical Endocrinology and Metabolism. 2004;89(9):4258-63.
38. Pan WW, Myers MG. Leptin and the maintenance of elevated body weight. Nature Reviews Neuroscience. 2018;19(2):95-105.
39. Kraemer FB, Shen W-J. Hormone-sensitive lipase: control of intracellular tri-(di-)acylglycerol and cholesteryl ester hydrolysis. Journal of Lipid Research. 2002;43(10):1585-94.
40. Boden G, Shulman GI. Free fatty acids in obesity and type 2 diabetes: defining their role in the development of insulin resistance and beta-cell dysfunction. European Journal of Clinical Investigation. 2002;32(Suppl 3):14-23.
41. Snel M, Jonker JT, Schoones J, et al. Ectopic fat and insulin resistance: pathophysiology and effect of diet and lifestyle interventions. International Journal of Endocrinology. 2012;2012:983814.
42. Donath MY, Shoelson SE. Type 2 diabetes as an inflammatory disease. Nature Reviews Immunology. 2011;11(2):98-107.
43. Maedler K, Sergeev P, Ris F, et al. Glucose-induced beta cell production of IL-1beta contributes to glucotoxicity in human pancreatic islets. The Journal of Clinical Investigation. 2002;110(6):851-60.
44. Lee C-TC, Harris SB, Retnakaran R, et al. White blood cell subtypes, insulin resistance and β-cell dysfunction in high-risk individuals: the Promise cohort. Clinical Endocrinology. 2014;81(4):536-41.
45. Weaver JR, Holman TR, Imai Y, et al. Integration of pro-inflammatory cytokines, 12-lipoxygenase and NOX-1 in pancreatic islet beta cell dysfunction. Molecular and Cellular Endocrinology. 2012;358(1):88-95.

46. Steinmetz PR, Balko C, Gabbay KH. The Sorbitol pathway and the complications of diabetes. New England Journal of Medicine. 1973;288(16):831-6.
47. Ahmed N. Advanced glycation endproducts: role in pathology of diabetic complications. Diabetes Research and Clinical Practice. 2005;67(1):3-21.
48. Arora MK, Singh UK. Molecular mechanisms in the pathogenesis of diabetic nephropathy: an update. Vascular Pharmacology. 2013;58(4):259-71.
49. Greene DA, Lattimer SA, Sima AAF. Are disturbances of sorbitol, phosphoinositide, and Na+-K+--ATpase regulation involved in pathogenesis of diabetic neuropathy? Diabetes. 1988;37(6):688-93.
50. Baltzis D, Eleftheriadou I, Veves A. Pathogenesis and treatment of impaired wound healing in diabetes mellitus: new insights. Advances in Therapy. 2014;31(8):817-36.
51. Hellwig M, Henle T. Baking, ageing, diabetes: a short history of the maillard reaction. angewandte chemie. International edition. 2014;53(39):10316-29.
52. Higgins JM. Red blood cell population dynamics. Clinics in Laboratory Medicine. 2015;35(1):43-57.
53. American Diabetes Association Professional Practice Committee, American Diabetes Association Professional Practice Committee; Draznin B, Aroda VR, Bakris G, et al. 6. Glycemic targets: standards of medical care in diabetes – 2022. Diabetes Care. 2022;45(Supp 1):S83-96.
54. Candler TP, Mahmoud O, Lynn RM, et al. Treatment adherence and BMI reduction are key predictors of HbA1c 1 year after diagnosis of childhood type 2 diabetes in the United Kingdom. Pediatric Diabetes. 2018;19(8):1393-9.
55. Matthews DR, Hosker JP, Rudenski AS, et al. Homeostasis model assessment: insulin resistance and β-cell function from fasting plasma glucose and insulin concentrations in man. Diabetologia. 1985;28(7):412-9.
56. Executive summary: standards of medical care in diabetes – 2013. Diabetes Care. 2013;36(Supp 1):S4-10.
57. Teixeira MM, Passos VMA, Barreto SM, et al. Association between diabetes and cognitive function at baseline in the Brazilian Longitudinal Study of Adult Health (Elsa-Brasil). Scientific Reports. 2020;10(1):1596.
58. Freitas DHF de, Dias MC, Costa SHN, et al . Avaliação do controle glicêmico por meio da A1c, glicemia média estimada e glicemia de jejum em pacientes diabéticos. Revista Brasileira de Análises Clínicas. 2019;51(1):70-5.
59. Braga de Souza ACC, Felício JS, Koury CC, et al. Health-related quality of life in people with type 1 diabetes mellitus: data from the Brazilian Type 1 Diabetes Study Group. Health and Quality of Life Outcomes. 2015;13:204.
60. Baptista DR, Thieme RD, Reis WCT, et al. Proportion of Brazilian diabetes patients that achieve treatment goals: implications for better quality of care. Diabetology & metabolic Syndrome. 2015;7:113.
61. Henriques RS, Steimbach LM, Baptista DR, et al. Direct costs of type 2 diabetes: a Brazilian cost-of-illness study. International Journal of Technology Assessment in Health Care. 2018;34(2):180-8.

# 3

# Panorama mundial das diretrizes nutricionais no diabetes *mellitus*

*Deise Regina Baptista*
*Cíbele Pereira Kopruszynski*
*Marcia Regina Messaggi Gomes Dias*

## INTRODUÇÃO

O diabetes *mellitus* (DM) é uma doença complexa, multissistêmica e que requer atenção de equipe especializada. A gestão do diabetes *mellitus* é, portanto, muitas vezes difícil de coordenar e exige planos estruturados para controlar a doença e prevenir as complicações de longo prazo.

As diretrizes clínicas, os *guidelines*, ajudam os profissionais de saúde a tomar as melhores decisões possíveis e a melhorar a gestão dos cuidados de saúde de indivíduos com diabetes. Essas diretrizes são revisadas, atualizadas e fornecem as normas para o manejo clínico e também o monitoramento dos cuidados com o diabetes. São fundamentadas em protocolos de tratamento do diabetes baseados em evidências científicas, desenvolvidas a partir de ensaios clínicos randomizados.[1]

A gestão eficaz do autocuidado e o bem-estar psicológico são indispensáveis para atingir as metas de tratamento para as pessoas com diabetes.[2-4] Para alcançar esses objetivos são essenciais a educação e o apoio para o autogerenciamento do diabetes (DSMES), terapia médico-nutricional (TMN), atividade física de rotina, aconselhamento para suspender o fumo, quando necessário, e atenção psicossocial.

Uma das partes mais desafiadoras do tratamento em diabetes *mellitus* são a terapia nutricional (TN) e a mudança do estilo de vida.[1]

A relevância da TN no tratamento do DM tem sido enfatizada desde sua descoberta, bem como seu papel desafiador na prevenção, no gerenciamento da doença e na prevenção do desenvolvimento das complicações decorrentes da doença.[1] Dessa forma, a TN é fundamental para o controle da doença. O estabelecimento de um plano alimentar adequado associado a mudanças no estilo de vida e ao combate ao sedentarismo é considerado terapia de primeira escolha.[4,5]

A prática regular de atividade física e hábitos alimentares saudáveis resultam em melhora significativa na sensibilidade à ação da insulina, diminuem os níveis plasmáticos de glicose, reduzem as medidas da circunferência abdominal e de gordura visceral, além de melhorar o perfil metabólico, com redução dos níveis plasmáticos dos lipídios circulantes.[6]

Após uma avaliação inicial abrangente, pacientes e provedores são encorajados a se envolver no cuidado colaborativo centrado no indivíduo,[7,8] que é orientado pela tomada de decisão compartilhada na seleção do regime de tratamento, na facilitação da obtenção de recursos médicos e psicossociais necessários e no monitoramento de regime dietético e do estilo de vida.[1] A reavaliação durante o atendimento de rotina deve incluir não apenas avaliação da saúde médica, mas também resultados da saúde mental e autocuidados, especialmente durante períodos de deterioração da saúde e do bem-estar.

Dessa forma, são objetivos da TN:

- Promover e apoiar padrões alimentares saudáveis, enfatizando a ingestão de uma variedade de alimentos ricos em nutrientes em porções adequadas, para melhorar a saúde em geral.
- Alcançar e manter um peso corporal satisfatório.
- Normalizar os níveis glicêmicos, a pressão arterial e as metas de lipídios.
- Prevenir ou tratar as complicações do diabetes (agudas e crônicas).
- Prover um plano alimentar individualizado com base em preferências pessoais e culturais, conhecimentos de saúde e acesso a alimentos saudáveis, disponibilidade e capacidade de fazer mudanças comportamentais, além de ultrapassar barreiras existentes para mudanças.
- Manter o prazer de comer ao fornecer mensagens não julgadoras sobre as escolhas alimentares, limitando-as apenas quando indicado por evidência científica.
- Fornecer ao indivíduo com DM as ferramentas práticas para o desenvolvimento de padrões de alimentação saudável, em vez de priorizar macronutrientes, micronutrientes ou alimentos individuais.[1]

O controle e a redução de peso são importantes para pessoas com diabetes tipo 1 (DM tipo 1), diabetes tipo 2 (DM tipo 2), pré-diabetes e sobrepeso ou obesidade.[9] O estilo de vida e a terapia comportamental, com um plano alimentar individualizado com redução de calorias para proporcionar perda sustentada de peso de 7 a 10%, associada a 150 minutos de atividade física de intensidade moderada por semana, são citados em grandes estudos clínicos randomizados (*Programa de prevenção de diabetes* [*DPP*], *Estudo de prevenção de diabetes finlandês* [*DPS*] e *Estudo de prevenção de diabetes Da Qing* [*Estudo Da Qing*]) como altamente eficazes na prevenção do DM tipo 2 e na melhora de outros marcadores cardiometabólicos (como pressão arterial, lipídios e inflamação).

## CARBOIDRATOS

A distribuição de macronutrientes para indivíduos com DM deve ser baseada em uma avaliação individualizada dos padrões atuais de alimentação, preferências e objetivos metabólicos (tradição, cultura, religião, crenças e objetivos de saúde, condição econômica). Evidências atuais sugerem que não existe uma porcentagem ideal de calorias de carboidratos, proteínas e gorduras[4] (Quadro 1).

O encaminhamento para um nutricionista especializado no tratamento do DM é essencial para avaliar o estado nutricional e, em paralelo, elaborar um plano de refeições personalizado e que esteja alinhado ao tratamento geral, incluindo atividade física e uso de medicamentos.[4]

Estudos sobre a quantidade ideal da ingestão de carboidratos para pessoas com DM são inconclusivos, porém monitorar a ingestão de carboidratos e considerar a resposta glicêmica pós-prandial da dieta é essencial para melhorar o controle glicêmico.[1,2] Até que as evidências em torno dos benefícios comparativos de diferentes padrões alimentares em indivíduos específicos se fortaleçam, os profissionais de saúde devem se concentrar nos fatores-chave que são comuns entre os padrões:

1. Enfatizar vegetais sem amido.
2. Minimizar açúcares adicionados e grãos refinados.
3. Escolher alimentos *in natura* em vez de alimentos altamente processados, na medida do possível.[4,10]

Padrões alimentares saudáveis mostram resultados positivos no controle glicêmico das pessoas com DM. A glicemia é influenciada pela ingestão dos alimentos, e o carboidrato é o nutriente que exerce maior influência na glicemia pós-prandial.[4]

Quando consumidos, os carboidratos apresentam diferentes respostas na glicemia. Se consumidos na forma de amidos ou açúcares, apresentam respostas diferentes daqueles consumidos com fibras, proteínas e gorduras. Dessa forma, a ingestão de carboidratos deve ser monitorada a fim de considerar a resposta glicêmica pós-prandial. O consumo de carboidratos deve se situar em torno de 45 a 60% do valor energético total (VET), e a ingestão de sacarose deve ser menor que 5%,[11] sendo esse um bom parâmetro para a prática clínica.

Os alimentos de origem vegetal, como hortaliças, verduras, frutas, sementes, grãos integrais e leguminosas, devem compor o plano alimentar balanceado, por conferirem maior saciedade e qualidade alimentar. Recomenda-se a ingestão de 14 g/1.000 kcal, ou 30 a 50 g para pacientes com DM tipo 2.[12,13]

A redução da ingestão geral de carboidratos para indivíduos com DM demonstrou a maior evidência para melhorar a glicemia e pode ser aplicada em uma variedade de padrões alimentares que atendem às necessidades e preferências individuais.[10] Para indivíduos com DM tipo 2 que não atingem as metas glicêmicas, reduzir a ingestão geral de carboidratos é uma opção viável.[14-16]

Uma revisão sistemática com metanálise teve por objetivo avaliar a eficácia comparativa de diferentes abordagens dietéticas no controle glicêmico em pacientes com DM tipo 2. Um total de 56 estudos comparando nove abordagens dietéticas (baixo teor de gordura, vegetariana, mediterrânea, alto teor de proteína, carboidrato moderado, baixo teor de carboidrato, controle, baixo índice glicêmico/carga glicêmica [IG/CG] e paleolítica) e 4.937 participantes foi incluído. Para reduzir a hemoglobina glicada (HbA1c), a dieta pobre em carboidratos foi classificada como a melhor abordagem dietética (84%), seguida pela dieta mediterrânea (80%) e pela dieta paleolítica (76%), em comparação com uma dieta controle. Para reduzir a glicemia de jejum, a dieta mediterrânea (88%) foi classificada como a melhor abordagem, seguida pela dieta paleolítica (71%) e pela dieta vegetariana (63%). A análise também revelou que todas as abordagens dietéticas reduzem significativamente a HbA1c (redução de -0,82 a -0,47%) e a glicemia de jejum (redução de -1,61 a -1 mmol/L) em comparação com uma dieta de controle. De acordo com a metanálise, a dieta mediterrânea é a abordagem dietética mais eficaz para melhorar o controle glicêmico em pacientes com DM tipo 2.[17]

Outra metanálise, com mais de 432.179 participantes, avaliou a mortalidade por todas as causas, associando-a ao percentual de ingestão de macronutrientes. Os resultados demonstraram que tanto dieta com consumo de carboidratos < 40% como > 70% resultam em maior risco de mortalidade do que a ingestão moderada (50 a 55%), que foi associada a menor risco de mortalidade. A mortalidade aumentou quando houve troca da ingestão dos carboidratos por gorduras ou proteínas de origem animal, principalmente por gordura saturada (GS), e diminuiu quando houve substituição maior de alimentos de origem vegetal com maior percentual de gordura poli-insaturada.[18]

A relação entre macronutrientes e doenças cardiovasculares e mortalidade é controversa. A fim de avaliar a associação entre consumo de carboidratos, gordura total e cada tipo de gordura com doença cardiovascular e mortalidade total, o estudo de coorte epidemiológico *Pure* observou a ingestão alimentar de 135.335 indivíduos na faixa dos 35 a 70 anos em 18 países, com um acompanhamento médio de 7,4 anos, por meio de questionários de frequência alimentar validados. A ingestão mais alta de carboidratos (67,7 a 77,2% do VET, sem avaliação do tipo de carboidrato ingerido) foi associada a risco aumentado de mortalidade total, mas não a risco de doença cardiovascular ou mortalidade por doença cardiovascular.[19]

Indivíduos com DM devem ser orientados a minimizar a ingestão de fontes de carboidratos refinados e açúcares adicionados e a priorizar ingestão de carboidratos de cereais integrais, vegetais, legumes, frutas, laticínios e leguminosas, ricos em nutrientes e fibras.[2,6-9] Esses alimentos podem ajudar no controle glicêmico e dos níveis de colesterol.[1,20]

A Organização Mundial de Saúde (OMS) recomenda que o consumo de carboidratos deve ser entre 45 e 60% do VET, e a sacarose deve ser limitada em até 5% do VET.[21] O IG classifica os alimentos com carboidratos em sua resposta glicêmica pós-prandial, e a CG leva em consideração tanto o IG dos alimentos quanto a quantidade de carboidratos ingeridos.[22] A literatura sobre o IG e a CG em indivíduos com diabetes é complexa, muitas vezes com definições variadas de alimentos de baixo e alto IG.[23,24]

A relação IG/CG e a prevenção da doença permanece obscura. Revisão sistemática examinou as evidências de ensaios clínicos randomizados e controlados e estudos observacionais em humanos para efeitos de saúde de curto prazo (saciedade) e de longo prazo (peso, doença cardiovascular e DM tipo 2) associados a diferentes tipos de IG das dietas. A busca resultou em 445 artigos, dos quais 73 atenderam aos critérios de inclusão. Os resultados sugerem uma relação ambígua entre IG/CG e o desfecho da doença. Os estudos de intervenção normalmente encontram pouca relação entre IG/CG e medidas fisiológicas de risco de doença. Mesmo para estudos observacionais, a relação entre IG/CG e os resultados da doença é limitada. Portanto, é improvável que o IG de um alimento ou dieta esteja relacionado ao risco de doenças ou resultados de saúde. Outras medidas de qualidade alimentar, como fibras ou grãos inteiros, podem ser mais propensas a predizer resultados de saúde. Os padrões alimentares como preditores de benefícios à saúde devem ser enfatizados para a orientação dietética.[22]

Estudos avaliaram o efeito do IG e da CG nos níveis de glicose em jejum e HbA1c, não encontrando impacto significativo sobre HbA1c,[1] enquanto outra revisão sistemática demonstrou redução de HbA1c de 0,15%.[22,24]

## FIBRAS

As fibras são consideradas parte de um padrão alimentar saudável na prevenção e no controle do diabetes.[25] A ingestão elevada de fibras (> 25 g/dia em mulheres e > 38 g/dia em homens) reduz o risco de desenvolver DM tipo 2. Segundo o estudo de Weickert e Pfeiffer, as fibras insolúveis não são viscosas e não influenciam de forma relevante as respostas de glicose pós-prandial ou são fortemente fermentadas pela microbiota intestinal no cólon, porém a ingestão de fibras solúveis, viscosas, formadoras de gel e mais prontamente fermentáveis derivadas de frutas e certos vegetais produz resultados mistos e de modo geral não parece reduzir o risco de desenvolvimento do diabetes.[26] A ingestão superior a 50 g de fibras por dia pode causar flatulência, distensão abdominal e diarreia, porém mostra redução modesta de HbA1c (20,2 a 20,3%).[26,27]

Reynolds et al. (2020), por meio de uma revisão sistemática com metanálise, avaliaram o papel das dietas ricas em fibras na mortalidade, no controle glicêmico e em outros fatores de risco cardiometabólico de adultos com pré-diabetes ou DM tipo 1 ou DM tipo 2. O aumento da ingestão de fibras reduziu HbA1c, glicose plasmática em jejum, insulina, avaliação do modelo homeostático de resistência à insulina (Homa-IR), colesterol total, lipoproteína de baixa densidade (LDL), triglicerídeos, peso corporal, índice de massa corporal (IMC) e proteína C reativa (PCR) quando comparado com dietas com menos fibras. As dietas ricas em fibras são um componente importante do controle do diabetes, resultando em melhorias nas medidas de controle glicêmico, lipídios sanguíneos, peso corporal e inflamação, bem como na redução da mortalidade prematura. Com base nessas descobertas, aumentar a ingestão diária de fibras de 15 para 35 g pode ser uma meta razoável para reduzir o risco de mortalidade prematura em adultos com diabetes.[25]

O plano alimentar e o aumento na ingestão de fibras deve ser individualizado. Indivíduos que não estão habituados ao consumo de fibras podem apresentar desconfortos gástricos e flatulência.[28]

Os alimentos de origem vegetal, como hortaliças, verduras, frutas, sementes, grãos integrais e leguminosas, devem compor o plano alimentar balanceado, por conferirem maior saciedade e qualidade alimentar. Recomenda-se a ingestão de 14 g/1.000 kcal ou 30 a 50 g para pacientes com DM tipo 2.[12,13]

## ÍNDICE GLICÊMICO E CARGA GLICÊMICA

A redução da ingestão geral de carboidratos para indivíduos com diabetes demonstrou evidências na melhora do controle glicêmico e pode ser aplicada em uma variedade de padrões alimentares que atendam às necessidades e preferências individuais.[10]

A literatura sobre o IG e a CG em indivíduos com diabetes é complexa, muitas vezes com definições variadas de alimentos com IG baixo e alto.[24]

O IG classifica os alimentos com carboidratos em sua resposta glicêmica pós-prandial, e a CG leva em consideração tanto o IG dos alimentos quanto a quantidade de carboidratos ingeridos. Estudos encontraram resultados mistos em relação ao efeito do IG e da CG nos níveis de glicose em jejum e na HbA1c, sendo que uma revisão sistemática não encontrou impacto significativo sobre HbA1c,[22] enquanto outro estudo demonstrou redução de HbA1c de 0,15[29] a 0,5%.[30]

Um estudo de 2018 demonstrou diferenças significativas com a ingestão de dieta de baixo IG e de alto IG ou dieta controle em relação à HbA1c ($p < 0,001$) e à glicemia de jejum ($p < 0,05$) em indivíduos com DM tipo 2.[31]

Como para todos os indivíduos em países desenvolvidos, crianças e adultos com diabetes são encorajados a minimizar a ingestão de carboidratos refinados e açúcares adicionados e, em vez disso, priorizar os carboidratos de vegetais, legumes, frutas, laticínios (leite e iogurte) e grãos inteiros.[4,29]

O estudo de Wolever et al.[32] teve como objetivo comparar os efeitos de diferentes IG ou da quantidade de carboidratos sobre a HbA1c, a glicose plasmática, lipídios e PCR em pacientes com DM tipo 2. Foram incluídos 162 indivíduos tratados apenas com dieta que foram aleatoriamente designados para receber dieta com alto IG, baixo IG ou dietas com baixo teor de carboidratos e alto teor de gordura monoinsaturada por 1 ano contendo, respectivamente, 47, 52 e 39% de energia como carboidrato e 31, 27 e 40% de energia como gordura; tinham IG de 63, 55 e 59, respectivamente. O peso corporal e a HbA1c não diferiram significativamente entre as dietas. A glicose de jejum foi maior ($p = 0,041$), mas a glicose pós-carga de 2 horas foi menor ($p = 0,010$) após 12 meses de dieta com baixo IG. Com a dieta de baixo IG, o triacilglicerol médio geral foi 12% maior e o colesterol HDL 4% menor do que com a dieta de baixo teor de carboidrato ($p < 0,05$), mas a diferença na proporção do colesterol total para HDL desapareceu em 6 meses (tempo x interação dieta, $p = 0,044$). A média geral de PCR com a dieta de baixo IG, 1,95 mg/L, foi 30% menor do que com a dieta de alto IG, 2,75 mg/L ($p = 0,0078$); a concentração com a dieta pobre em carboidrato, 2,35 mg/L, foi intermediária. Conclui-se que, nos indivíduos com DM tipo 2 tratados apenas por dieta, a HbA1c de longo prazo não foi afetada pela alteração do IG ou pela quantidade de carboidratos na dieta.[32]

## ESTRATÉGIA *LOW CARB*

Há algumas evidências de que há melhora na glicemia com a redução da ingestão de carboidratos.[16] A necessidade de medicamentos e HbA1c foi reduzida em indivíduos com DM tipo 2 com consumo de dietas de baixo ou muito baixo teor de carboidratos.[10,16,17,33,34]

Revisões sistemáticas e metanálises de ensaios clínicos randomizados encontraram padrões alimentares com restrição de carboidratos, particularmente aqueles considerados muito baixo teor de carboidratos (< 26% da energia total), que foram eficazes na redução de HbA1c em curto prazo (< 6 meses), com menor diferença em padrões alimentares além de 1 ano. A definição de baixo teor de carboidratos é um desafio para a interpretação das pesquisas, assim como a sustentabilidade de seguimento dessa estratégia alimentar em longo prazo. Além disso, pode haver necessidade de ajustes nas doses de insulina e outros medicamentos, portanto as consultas com a equipe de saúde devem ser frequentes para a prevenção de episódios de hipoglicemia e queda nos níveis pressóricos.[14,15,33,35]

As ingestões dietéticas de referência (DRI, na sigla em inglês) especificam uma dieta alimentar recomendada (RDA, na sigla em inglês) para carboidratos não inferior a 130 g/dia para adultos e a 175 g/dia para gestantes (≥ 45% do VET), por ser uma importante fonte de substrato energético cerebral e para outros processos metabólicos,[28] sendo contraindicados para gestantes e lactantes, pessoas com doença renal, crianças ou em risco de distúrbios alimentares.[1]

A segurança e a tolerabilidade de dietas cetogênicas de muito baixo teor calórico (VLCK, na sigla em inglês) são uma preocupação atual no tratamento de obesos com DM tipo 2. O objetivo do estudo foi avaliar a segurança e a tolerabilidade em curto prazo de uma dieta VLCK (< 50 g de carboidratos por dia) em um programa de intervenção para perda de peso, incluindo estilo de vida e suporte para modificação comportamental (método Diaprokal), em indivíduos com DM tipo 2. Oitenta e nove homens e mulheres, com idades entre 30 e 65 anos, com DM tipo 2 e índice de massa corporal entre 30 e 35 kg/m², participaram desse ensaio clínico prospectivo, aberto, multicêntrico e randomizado com duração de 4 meses. Aleatoriamente, 45 indivíduos foram designados para a perda de peso de intervenção (dieta VLCK), e 44 para a dieta de baixa caloria padrão. Não foram encontradas diferenças significativas entre os dois grupos de estudo. Mudanças na proporção de albumina/creatinina na dieta VLCK não foram relevantes e foram comparáveis ao grupo controle. O nitrogênio da creatinina e da ureia no sangue não se alterou significativamente em relação à linha de base nem entre os grupos. A perda de peso e a redução da circunferência da cintura no grupo de dieta VLCK foram expressivamente maiores do que nos indivíduos controle (ambos p < 0,001). O declínio na HbA1c e no controle glicêmico foi maior no grupo de dieta VLCK (p < 0,05). Nenhum evento adverso sério foi relatado no grupo de dieta VLCK. O programa de intervenção para perda de peso com base em uma dieta VLCK é mais eficaz na redução do peso corporal e na melhora do controle glicêmico do que uma dieta hipocalórica padrão com segurança e boa tolerância para pacientes com DM tipo 2.[33]

## LIPÍDIOS

As modificações alimentares devem ser consideradas a primeira atuação no tratamento de hipertensão arterial, diabetes e dislipidemia, com a finalidade de reduzir o risco de doenças cardiovasculares. Reconhece-se que a GS amplia o risco cardiovascular aumentando o colesterol de lipoproteína plasmática de baixa densidade (LDL), enquanto os ácidos graxos poli-insaturados (Pufa) e os ácidos graxos monoinsaturados (Mufa) diminuem esse parâmetro. A GS dietética tem um potente efeito de elevação do colesterol LDL plasmático, que é um fator de risco causal para doença cardiovascular. A substituição de gordura dietética saturada (SFA) por Pufa reduz consistentemente os eventos cardiovasculares, no entanto estudos observacionais e metanálises não demonstraram correlação significativa entre o consumo de GS e eventos cardiovasculares. Todavia, a substituição isoenergética pelo Pufa mostrou risco reduzido de doenças cardiovasculares, e dessa forma o controle do colesterol LDL por meio da redução da ingestão de GS continua sendo um pilar para o manejo da dislipidemia e a prevenção de eventos cardiovasculares.[36]

A quantidade ideal de gordura dietética para indivíduos com DM ainda é controversa. Evidências sugerem que não há um valor percentual ideal de calorias de gordura para todos os indivíduos com ou em risco de diabetes. Considerando as metas e o risco de doenças cardiovasculares, o tipo de gordura consumido tem maior importância do que a quantidade total de gordura, e recomenda-se que o percentual de calorias totais de gorduras saturadas seja limitado. Assim, a distribuição de macronutrientes deve se basear na avaliação individualizada dos padrões alimentares, nas preferências e metas metabólicas do indivíduo.[4]

No *Estudo Pure*, a ingestão de gordura total e cada tipo de gordura foram associados a menor risco de mortalidade total. Maior ingestão de GS foi associada a menor risco de acidente vascular cerebral. A gordura total e as gorduras saturadas e insaturadas não foram significativamente associadas ao risco de infarto do miocárdio ou de mortalidade por doença cardiovascular. A ingestão elevada foi associada a maior risco de mortalidade total, enquanto a gordura total e os tipos de gordura foram relacionados à menor mortalidade total. A gordura total e os tipos de gordura não foram associados com doença cardiovascular, infarto do miocárdio ou mortalidade por doença cardiovascular, enquanto a GS teve uma associação inversa com acidente vascular cerebral.[19]

Estudos epidemiológicos relatam que o consumo de gordura poli-insaturada ou biomarcadores de Pufa estão associados a menor risco de DM tipo 2[37] e que um padrão alimentar no estilo mediterrâneo pode melhorar tanto o manejo glicêmico quanto os lipídios sanguíneos.[4]

As evidências não suportam conclusivamente a recomendação de suplementos de ômega-3 (EPA e DHA) para todos os indivíduos com diabetes para a prevenção ou tratamento de eventos cardiovasculares.[10] Em indivíduos com DM tipo 2, duas revisões sistemáticas com ácidos graxos n-3 e n-6 concluíram que os suplementos alimentares não melhoraram o manejo glicêmico.[4]

A ingestão de colesterol dietético não se correlaciona significativamente com os níveis de colesterol sanguíneo ou o risco de aterosclerose subclínica. No entanto, dado que o colesterol dietético exerce um pequeno efeito de aumento do colesterol, e que os níveis de colesterol sanguíneo estão relacionados à calcificação da artéria coronária, é prudente não desconsiderar totalmente o colesterol dietético como estratégia intervencionista para diminuir o risco de doença cardiovascular, sobretudo na população de alto risco.[38]

A Associação Americana do Coração (AHA, na sigla em inglês) não mais indica um limite máximo para a ingestão de colesterol dietético em virtude da baixa evidência de seu efeito sobre complicações relacionadas à aterosclerose[38] e acidente vascular cerebral.[39] Outro achado sugere que a remoção da recomendação para limitar o consumo de colesterol dietético não envolve um risco acentuado para a saúde da população.[40]

Embora as metanálises de estudos de intervenção difiram em seus achados, a maioria associa a ingestão de colesterol que excede os níveis médios atuais com concentrações elevadas de colesterol total ou de lipoproteína de baixa densidade. A orientação dietética deve se concentrar em padrões dietéticos saudáveis, por exemplo, dietas do Mediterrâneo e *Dash* (*Dietary approach to stop hypertension*).[41]

A Associação Americana de Diabetes (ADA, na sigla em inglês) aconselha que aqueles indivíduos com diabetes sigam as orientações para a população em geral em relação à ingestão recomendada de GS, colesterol dietético e gordura *trans*. As gorduras *trans* devem ser evitadas, as gorduras saturadas progressivamente diminuídas e substituídas por gorduras insaturadas e não por carboidratos refinados.[4]

As recomendações das DRI especificam que a quantidade média de lipídios para adultos deve ser em torno de 20 a 35% das calorias diárias totais. A Diretriz brasileira de dislipidemia[42] preconiza:

1. 25 a 35% de gordura das calorias totais para aqueles indivíduos com LDL-c dentro da meta e sem comorbidades e para aqueles com LDL-c acima da

meta ou presença de comorbidades ou ainda LDL-c limítrofe 150 a 199 mg/dL (%). Para aqueles com triglicerídeos elevado, 200 a 499 mg/dL (%), ou muito elevado, > 500 mg/dL, o percentual de gorduras deve ser de 30 a 35% das calorias totais diárias.

2. Dieta isenta de ácidos graxos *trans*, o consumo de < 10% do valor calórico total de ácidos graxos saturados para indivíduos saudáveis, < 7% do valor calórico total para aqueles que apresentarem risco cardiovascular aumentado e < 5% para triglicerídeos elevado, 200 a 499 mg/dL (%), ou muito elevado, > 500 mg/dL.

## PROTEÍNAS

A quantidade recomendada e a qualidade da proteína em dietas de indivíduos com diabetes são altamente controversas.[43] Não há evidências de que o ajuste do nível diário de ingestão de proteínas (tipicamente 1 a 1,5 g/kg/dia ou 15 a 20% das calorias totais) melhore a saúde, e ainda é inconclusivo quanto à quantidade ideal de proteína dietética para otimizar o manejo glicêmico ou o risco de doença cardiovascular.[4] Dessa forma, as metas de proteína devem ser individualizadas com base nos padrões alimentares atuais.

A ADA[4] não indica a redução da quantidade de proteína dietética abaixo da dose diária recomendada de 0,8 g/kg, pois não altera as medidas glicêmicas, o risco cardiovascular ou diminui a taxa de filtragem glomerular, além de poder aumentar o risco de desnutrição. Para aqueles com doença renal (albuminúria e/ou taxa de filtração glomerular reduzida estimada), a proteína dietética deve ser mantida na dose diária recomendada de 0,8 g/kg de peso corporal/dia, conforme a Sociedade Brasileira de Diabetes (SBD).[44] Tanto a quantidade quanto a qualidade (alto valor biológico) da ingestão de proteínas devem ser otimizadas para atender aos requisitos de aminoácidos essenciais, necessitando de acompanhamento clínico e laboratorial adequado do estado nutricional no indivíduo com DM e doença renal crônica.[20]

## VITAMINAS E MINERAIS

Um plano alimentar balanceado e elaborado de acordo com as necessidades individuais da pessoa com diabetes, com ingestão variada de frutas, legumes e verduras, deve prover adequadamente as necessidades de vitaminas e minerais.

A realização de anamnese alimentar minuciosa é aconselhável para detectar possíveis deficiências. As principais causas de deficiência são as perdas excessivas de urina, absorção diminuída e baixa ingestão dietética.[1]

Alimentos ultraprocessados são pobres em vitaminas, minerais e outras substâncias com atividade biológica que estão naturalmente presentes em alimentos *in natura* ou minimamente processados.[45] Legumes e verduras são alimentos muito saudáveis. São excelentes fontes de vitaminas e minerais e, portanto, muito importantes para a prevenção de deficiências de micronutrientes. A ingestão mínima de 2 a 4 porções de frutas por dia (sendo 1 rica em vitamina C) e de 3 a 5 porções de hortaliças (cruas ou cozidas) é o suficiente para atingir as necessidades de vitaminas e minerais.[46]

O uso contínuo de metformina está associado à deficiência de vitamina B12 de acordo com um relatório do *Diabetes prevention program outcomes study* (*DPPOS*), sugerindo que o teste periódico dos níveis de vitamina B12 deve ser considerado naqueles que tomam metformina, particularmente aqueles com anemia ou neuropatia periférica.[1]

No entanto, para populações especiais, incluindo gestantes ou lactantes, idosos, vegetarianos e pessoas que seguem dietas de muito baixas calorias ou carboidratos, um multivitamínico pode ser necessário. A suplementação com folato e cálcio para prevenção de doença congênita e doença óssea, respectivamente, é exceção.

Não há evidência clara do benefício do uso de suplementação de vitaminas e minerais em indivíduos com DM que não apresentam deficiências.[4,10,23]

## SÓDIO

A ingestão recomendada de sódio para pessoas com DM não difere da população em geral, ou seja, deve ser limitada a 2.300 mg/dia (5 g de sal/dia).[4,10,47]

Alimentos ultraprocessados têm composição nutricional desbalanceada e apresentam alto teor de sódio, por conta da adição de grandes quantidades de sal, necessárias para estender a duração dos produtos e intensificar o sabor, ou mesmo para encobrir sabores indesejáveis oriundos de aditivos ou de substâncias geradas pelas técnicas envolvidas no ultraprocessamento.[45]

Para que as recomendações de dietas com baixo teor de sódio sejam viáveis na prática clínica é necessário considerar fatores como a palatabilidade, a disponibilidade, o preço acessível e a dificuldade de atingir as recomendações. A conformidade do plano alimentar com as diretrizes de ingestão de sódio desafia os comportamentos alimentares atuais e/ou exige uma modificação profunda dos hábitos alimentares relacionados à compra de alimentos industrializados.[1] Os padrões alimentares com menor teor de sódio, adequados aos nutrientes e teoricamente alcançáveis, são os ricos em sucos de frutas, nozes e sementes, grãos e carnes magras.[45,48]

## BEBIDAS ALCOÓLICAS

Os riscos associados ao consumo de álcool incluem hipoglicemia e/ou hipoglicemia tardia (particularmente para aqueles que usam insulina ou terapias com secretagogos de insulina), ganho de peso e hiperglicemia (para aqueles que consomem quantidades excessivas).[1,48]

Bebidas doces ou açucaradas contêm carboidratos e podem aumentar a glicemia. O álcool estimula o apetite e pode alterar o consumo dos alimentos, afetando o julgamento ou a força de vontade para o consumo de fontes alimentares não saudáveis.[1,49]

Como interfere na ação da insulina, dos secretagogos de insulina e do glucagon, o risco de hipoglicemia em indivíduos que fazem uso dessa substância aumenta.[50] A oxidação do álcool em acetaldeído e depois em energia ocorre principalmente no fígado e envolve a enzima álcool-desidrogenase. O álcool não é convertido em glicose, bloqueia a gliconeogênese e potencializa os efeitos da insulina por interferir na contrarregulação na hipoglicemia induzida pela insulina.[49]

O profissional de saúde deve orientar a pessoa com DM a monitorar sua glicemia após a ingestão de álcool.[1,50] Deve-se seguir as mesmas diretrizes daqueles sem DM, se optarem por ingerir bebida alcoólica. A ingestão diária de álcool deve ser limitada a uma dose ou menos para mulheres e a duas doses ou menos para homens, o que equivale à quantidade média de 15 a 30 g de etanol, respectivamente. Compreende-se como uma dose 150 mL de vinho (uma taça), 350 mL de cerveja (uma lata pequena) ou 45 mL de destilados (uma dose com dosador-padrão).[1,10,44]

Recomenda-se a ingestão de carboidrato durante o consumo da bebida ou antes, sendo necessário, por vezes, ajuste da dose de insulina ou dos secretagogos de insulina. Caso o exercício físico acompanhe o consumo de bebida alcoólica, em período noturno, a glicemia deverá ser monitorada durante a noite e no dia seguinte.[1,10]

• **QUADRO 1** Recomendações de terapia médico-nutricional no diabetes *mellitus*

| | |
|---|---|
| Carboidratos | A distribuição de macronutrientes para indivíduos com diabetes deve ser baseada em uma avaliação individualizada dos padrões atuais de alimentação, preferências e objetivos metabólicos (tradição, cultura, religião, crenças e objetivos de saúde, condição econômica). |
| Fibras | Ingestão elevada de fibras reduz o risco de desenvolver DM tipo 2, melhora o controle glicêmico e outros fatores de risco cardiometabólico de adultos com pré-diabetes, DM tipo 1 ou DM tipo 2. |
| IG/CG | A redução da ingestão geral de carboidratos para indivíduos com diabetes demonstrou evidências na melhora do controle glicêmico. |
| Estratégia *low carb* | Há algumas evidências de que há melhora na glicemia, menor necessidade de medicamentos e HbA1c com a redução do consumo de dietas de baixo ou muito baixo teor de carboidratos em indivíduos com DM tipo 2. |
| Lipídios | Evidências sugerem que não há um valor percentual ideal de calorias de gordura para todos os indivíduos com ou em risco de diabetes. Deve-se considerar o perfil cardiometabólico do indivíduo, priorizando Mufa e Pufa. |
| Proteínas | Não há evidências de que o ajuste do nível diário de ingestão de proteínas melhore a saúde, tampouco quanto à quantidade ideal de proteína dietética para otimizar o manejo glicêmico ou o risco de doença cardiovascular. Dessa forma, as metas de proteína devem ser individualizadas com base nos padrões alimentares atuais. |
| Vitaminas e minerais | Um plano alimentar balanceado e elaborado de acordo com as necessidades individuais da pessoa com diabetes, com ingestão variada de frutas, legumes e verduras, deve prover adequadamente as necessidades de vitaminas e minerais.<br>Não há evidência clara do benefício do uso de suplementação de vitaminas e minerais em indivíduos com diabetes que não apresentam deficiências. |
| Sódio | A conformidade do plano alimentar com as diretrizes de ingestão de prescrição de sódio desafia os comportamentos alimentares atuais e/ou exige uma modificação profunda dos hábitos alimentares relacionados à compra de alimentos industrializados. |

CG: carga glicêmica; DM tipo 1: diabetes *mellitus* tipo 1; DM tipo 2: diabetes *mellitus* tipo 2; HbA1c: hemoglobina glicada; IG: índice glicêmico; Mufa: ácidos graxos monoinsaturados; Pufa: ácidos graxos poli-insaturados.
Fonte: adaptação de ADA.[1]

## REFERÊNCIAS BIBLIOGRÁFICAS


1. American Diabetes Association (ADA). 1. Improving care and promoting health in populations: standards of medical care in diabetes-2022. Diabetes Care. 2022;45(Suppl 1):S8-16.
2. Young-Hyman D, de Groot M, Hill-Briggs F, et al. Psychosocial care for people with diabetes: a position statement of the American Diabetes Association. Diabetes Care. 2016;39:2126-40. Diabetes Care. 2018;41(3):e33-4.
3. Powers MA, Bardsley J, Cypress M, et al. Diabetes self-management education and support in type 2 diabetes: a joint position statement of the American Diabetes Association, the American Association of Diabetes Educators, and the Academy of Nutrition and Dietetics. Clin Diabetes. 2016;34(2):70-80.
4. American Diabetes Association. 5. Facilitating behavior change and well-being to improve health outcomes: standards of medical care in diabetes – 2021. Diabetes Care. 2022;45(Suppl 1):S60-72.
5. Drouin-Chartier J-P, Zheng Y, Li Y, et al. Changes in consumption of sugary beverages and artificially sweetened beverages and subsequent risk of type 2 diabetes: results from three large prospective U.S. cohorts of women and men. Diabetes Care. 2019;42(12):2181-9.
6. Noto H, Goto A, Tsujimoto T, et al. Correction: low-carbohydrate diets and all-cause mortality: a systematic review and meta-analysis of observational studies. PLoS One. 2019;14(2):e0212203.
7. Rutten GEHM, Alzaid A. Person-centred type 2 diabetes care: time for a paradigm shift. Lancet Diabetes Endocrinol. 2018;6(4):264-6.
8. Dickinson JK, Guzman SJ, Maryniuk MD, et al. The use of language in diabetes care and education. Diabetes Care. 2017;40(12):1790-9.
9. Ge L, Sadeghirad B, Ball GDC, et al. Comparison of dietary macronutrient patterns of 14 popular named dietary programmes for weight and cardiovascular risk factor reduction in adults: systematic review and network meta-analysis of randomised trials. BMJ. 2020;369:m696.
10. Evert AB, Dennison M, Gardner CD, et al. Nutrition therapy for adults with diabetes or prediabetes: a consensus report. Diabetes Care. 2019;18;42(5):731-54.
11. Lemos CC, Peixoto R. Terapia nutricional do diabetes. In: Diabetes mellitus: uma abordagem cardiovascular. São Paulo: Clannad; 2019. p.121-31.
12. Partula V, Deschasaux M, Druesne-Pecollo N, et al. Associations between consumption of dietary fibers and the risk of cardiovascular diseases, cancers, type 2 diabetes, and mortality in the prospective NutriNet-Santé cohort. Am J Clin Nutr. 2020;112(1):195-207.
13. Reynolds A, Mann J, Cummings J, et al. Carbohydrate quality and human health: a series of systematic reviews and meta-analyses. Lancet. 2019;393(10170):434-45.
14. Sainsbury E, Kizirian NV, Partridge SR, et al. Effect of dietary carbohydrate restriction on glycemic control in adults with diabetes: a systematic review and meta-analysis. Diabetes Res Clin Pract. 2018;139:239-52.
15. van Zuuren EJ, Fedorowicz Z, Kuijpers T, Pijl H. Effects of low-carbohydrate-compared with low-fat-diet interventions on metabolic control in people with type 2 diabetes: a systematic review including Grade assessments. Am J Clin Nutr. 2018;108(2):300-31.
16. Goldenberg JZ, Day A, Brinkworth GD, et al. Efficacy and safety of low and very low carbohydrate diets for type 2 diabetes remission: systematic review and meta-analysis of published and unpublished randomized trial data. BMJ. 2021;372:m4743.
17. Schwingshackl L, Chaimani A, Hoffmann G, et al. A network meta-analysis on the comparative efficacy of different dietary approaches on glycaemic control in patients with type 2 diabetes mellitus. Eur J Epidemiol. 2018;33(2):157-70.
18. Seidelmann SB, Folsom AR, Rimm EB, et al. Dietary carbohydrate intake and mortality: reflections and reactions – authors' reply. Lancet Public Health. 2018;3(11):e521.

19. Dehghan M, Mente A, Zhang X, et al. Associations of fats and carbohydrate intake with cardiovascular disease and mortality in 18 countries from five continents (Pure): a prospective cohort study. Lancet. 2017;390(10107):2050-62.
20. Diabetes Canada Clinical Practice Guidelines Expert Committee; Feig DS, Berger H, Donovan L, et al. Diabetes and pregnancy. Can J Diabetes. 2018;42(Suppl 1):S255-82.
21. World Health Organization (WHO). Information note about intake of sugars recommended in the WHO guideline for adults and children. 2015.
22. Vega-López S, Venn BJ, Slavin JL. Relevance of the glycemic index and glycemic load for body weight, diabetes, and cardiovascular disease. Nutrients. 2018;10(10).
23. Esposito K, Giugliano D. Comment on: Wheeler et al. macronutrients, food groups, and eating patterns in the management of diabetes: a systematic review of the literature, 2010. Diabetes Care. 2012;35:434-45. Diabetes Care. 2012;35(6):e51; author reply e52.
24. Zafar MI, Mills KE, Zheng J, et al. Low-glycemic index diets as an intervention for diabetes: a systematic review and meta-analysis. Am J Clin Nutr. 2019;110(4):891-902.
25. Reynolds AN, Akerman AP, Mann J. Dietary fibre and whole grains in diabetes management: systematic review and meta-analyses. PLoS Med. 2020;17(3):e1003053.
26. Weickert MO, Pfeiffer AFH. Impact of dietary fiber consumption on insulin resistance and the prevention of type 2 diabetes. J Nutr. 2018;148(1):7-12.
27. Post RE, Mainous AG, King DE, et al. Dietary fiber for the treatment of type 2 diabetes mellitus: a meta-analysis. J Am Board Fam Med. 2012;25(1):16-23.
28. Franz MJ. Diabetes mellitus nutrition therapy: beyond the glycemic index. Arch Intern Med. 2012;172(21):1660-1.
29. U.S. Department of Health and Human Services and U.S. Department of Agriculture. 2015 – 2020 dietary guidelines for Americans. 8.ed. 2015 Dec. Disponível em: https://health.gov/our-work/food-nutrition/previous-dietary-guidelines/2015. Acesso em: 21 fev. 2022.
30. Thomas D, Elliott EJ. Low glycaemic index, or low glycaemic load, diets for diabetes mellitus. Cochrane Database Syst Rev. 2009;(1):CD006296.
31. Ojo O, Ojo OO, Adebowale F, et al. The effect of dietary glycaemic index on glycaemia in patients with type 2 diabetes: a systematic review and meta-analysis of randomized controlled trials. Nutrients. 2018;10(3).
32. Wolever TMS, Gibbs AL, Mehling C, et al. The Canadian trial of carbohydrates in diabetes (CCD), a 1-y controlled trial of low-glycemic-index dietary carbohydrate in type 2 diabetes: no effect on glycated hemoglobin but reduction in C-reactive protein. Am J Clin Nutr. 2008;87(1):114-25.
33. Kirkpatrick CF, Bolick JP, Kris-Etherton PM, et al. Review of current evidence and clinical recommendations on the effects of low-carbohydrate and very-low-carbohydrate (including ketogenic) diets for the management of body weight and other cardiometabolic risk factors: a scientific statement from the National Lipid Association Nutrition and Lifestyle Task Force. J Clin Lipidol. 2019;13(5):689-711.e1.
34. Meng Y, Bai H, Wang S, et al. Efficacy of low carbohydrate diet for type 2 diabetes mellitus management: a systematic review and meta-analysis of randomized controlled trials. Diabetes Res Clin Pract. 2017;131:124-31.
35. Korsmo-Haugen H-K, Brurberg KG, Mann J, et al. Carbohydrate quantity in the dietary management of type 2 diabetes: a systematic review and meta-analysis. Diabetes Obes Metab. 2019;21(1):15-27.
36. Guastadisegni C, Donfrancesco C, Palmieri L, et al. Nutrients intake in individuals with hypertension, dyslipidemia, and diabetes: an Italian survey. Nutrients. 2020;12(4).
37. Wu JHY, Marklund M, Imamura F, et al. Omega-6 fatty acid biomarkers and incident type 2 diabetes: pooled analysis of individual-level data for 39 740 adults from 20 prospective cohort studies. Lancet Diabetes Endocrinol. 2017;5(12):965-74.

38. Rhee E-J, Ryu S, Lee J-Y, et al. The association between dietary cholesterol intake and subclinical atherosclerosis in Korean adults: the Kangbuk Samsung health dtudy. J Clin Lipidol. 2017;11(2):432-441.e3.
39. Cheng P, Pan J, Xia J, et al. Dietary cholesterol intake and stroke risk: a meta-analysis. Oncotarget. 2018;9(39):25698-707.
40. Virtanen JK, Mursu J, Virtanen HE, et al. Associations of egg and cholesterol intakes with carotid intima-media thickness and risk of incident coronary artery disease according to apolipoprotein E phenotype in men: the Kuopio ischaemic heart disease risk factor study. Am J Clin Nutr. 2016;103(3):895-901.
41. Carson JAS, Lichtenstein AH, Anderson CAM, et al. Dietary cholesterol and cardiovascular risk: a science advisory from the American Heart Association. Circulation. 2020;141(3):e39-53.
42. Faludi AA. Atualização da Diretriz brasileira de dislipidemias e prevenção da aterosclerose – 2017. Arq Bras Cardiol. 2017;109:1-76. Disponível em: https://www.scielo.br/pdf/abc/v109n2s1/0066-782X-abc-109-02-s1-0001.pdf. Acesso em: 1 mar. 2021.
43. Pfeiffer AFH, Pedersen E, Schwab U, et al. The effects of different quantities and qualities of protein intake in people with diabetes mellitus. Nutrients. 2020;12(2).
44. Sociedade Brasileira de Diabetes (SBD). Princípios gerais da orientação nutricional no diabetes mellitus. In: Diretrizes da Sociedade Brasileira de Diabetes. São Paulo: Clannad; 2019.
45. Brasil. Ministério da Saúde. Secretaria de Atenção à Saúde. Departamento de Atenção Básica. Guia alimentar para a população brasileira. 2.ed. Brasília: Ministério da Saúde; 2014.
46. American Diabetes Association (ADA). 5. Lifestyle management: standards of medical care in diabetes – 2019. Diabetes Care. 2019;42(Suppl 1):S46-60.
47. Lennon SL, Della Valle DM, Rodder SG, et al. 2015 Evidence analysis library evidence-based nutrition practice guideline for the management of hypertension in adults. J Acad Nutr Diet. 2017;117(9):1445-1458.e17.
48. Princípios gerais da orientação nutricional no diabetes mellitus. Diretrizes da Sociedade Brasileira de Diabetes 2019-2020. 2019.
49. Ranjan A, Nørgaard K, Tetzschner R, et al. Effects of preceding ethanol intake on glucose response to low-dose glucagon in individuals with type 1 diabetes: a randomized, placebo-controlled, crossover study. Diabetes Care. 2018;41(4):797-806.
50. Tetzschner R, Nørgaard K, Ranjan A. Effects of alcohol on plasma glucose and prevention of alcohol-induced hypoglycemia in type 1 diabetes-A systematic review with Grade. Diabetes Metab Res Rev. 2018;34(3).

# Parte 2

## Diabetes *mellitus* e ciclos de vida

# 4

# Abordagem nutricional do diabetes na gestação

*Silvia Cristina Ramos Gonsales*

## INTRODUÇÃO

Em 2019, a Organização Panamericana de Saúde (Opas/OMS), o Ministério da Saúde (MS), a Federação Brasileira das Associações de Ginecologia e Obstetrícia (Febrasgo) e a Sociedade Brasileira de Diabetes (SBD) se uniram na elaboração do documento intitulado *Tratamento do diabetes* mellitus *gestacional no Brasil.*[1] O diagnóstico precoce possibilita que também a terapêutica seja adotada precocemente. Nesses casos, os objetivos são a diminuição da morbimortalidade perinatal e da morbidade materna em curto e longo prazos. O controle da glicemia materna aumenta significativamente a possibilidade de melhores desfechos gestacionais, como recém-nascido vivo, a termo, crescimento proporcional e sem distúrbios respiratórios e metabólicos após o nascimento.[2,3]

## TRIAGEM E DIAGNÓSTICO

Há diversas estratégias para o rastreamento do diabetes *mellitus* gestacional (DMG), e a mais aceita no Brasil é a da Associação Internacional de Grupos de Estudo de Diabetes e Gravidez (IADPSG, na sigla em inglês),[4] baseada no estudo *Hapo* (*Hiperglicemia and adverse pregnancy outcome*). Esse estudo multicêntrico avaliou mais de 25 mil mulheres que foram submetidas ao TOTG (teste oral de tolerância à glicose) de 75 g. Os resultados foram correlacionados positivamente com os eventos adversos maternos e fetais. De acordo com as recomendações do estudo *Hapo*, todas as gestantes devem realizar glicemia de jejum no início do pré-natal.[2] Os atuais critérios diagnósticos para diabetes na gestação, considerando a glicemia de jejum, estão descritos no Quadro 1.

• **QUADRO 1** Critérios diagnósticos para diabetes na gestação segundo a Sociedade Brasileira de Diabetes

| Glicemias em jejum (mg/dL) | Diagnóstico |
|---|---|
| < 92 mg/dL | Normal |
| 92 a 126 mg/dL | Diabetes gestacional |
| > 126 mg/dL | Diabetes prévio à gestação |

Fonte: Zajdenverg et al.[5]

Pacientes com glicemia de jejum normal no início do pré-natal devem realizar a curva glicêmica com sobrecarga de 75 g de glicose (TOTG) entre 24 e 28 semanas de gestação. Os valores de normalidade definidos pelo IADPSG[6] são:

- Jejum até 92 mg/dL.
- 1 hora até 180 mg/dL.
- 2 horas até 153 mg/dL.

A alteração de apenas um dos valores define o diagnóstico de DMG.

## MONITORIZAÇÃO

O desfecho obstétrico está diretamente relacionado ao controle glicêmico. Cerca de 60 a 80% dos casos de DMG podem ser tratados com atividade física e orientação nutricional. Nos casos em que não se consegue um controle adequado com modificações do estilo de vida, recomenda-se a introdução de medicação.[5] Três métodos podem ser utilizados para a monitorização da gestante, embora a definição de números de medidas e horários deva ser individualizada:

1. Automonitoramento da glicemia capilar (AMGC).
2. Sistema de monitoramento contínuo da glicose (SMCG).
3. Sistema *Flash* de monitoramento da glicose (FGM).

### Automonitoramento da glicemia capilar

As pacientes devem ser motivadas a realizar glicemias capilares antes das refeições e 1 hora depois delas, ao deitar-se e, esporadicamente, entre 2 e 4 horas da manhã.

## Sistema de monitoramento contínuo da glicose

Nem todas as pacientes são elegíveis para usar o SMCG devido à necessidade de adesão e de mudanças de comportamento. Para mulheres com diabetes *mellitus* tipo 1 (DM tipo 1) que já faziam uso do SMCG juntamente com o sistema contínuo de infusão da insulina (SCII), a adesão parece ser melhor.

## Sistema *Flash* de monitoramento da glicose

É seguro para mulheres com DM tipo 1 e diabetes *mellitus* tipo 2 (DM tipo 2) que desejem fazer o controle pré-concepção e para mulheres com DMG que necessitam de maior controle metabólico.

O *Conceptt* (*Continuous glucose monitoring in pregnant women with type 1 diabetes trial*) foi um estudo controlado randomizado de monitoramento contínuo de glicose (CGM, na sigla em inglês), além do tratamento padrão, incluindo a otimização de metas de glicose pré e pós-prandial *versus* tratamento padrão para mulheres grávidas com DM tipo 1. Esse estudo demonstrou o valor da CGM na gravidez complicada por DM tipo 1, mostrando uma melhora leve na hemoglobina glicada (HbA1c) sem aumento na hipoglicemia.[7] Outra coorte observacional que avaliou as variáveis glicêmicas relatadas usando CGM e sua associação com nascimentos grandes para a idade gestacional (IG) descobriu que a glicose média teve associação maior do que o tempo na faixa, tempo abaixo da faixa ou tempo acima da faixa.[8]

Estudos sugerem que 70 a 85% das mulheres diagnosticadas com DMG segundo os critérios de Carpenter-Coustan ou National Diabetes Data Group (NDDG) podem controlar o DMG apenas com a modificação do estilo de vida; prevê-se que essa proporção será ainda maior se forem usados os limiares de diagnóstico mais baixos da IADPSG.[6] Além disso, a tecnologia aliada aos monitores facilita o cuidado, desde que haja treinamento para manejo do equipamento.

O consenso internacional sobre o intervalo de tempo no alvo ou *time in range* (TIR)[9] endossa os intervalos e metas na gestação para pacientes com DM tipo 1 usando o CGM conforme relatado no perfil de glicose ambulatorial.[10]

# INDICADORES NUTRICIONAIS

Os principais indicadores que devem ser coletados para avaliação são: data da última menstruação (DUM), peso pré-gestacional, peso atual e estatura (Tabela 1). A partir desses dados será possível determinar a IG e o estado nutricional de acordo com a semana gestacional.

• **TABELA 1** Metas de tempo no alvo ou *time in range* para gestantes em uso do CGM

| Faixa | Glicemia mg/dL | Objetivo (tempo) |
|---|---|---|
| Faixa-alvo | 63 a 140 | 70% |
| Tempo abaixo do intervalo | < 63 | < 4% |
| Tempo abaixo do intervalo | < 54 | < 1% |
| Tempo acima do intervalo | > 140 | < 25% |

CGM: *continuous glucose monitoring* (monitoramento contínuo de glicose).
Fonte: ADA.[10]

A avaliação antropométrica deve ocorrer em todas as consultas da assistência pré-natal, para orientar e acompanhar a adequação à programação do ganho de peso semanal até o parto, sendo parte fundamental da qualificação da assistência obstétrica.[11] É importante considerar que esses indicadores não são diferentes para gestantes de baixo risco e podem ser influenciados por fatores como idade materna e ganho de peso. Entretanto, as condutas nutricionais devem ser adaptadas aos objetivos glicêmicos da gestação.[1]

## ESTADO NUTRICIONAL PRÉ-GESTACIONAL

A partir da coleta dos indicadores, a avaliação antropométrica inicia-se com o cálculo do índice de massa corporal (IMC), que auxilia na avaliação prévia à gestação. O cálculo do IMC pré-gestacional deve ser feito na primeira consulta, e a classificação segue a tabela proposta pelo Institute of Medicine (IOM).[12] Além de classificar o estado nutricional pré-gestacional, o IOM[13] propõe, de acordo com o trimestre da gestação, o ganho de peso indicado em cada fase. Na adaptação feita por Saunders et al.[14] é indicado ainda o ganho de peso mínimo semanal.

## CLASSIFICAÇÃO DO ESTADO NUTRICIONAL ATUAL

Para a classificação do estado nutricional atual, recomenda-se para todas as gestantes o uso do IMC atual e da semana gestacional como forma de avaliação.[15,16] A tabela proposta por Atalah et al.[15] inclui a semana gestacional, e em seguida se verifica onde o IMC calculado se encontra. Dessa forma é possível determinar o diagnóstico nutricional por semana gestacional. Para gestantes adolescentes é importante conciliar a avaliação do estado nutricional por meio de curvas de crescimento da Organização Mundial da Saúde (OMS). Isso porque adolescentes com menos de 2 anos de menarca podem ainda estar em fase de crescimento.

A recomendação de ganho de peso gestacional semanal e total, de acordo com o IMC pré-gestacional, está descrita na Tabela 2.

• **TABELA 2** Ganho de peso gestacional semanal e total recomendado até o termo gestacional, conforme o IMC pré-gestacional

| IMC pré-gestacional (kg/m²) | Ganho de peso (kg) até o final do 1º trimestre (14ª semana) | Ganho de peso (kg) no 2º e 3º trimestres | Ganho de peso (kg) total na gestação | Ganho de peso mínimo (kg/semana) |
|---|---|---|---|---|
| Baixo peso (BP) (< 18,5) | 2 | 0,51 (0,44 a 0,58) | 12,5 a 18,0 | 0,44 |
| Adequado (A) (18,5 a 24,9) | 1,5 | 0,42 (0,35 a 0,50) | 11,5 a 16,0 | 0,35 |
| Sobrepeso (S) (25 a 29,9) | 1 | 0,28 (0,23 a 0,33) | 1 a 11,5 | 0,23 |
| Obesidade (O) (≥ 30) | 0,5 | 0,22 (0,17 a 0,27) | 5 a 9,0 | 0,17 |

IMC: índice de massa corporal.
Fonte: adaptação de Opas et al.,[1] Saunders et al.,[14] Atalah et al.[15]

## COMPOSIÇÃO CORPORAL

A composição corporal materna muda ao longo da gestação para apoiar o desenvolvimento saudável do feto. As medidas antropométricas, particularmente as dobras cutâneas e as circunferências do braço, são utilizadas para estimar as mudanças na composição corporal durante a gravidez. Normalmente as mudanças na gordura corporal são estimadas usando equações, porém a maioria destas foi projetada para mulheres não grávidas.[17]

Equações projetadas e validadas para a gestação foram desenvolvidas por Paxton et al.[18] e por Huston Presley et al.[19] Os autores avaliaram distintos períodos gestacionais, o que pode não se aplicar a outros momentos da gravidez. Em virtude dessas divergências, na prática clínica, o uso das medidas da gestante e a comparação entre elas ao longo do tempo são muitas vezes preferidos no acompanhamento.[17]

## GANHO DE PESO

Tanto o ganho de peso gestacional baixo quanto o excessivo têm sido associados a resultados adversos para a mãe e o bebê.[20] Embora o IOM[13] tenha a recomendação para ganho de peso em diferentes níveis de IMC, o ganho de peso gestacional ideal permanece incerto.

A prevalência de excesso de ganho de peso gestacional está aumentando em todo o mundo e tem sido associada à epidemia da obesidade. As complicações advindas de um ganho excessivo de peso incluem o diabetes gestacional, a pré-eclâmpsia, o parto prematuro, a macrossomia e o desenvolvimento de obesidade na criança.[21] A retenção do ganho de peso gestacional pode contribuir para a obesidade e aumentar o risco futuro de doenças crônicas, incluindo DM tipo 2 em mulheres. Cerca de 35% das mulheres grávidas ganham peso dentro da recomendação do IOM.[13] No entanto, 22% ganham menos e 43% ganham mais do que a quantidade recomendada. Identificar estratégias para evitar o ganho excessivo de peso é fundamental. Para mulheres com alto risco de ganho de peso excessivo, as intervenções precisam começar no primeiro trimestre ou sempre que possível na pré-concepção.[22]

Embora o ganho excessivo de peso seja mais frequente, esse grupo é suscetível ao ganho de peso insuficiente. Tal condição é associada especialmente à restrição de crescimento intrauterino. A perda de peso da gestante com diabetes pode vir acompanhada de cetonúria, em face da qual o desenvolvimento sobre o desenvolvimento fetal é incerto.[23]

A associação entre a perda de peso após o diagnóstico de DMG e o peso ao nascer foi analisada por Katon et al. (2020), em 322 mulheres estratificadas em sobrepeso, obesidade graus I, II e III. Os resultados indicaram que a perda de peso após o diagnóstico de DMG está associada ao menor peso do bebê ao nascer entre mulheres com sobrepeso, mas não entre mulheres obesas graus II e III.[24] Komen et al., em estudo retrospectivo, avaliaram a associação do ganho ou perda de peso gestacional com resultados adversos da gravidez em mulheres com DMG. A mudança de peso relacionada ao DMG foi associada a polidrâmnio, parto cesáreo, maior peso ao nascer (quando acima das recomendações) e menor incidência de distúrbios hipertensivos (quando abaixo das recomendações).[25]

De forma geral, o excesso de ganho de peso gestacional está associado ao desenvolvimento de DMG, parto cesáreo, parto prematuro e retenção de peso pós-parto. Por outro lado, o ganho insuficiente aumenta o risco de recém-nascidos pequenos para a idade gestacional (PIG), baixo peso ao nascer e parto prematuro espontâneo. Em longo prazo, o excesso de ganho de peso pode causar prejuízos na programação metabólica, com alterações importantes e irreversíveis no metabolismo do recém-nascido.

A avaliação do estado nutricional, da monitorização glicêmica e da ingestão alimentar é fundamental para o controle metabólico e do ganho de peso. O nutricionista deve estar apto para esse atendimento de forma integral e individualizada.

## RECOMENDAÇÕES NUTRICIONAIS

A monitorização é essencial para que haja adequação alimentar e fracionamento dos carboidratos na rotina alimentar, promovendo melhor controle glicêmico e alcance das metas.[26]

O plano alimentar deve ser baseado em uma avaliação nutricional com orientação das *Dietary reference intakes* (DRI). As DRI para todas as gestantes recomendam, de forma generalista, um mínimo de 175 g de carboidratos, um mínimo de 71 g de proteína e de 28 g de fibra. A dieta deve enfatizar as gorduras mono e poli-insaturadas, enquanto limita as gorduras saturadas e evita as gorduras *trans*. Como acontece com toda terapia nutricional em pacientes com diabetes, a quantidade e o tipo de carboidrato afetarão os níveis de glicose. Os carboidratos simples resultarão em maiores glicemias pós-refeição.[10] A SBD caminha cada vez mais para a individualização da quantidade de carboidratos, assim como para a proporção de outros macronutrientes.

Especialmente no início do acompanhamento nutricional, é comum que as pacientes tenham dificuldade em aceitar e implementar as mudanças necessárias no comportamento alimentar. Muitas mulheres apresentam resistência à mudança, e outras podem ser rigorosas demais, pela ansiedade em mudar em virtude do medo das complicações da doença e de como isso pode afetar a gestação.[5]

## CARBOIDRATOS

Os carboidratos são uma importante fonte de energia para a mãe e o feto, e todas as mulheres grávidas precisam de pelo menos 175 g desse macronutriente, incluindo 28 g de fibra por dia.[27] No DMG há uma necessidade adicional de avaliar a quantidade e o tipo de carboidratos, pois está bem estabelecido o impacto sobre a glicose no sangue. Em relação às fibras, sua ação fisiológica intestinal contribui para estimular a produção de incretinas, servir como fonte de energia para a microbiota e promover movimentos intestinais.[28]

## *LOW CARB* NA GESTAÇÃO

O Consenso Brasileiro para o Tratamento do Diabetes *Mellitus* Gestacional no Brasil[1] recomenda um percentual mínimo de carboidratos de 40% do valor energético total. No entanto, percentuais individualizados são embasados nas diferentes recomendações mundiais.

A redução de carboidratos permanece uma estratégia disponível para a terapia nutricional no DMG, mas provavelmente não funcionará para todas as mulheres. A individualização da terapia é encorajada, o que é consistente e corrobora as recomendações da diretriz da American Diabetes Association (ADA)[29] e da SBD,[30] que se aplica a todas as pessoas com diabetes (não restrito à gravidez). Algumas complicações relatadas nos estudos, relacionadas à estratégia *low carb* na gestação, incluem maior incidência de defeitos do tubo neural, aumento da resistência à insulina, aumento da circulação de ácidos graxos livres e aumento da incidência de DM tipo 2 após o parto. Esses dados destacam a importância da consulta com um nutricionista especializado e treinado para ajustar os padrões de ingestão nutricional para mulheres com risco para DMG ou já diagnosticadas com diabetes.[31]

## ÍNDICE GLICÊMICO E CARGA GLICÊMICA

Embora a literatura sobre índice glicêmico e carga glicêmica (CG) em indivíduos com diabetes *mellitus* seja controversa em determinados aspectos, diversos estudos foram realizados para avaliar os benefícios do uso de alimentos com baixo índice glicêmico na gestação. Zhang et al. incluíram na sua metanálise 11 estudos com um total de 1.985 gestantes e observaram que, comparadas às dietas com alto índice glicêmico, as mulheres adeptas ao uso de alimentos com baixo índice reduziram a glicemia de jejum e o ganho de peso durante a gestação.[32]

Já para mulheres com DMG, a metanálise de Wei et al. avaliou os efeitos das dietas com baixo índice glicêmico com e sem adição de fibras. Os resultados mostraram que o consumo de alimentos com baixo índice glicêmico foi associado inversamente à macrossomia e reduziu o risco de uso de insulina pela gestante. Já as dietas com baixo índice glicêmico associadas à elevada ingestão de fibras alimentares foram ainda mais eficazes no crescimento fetal desfavorável.[33]

A divergência de resultados pode ocorrer porque alguns alimentos apresentam alto índice glicêmico, mas baixa ou moderada CG. Também deve ser orientado que o tempo e a forma de cocção podem alterar o índice glicêmico dos alimentos.[4,34] Apesar das divergências entre estudos, dietas de baixo índice glicêmico e CG são consideradas seguras e mostram efeitos positivos no controle glicêmico de gestantes com DM tipo 2 prévio à gestação e no DMG.[1,35]

Reforça-se que a restrição completa de alimentos com moderado ou alto índice glicêmico e CG do plano alimentar não é necessária, mas estes devem ser combinados com outros alimentos, de modo que a refeição não ocasione hiperglicemia pós-prandial. Além disso, menores percentuais de carboidratos devem ser oferecidos no desjejum porque é esse o período em que ocorrem maior síntese e secreção de cortisol.[32,35]

## EDULCORANTES

Os edulcorantes artificiais (aspartame, sacarina, acessulfame-K e sucralose) podem ser usados como alternativa para a substituição da sacarose, embora seu uso deva ser feito de forma moderada, não ultrapassando as quantidades máximas sugeridas por dia.[1,36,37] No entanto, estudos robustos sobre os efeitos do uso de edulcorantes no controle glicêmico e metabólico de gestantes com diabetes ainda não foram encontrados.[38] Em relação aos edulcorantes nutritivos, sua inclusão deve ser avaliada, uma vez que contêm carboidratos e fornecem energia. Estudo recente ainda avalia como esses produtos podem interferir no mecanismo neuroendócrino do sabor doce e suas outras propriedades funcionais, que devem ser consideradas na prescrição.[39]

Os polióis são álcoois de açúcar, que representam uma categoria diferente de edulcorantes. Dentre os polióis, o xilitol e o eritritol, encontrados em alguns tipos de plantas e frutas, têm sido os mais estudados e utilizados pela população. Essa classe confere menos calorias por grama do que a sacarose, no entanto não tem o mesmo poder adoçante, por isso pode ser necessário usar uma quantidade maior para obter um grau de doçura semelhante ao dos açúcares. Portanto, é preciso ter cautela quanto à quantidade a ser utilizada.[28] Além disso, o uso de polióis deve ser moderado, pois pode causar sintomas gastrointestinais em indivíduos mais sensíveis (Quadro 2).[40]

## NUTRIENTES ESPECÍFICOS NO MANEJO DO DIABETES NA GESTAÇÃO

### Prebióticos, probióticos e simbióticos

O uso de probióticos, prebióticos e simbióticos vem sendo estudado como estratégia para controle glicêmico e melhora nos desfechos maternos e fetais em gestantes com diabetes por atuar na resistência à insulina, à inflamação e à obesidade.[42] Os efeitos da suplementação de probióticos em gestantes com DMG podem surgir do fato de que a composição da microbiota intestinal dessas mulheres difere daquela de mulheres grávidas sem DMG.[43]

Lagowska et al.[44] investigaram desfechos primários (glicemia de jejum, nível de insulina e índice de resistência à insulina – Homa IR) do uso de probióticos e simbióticos na prevenção e tratamento do diabetes. As suplementações foram feitas com diferentes cepas probióticas e combinações simbióticas. Na comparação entre mulheres com DMG e sem DMG, os resultados foram mais favoráveis ao grupo do DMG suplementado em todos os parâmetros:

- Glicose: –0,46, IC 95% –0,89, –0,03 mg/dL, $p$ = 0,034.
- Insulina jejum: 0,62, IC 95% –0,97, –0,28 mcIU/mL, $p$ = 0,0003.
- Homa IR: –0,65, IC 95% –0,96, –0,34, $p$ = 0,0043.

Taylor et al.[45] em metanálise, confirmaram a redução do Homa IR (–0,69; IC 95% –1,24, –0,14, $p$ = 0,01) em mulheres com DMG, mas o mesmo não aconteceu com a glicemia.

**QUADRO 2** Limites máximos diários de edulcorantes

| Edulcorante | Limite máximo ingestão/dia (mg/kg peso) | Origem | Característica | Presença de sódio | Resistência a altas temperaturas | Perfil sabor | Calorias (1 g) | Poder adoçante superior ao açúcar (em vezes) |
|---|---|---|---|---|---|---|---|---|
| Sacarina | 2,5 | Petróleo | Artificial | Sim | Sim | Amargo/metálico | Zero | 300 |
| Ciclamato | 11 | Ácido ciclâmico | Artificial | Sim | Sim | Azedo | Zero | 50 |
| Aspartame | 40 | Proteína | Artificial | Não | Não | Doce | 4 | 200 |
| Acessulfame-K | 15 | Sal de potássio | Artificial | Não | Sim | Doce | Zero | 200 |
| Esteviosídeo | 5,5 | Extraído da planta | Natural | Não | Sim | Residual semelhante ao do alcaçuz | Zero | 300 |
| Sucralose | 15 | Feito a partir de molécula do açúcar de cana modificado em laboratório | Artificial | Não | Sim | Doce | Zero | 600 |

Fonte: adaptação de Associação Brasileira da Indústria de Alimentos.[41]

Nos estudos já realizados, as principais cepas probióticas foram *Lactobacillus*, *Bifidobacterium* e *Streptococcus*, e os principais prebióticos, a inulina e o fruto-oligossacarídeo. As doses utilizadas foram bem variadas, de $1 \times 10^6$ até $112{,}5 \times 10^9$, além da combinação de espécies que muitas vezes não resulta na fermentação necessária de prebióticos suplementados.[44]

## Zinco

O zinco é um cofator importante para a síntese, o armazenamento e a secreção de insulina.

Estudos que analisaram a associação entre a ingestão de zinco na dieta e o DMG, em diferentes períodos, coletou dados entre a 24ª e a 28ª semana de gestação e encontrou uma redução de 11% no risco de hiperglicemia gestacional com aumento de 1 mg/dia na ingestão de zinco na dieta (OR: 0,89, IC 95%: 0,82-0,96). O segundo estudo, com mulheres entre 14 e 20 semanas de gestação, não encontrou associação entre a ingestão de zinco na dieta materna abaixo de 50% da dose diária recomendada e o DMG (OR: 1,4, IC 95%: 0,6-2,9).[46]

O baixo *status* de zinco materno pode estar associado a complicações em regiões mais predispostas a esse tipo de deficiência.[46] Além disso, a deficiência está associada ao maior grau de inflamação e ao estresse oxidativo. Mulheres obesas não gestantes que receberam suplementação de 30 mg de zinco ao dia por 8 semanas tiveram redução dos marcadores de resposta inflamatória.[47]

## Magnésio

A concentração de magnésio está inversamente associada à incidência de doenças crônicas, hipertensão e DM tipo 2. O magnésio está envolvido em diferentes vias da sinalização de insulina, como secreção, ligação e atividade do receptor. No entanto, dados sobre o *status* sérico de mulheres gestantes *versus* as com diabetes gestacional são conflitantes. O mais aceito é que haja hemodiluição na gestação.[48]

Asemi et al. avaliaram os efeitos da suplementação de magnésio sobre o estado metabólico e os resultados da gravidez em gestantes com DMG e com deficiência de magnésio. Foi um ensaio clínico randomizado, duplo-cego e controlado por placebo, e as pacientes foram designadas para receber 250 mg de óxido de magnésio (n = 35) ou um placebo (n = 35) por 6 semanas. Os resultados indicaram que a suplementação melhorou significativamente a glicemia de jejum, a insulina em jejum e o Homa IR.[49]

Com a falta de evidências de melhor qualidade, é possível que grande parte das mulheres esteja deficiente em magnésio ou com pior controle metabólico.

Nesse sentido, a orientação é incentivar o consumo de magnésio por meio de fontes alimentares (nozes, sementes, leguminosas, grãos integrais, peixes e folhas verdes). Em caso de deficiência diagnosticada por avaliação laboratorial, a suplementação pode ser considerada.

## Vitamina D

O monitoramento dos níveis séricos de 25(OH)D durante a gravidez não é realizado em diversos países. No entanto, a hipovitaminose D já é reconhecida como problema de saúde pública, e todas as gestantes têm alto risco de deficiência. A Academia Canadense de Pediatria recomenda a suplementação diária de 2.000 UI ao longo da gravidez e da lactação. Já o Colégio Americano de Obstetrícia e Ginecologia preconiza doses entre 1.000 e 2.000 UI por dia. No Brasil, de acordo com as resoluções atuais, o nutricionista pode prescrever até 4.000 UI/dia UL (*upper level*). Entretanto, a ingestão diária recomendada (IDR) é de 600 UI/dia para gestantes e lactantes.

A deficiência de vitamina D é um fenômeno comum durante e após a gravidez. Um estudo mostrou que, entre a 25ª e a 28ª semana de gestação, a concentração de 25(OH)D em pacientes com DMG é significativamente reduzida.[50]

É considerada um fator de risco potencial para o metabolismo anormal da glicose, uma vez que a 25(OH)D pode não só regular a secreção de insulina, ligando-se a receptores na ilhota das células beta, mas também estimular a expressão do receptor de insulina para promover a sensibilidade a esse hormônio, alcançando o efeito de diminuir a glicose no sangue. Além disso, a vitamina D tem efeitos antioxidantes, que podem reduzir o dano às células beta e a apoptose por meio de substâncias pró-oxidativas ativas.

Zhang et al.[51] conduziram estudo indicando que níveis baixos de vitamina D no sangue podem aumentar o risco de DMG e que a suplementação adequada de vitamina D pode melhorar o controle metabólico do DMG. Estudos demonstraram que a vitamina D pode estimular o corpo a secretar insulina em condições fisiológicas[52] e que é essencial para manter a tolerância normal à glicose.

## Ômega-3

A maior ingestão de alimentos contendo ácidos graxos poli-insaturados de cadeia longa ômega-3 (LCPUFA), como peixes, durante a gravidez foi associada a gestações mais longas e melhores resultados perinatais.[53]

O ácido graxo ômega-3 de origem marinha, o ácido docosaexanoico (DHA) e o ácido eicosapentaenoico (EPA) podem reduzir as concentrações de triacilgliceróis, bem como modular a resposta inflamatória, além de reduzir a resistência à insulina.[54]

Zhou et al. compararam a ingestão de cápsulas de óleo de peixe enriquecidas com DHA (1.500 mg/dia) com a de cápsulas de óleo vegetal (placebo) desde o primeiro trimestre da gestação. Não foram encontradas reduções significativas ao término do período gestacional para os desfechos avaliados DMG e pré-eclâmpsia.[55] Ao avaliarem 56 mulheres com DMG de forma randômica para receber 1.000 mg de óleo de peixe (contendo 180 mg de EPA e 120 mg de DHA) ou placebo por 6 semanas, foi observada melhora nos níveis de insulina e no Homa IR. A redução da proteína C reativa ultrassensível (PCR US) foi um dos parâmetros que tiveram maior redução entre as mulheres do grupo intervenção.[56]

Embora haja a indicação de suplementação de ômega-3 na gestação, especialmente para o DHA, o cuidado na escolha do tipo de suplemento deve ser redobrado pelo risco de contaminação deste por metais pesados.

## Flavonoides e polifenóis

Dietas compostas por alimentos ricos em vegetais com alto teor de compostos bioativos, como flavonoides, têm papel protetor para DM tipo 2 e obesidade. Os flavonoides pertencem ao grupo dos polifenóis e são classificados em 6 subclasses:[57]

1. Flavan-3-óis.
2. Antocianidinas.
3. Flavonóis.
4. Flavanonas.
5. Flavonas.
6. Isoflavonas.

Os mecanismos pelos quais esses compostos podem atuar na homeostase da glicose são variados e incluem:

- Inibição da absorção de glicose.
- Estimulação da secreção de insulina pelas células beta pancreáticas.
- Favorecimento da modulação da liberação de glicose pelo fígado.
- Atuação na melhora da ação dos receptores de insulina.
- Absorção da glicose pelos tecidos.[57]

Alguns estudos encontraram relação positiva entre o consumo de polifenóis e o menor risco de DMG.[58,59]

Dentre esses componentes, o resveratrol e as antocianinas, responsáveis pela coloração roxa e vermelha de diversos alimentos, como açaí, cebola roxa, jabuticaba, mirtilo, uva roxa e repolho roxo, podem desempenhar ação anti-inflamatória e redução do estresse oxidativo, diretamente relacionado à hiperglicemia.[54]

No estudo conduzido por Balbi et al.[57] foi avaliada a relação entre a ingestão de flavonoides durante a gravidez e o excesso de peso corporal em mulheres com DMG. Foram coletados dados alimentares de 2 dias por nutricionistas treinados. Os achados incluem baixa ingestão de flavonoides nas gestantes, porém em quantidade suficiente para detectar associação inversa dos flavonoides totais e antocianidinas com a obesidade. Não houve associação entre flavonoides dietéticos e DMG.

## ACOMPANHAMENTO NUTRICIONAL

O diabetes na gestação pode causar efeitos adversos em mulheres e no feto, tanto em curto como em longo prazo. É essencial controlar a glicose sanguínea em todas as mulheres, independentemente do tipo de diabetes. Nos dias atuais o manejo nutricional é um método muito utilizado, e estratégias nutricionais racionais podem não apenas garantir as necessidades nutricionais de mães e bebês mas também controlar a glicemia de forma eficaz. A maioria das gestantes pode atingir níveis satisfatórios de glicose no sangue e bons resultados de gravidez por meio do gerenciamento nutricional conduzido por um nutricionista com experiência.[44]

## CASO CLÍNICO

A paciente E. S. B. apresentava IMC pré-gestacional no limite da curva normal e começou a mostrar aceleração do ganho de peso, com curva ascendente na faixa do sobrepeso na 26ª semana gestacional. Foi diagnosticada com DMG a partir do TOTG e, no histórico clínico, relatou quadro de síndrome dos ovários policísticos na adolescência e história familiar de DM tipo 2.

1. Qual a conduta mais adequada para a elaboração do plano alimentar de E. S. B.?
2. Como monitorar o ganho ponderal até o fim da gestação? E. S. B. se mostra motivada a seguir as orientações.

Aponte seu celular para o *QR Code* ao lado e assista ao vídeo com comentários sobre o caso clínico.

## REFERÊNCIAS BIBLIOGRÁFICAS


1. Organização Pan-Americana da Saúde (Opas); Ministério da Saúde (MS); Federação Brasileira das Associações de Ginecologia e Obstetrícia (Febrasgo); Sociedade Brasileira de Diabetes (SBD). Tratamento do diabetes mellitus gestacional no Brasil. Sociedade Brasileira de Diabetes. 2019. Disponível em: https://www.febrasgo.org.br/images/pec/CNE_pdfs/Rastreamento-Diabetes.pdf. Acesso em: 20 set. 2022.
2. Hapo Study Cooperative Research Group; Metzger BE, Lowe LP, et al. Hyperglycemia and adverse pregnancy outcomes. N Engl J Med. 2008;358(19):1991-2002.
3. Hammoud NM, Visser GHA, Peters SAE, et al. Fetal growth profiles of macrosomic and non-macrosomic infants of women with pregestational or gestational diabetes. Ultrasound Obstet Gynecol. 2013;41(4):390-7.
4. International Association of Diabetes and Pregnancy Study Groups [IADPSG] Consensus Panel; Metzger BE, Gabbe SG, Persson B, et al. International Association of Diabetes and Pregnancy Study Groups recommendations on the diagnosis and classification of hyperglycemia in pregnancy. Diabetes Care. 2010;33(3):676-82.
5. Zajdenverg L, Façanha C, Dualib P, et al. Rastreamento e diagnóstico da hiperglicemia na gestação. Diretriz Oficial da Sociedade Brasileira de Diabetes (2022). Disponível em: https://diretriz.diabetes.org.br/rastreamento-e-diagnostico-da-hiperglicemia-na-gestacao/. Acesso em: 15 maio 2022.
6. Werner EF, Pettker CM, Zuckerwise L, et al. Screening for gestational diabetes mellitus: are the criteria proposed by the International Association of the Diabetes and Pregnancy Study Groups cost-effective? Diabetes Care. 2012 Mar;35(3):529-35.
7. Feig DS, Donovan LE, Corcoy R, et al. Continuous glucose monitoring in pregnant women with type 1 diabetes (Conceptt): a multicentre international randomized controlled trial. Obstetric Anesthesia Digest. 2018;38(3):139.
8. Kristensen K, Ögge LE, Sengpiel V, et al. Continuous glucose monitoring in pregnant women with type 1 diabetes: an observational cohort study of 186 pregnancies. Diabetologia. 2019;62(7):1143-53.
9. Battelino T, Danne T, Bergenstal RM, et al. Clinical targets for continuous glucose monitoring data interpretation: recommendations from the International Consensus on Time in Range. Diabetes Care. 2019;42(8):1593-603.
10. American Diabetes Association (ADA). 14. Management of diabetes in pregnancy: standards of medical care in diabetes – 2021. Diabetes Care. 2021;44(Suppl 1):S200-10.
11. Brasil. Ministério da Saúde. Secretaria de Atenção à Saúde. Departamento de Ações Programáticas Estratégicas. Gestação de alto risco: manual técnico. 2010. Disponível em: https://bvsms.saude.gov.br/bvs/publicacoes/gestacao_alto_risco.pdf. Acesso em: 9 jan. 2021.
12. Institute of Medicine (IOM). Implementing guidelines on weight gain and pregnancy. Washington, D.C.: National Academies Press; 2013.
13. Institute of Medicine (US) and National Research Council (US) Committee to Reexamine IOM Pregnancy Weight Guidelines. Weight gain during pregnancy: reexamining the guidelines. Rasmussen KM, Yaktine AL (eds.). Washington (DC): National Academies Press; 2009.

14. Saunders C, Bessa TCA, Padilha PC. Assistência nutricional pré-natal. In: Accioly E, Saunders C, Lacerda EMA (eds.). Nutrição em obstetrícia e pediatria. 2.ed. Rio de Janeiro: Cultura Médica/ Guanabara Koogan; 2012. p.103-26.
15. Atalah E, Castillo C, Castro R, Aldea A. Proposal of a new standard for the nutritional assessment of pregnant women]. Rev Med Chil. 1997;125(12):1429-36.
16. Brasil. Ministério da Saúde. Secretaria de Atenção à Saúde. Departamento de Ações Programáticas Estratégicas. Área Técnica de Saúde da Mulher. Pré-natal e puerpério: atenção qualificada e humanizada – manual técnico. 2005. Disponível em: https://bvsms.saude.gov.br/bvs/publicacoes/manual_pre_natal_puerperio_3ed.pdf. Acesso em: 10 jan. 2021.
17. Widen EM, Gallagher D. Body composition changes in pregnancy: measurement, predictors and outcomes. Eur J Clin Nutr. 2014;68(6):643-52.
18. Paxton A, Lederman SA, Heymsfield SB, et al. Anthropometric equations for studying body fat in pregnant women. Am J Clin Nutr. 1998;67(1):104-10.
19. Huston Presley L, Wong WW, Roman NM, et al. Anthropometric estimation of maternal body composition in late gestation. Obstet Gynecol. 2000;96(1):33-7.
20. LifeCycle Project-Maternal Obesity and Childhood Outcomes Study Group; Voerman E, Santos S, Inskip H, et al. Association of gestational weight gain with adverse maternal and infant outcomes. JAMA. 2019;321(17):1702-15.
21. Most J, Marlatt KL, Altazan AD, Redman LM. Advances in assessing body composition during pregnancy. Eur J Clin Nutr. 2018;72(5):645-56.
22. Reader DM. Medical nutrition therapy and lifestyle interventions. Diabetes Care. 2007;30(Suppl 2):S188-93.
23. Sakar MN, Gultekin H, Demir B, et al. Ramadan fasting and pregnancy: implications for fetal development in summer season. J Perinat Med. 2015;43(3):319-23.
24. Katon J, Reiber G, Williams MA, et al. Weight loss after diagnosis with gestational diabetes and birth weight among overweight and obese women. Matern Child Health J. 2013;17(2):374-83.
25. Komem D, Salman L, Krispin E, et al. Gestational weight gain and weight loss among women with gestational diabetes mellitus. Diabetes Res Clin Pract. 2018;141:88-97.
26. Canadian Diabetes Association Clinical Practice Guidelines Expert Committee; Thompson D, Berger H, Feig D, et al. Diabetes and pregnancy. Can J Diabetes. 2013;37(Suppl 1):S168-83.
27. Trumbo P, Schlicker S, Yates AA, Poos M; Food and Nutrition Board of the Institute of Medicine; The National Academies. Dietary reference intakes for energy, carbohydrate, fiber, fat, fatty acids, cholesterol, protein and amino acids. J Am Diet Assoc. 2002;102(11):1621-30.
28. Mustad VA, Huynh DTT, López-Pedrosa JM, et al. The role of dietary carbohydrates in gestational diabetes. Nutrients. 2020;12(2).
29. American Diabetes Association (ADA). 13. Management of diabetes in pregnancy: standards of medical care in diabetes – 2018. Diabetes Care. 2018;41(Suppl 1):S137-43.
30. Sociedade Brasileira de Diabetes (SBD). Princípios gerais da orientação nutricional no diabetes mellitus. In: Diretrizes da Sociedade Brasileira de Diabetes 2019-2020. São Paulo: Clannad; 2020.
31. Farabi SS, Hernandez TL. Low-carbohydrate diets for gestational diabetes. Nutrients. 2019;11(8).
32. Zhang R, Han S, Chen G-C, et al. Effects of low-glycemic-index diets in pregnancy on maternal and newborn outcomes in pregnant women: a meta-analysis of randomized controlled trials. Eur J Nutr. 2018;57(1):167-77.
33. Wei J, Heng W, Gao J. Effects of low glycemic index diets on gestational diabetes mellitus: a meta-analysis of randomized controlled clinical trials. Medicine (Baltimore). 2016;95(22):e3792.
34. Foster-Powell K, Holt SHA, Brand-Miller JC. International table of glycemic index and glycemic load values: 2002. Am J Clin Nutr. 2002;76(1):5-56.
35. Viana LV, Gross JL, Azevedo MJ. Dietary intervention in patients with gestational diabetes mellitus: a systematic review and meta-analysis of randomized clinical trials on maternal and newborn outcomes. Diabetes Care. 2014;37(12):3345-55.

36. Duarte-Gardea MO, Gonzales-Pacheco DM, Reader DM, et al. Academy of Nutrition and Dietetics Gestational Diabetes evidence-based nutrition practice guideline. J Acad Nutr Diet. 2018;118(9):1719-42.
37. American Dietetic Association (ADA). Position of the American Dietetic Association: use of nutritive and nonnutritive sweeteners. J Am Diet Assoc. 2004;104(2):255-75.
38. Lohner S, Kuellenberg de Gaudry D, Toews I, et al. Non-nutritive sweeteners for diabetes mellitus. Cochrane Database Syst Rev. 2020;5:CD012885.
39. Fitch C, Keim KS; Academy of Nutrition and Dietetics. Position of the Academy of Nutrition and Dietetics: use of nutritive and nonnutritive sweeteners. J Acad Nutr Diet. 2012;112(5):739-58.
40. Wiebe N, Padwal R, Field C, et al. A systematic review on the effect of sweeteners on glycemic response and clinically relevant outcomes. BMC Med. 2011;9:123.
41. Associação Brasileira da Indústria de Alimentos para Fins Especiais e Congêneres; Agência Nacional de Vigilância Sanitária. Adoçantes. [S. l.]; [s. d.]. Disponível em: http://abiad.org.br/wp-content/uploads/2017/02/cartilha-adocantes-abiad.pdf. Acesso em: 28 jul. 2022.
42. Okesene-Gafa KA, Moore AE, Jordan V, et al. Probiotic treatment for women with gestational diabetes to improve maternal and infant health and well-being. Cochrane Database Syst Rev. 2020;6:CD012970.
43. Crusell MKW, Hansen TH, Nielsen T, et al. Gestational diabetes is associated with change in the gut microbiota composition in third trimester of pregnancy and postpartum. Microbiome. 2018;6(1):89.
44. Łagowska K, Malinowska AM, Zawieja B, Zawieja E. Improvement of glucose metabolism in pregnant women through probiotic supplementation depends on gestational diabetes status: meta-analysis. Sci Rep. 2020;10(1):17796.
45. Taylor BL, Woodfall GE, Sheedy KE, et al. Effect of probiotics on metabolic outcomes in pregnant women with gestational diabetes: a systematic review and meta-analysis of randomized controlled trials. Nutrients. 2017;9(5).
46. Wilson RL, Grieger JA, Bianco-Miotto T, Roberts CT. Association between maternal zinc status, dietary zinc intake and pregnancy complications: a systematic review. Nutrients. 2016;8(10).
47. Kim J, Ahn J. Effect of zinc supplementation on inflammatory markers and adipokines in young obese women. Biol Trace Elem Res. 2014;157(2):101-6.
48. Durlach J. New data on the importance of gestational Mg deficiency. J Am Coll Nutr. 2004;23(6):694S-700S.
49. Asemi Z, Karamali M, Jamilian M, et al. Magnesium supplementation affects metabolic status and pregnancy outcomes in gestational diabetes: a randomized, double-blind, placebo-controlled trial. Am J Clin Nutr. 2015;102(1):222-9.
50. Soheilykhah S, Mojibian M, Rashidi M, et al. Maternal vitamin D status in gestational diabetes mellitus. Nutr Clin Pract. 2010;25(5):524-7.
51. Zhang Y, Gong Y, Xue H, et al. Vitamin D and gestational diabetes mellitus: a systematic review based on data free of Hawthorne effect. BJOG. 2018;125(7):784-93.
52. Alvarez JA, Ashraf A. Role of vitamin d in insulin secretion and insulin sensitivity for glucose homeostasis. Int J Endocrinol. 2010;2010:351385.
53. Middleton P, Gomersall JC, Gould JF, et al. Omega-3 fatty acid addition during pregnancy. Cochrane Database Syst Rev. 2018;11:CD003402.
54. Pimentel CVMB, Elias MF, Philippi ST (orgs.). Alimentos funcionais e compostos bioativos. Barueri: Manole; 2019.
55. Zhou SJ, Yelland L, McPhee AJ, et al. Fish-oil supplementation in pregnancy does not reduce the risk of gestational diabetes or preeclampsia. Am J Clin Nutr. 2012;95(6):1378-84.
56. Samimi M, Jamilian M, Asemi Z, Esmaillzadeh A. Effects of omega-3 fatty acid supplementation on insulin metabolism and lipid profiles in gestational diabetes: randomized, double-blind, placebo-controlled trial. Clin Nutr. 2015;34(3):388-93.

57. Balbi M de A, Crivellenti LC, Zuccolotto DCC, et al. The relationship of flavonoid intake during pregnancy with excess body weight and gestational diabetes mellitus. Arch Endocrinol Metab. 2019;63(3):241-9.
58. Santangelo C, Zicari A, Mandosi E, et al. Could gestational diabetes mellitus be managed through dietary bioactive compounds? Current knowledge and future perspectives. Br J Nutr. 2016;115(7):1129-44.
59. Pham NM, Do VV, Lee AH. Polyphenol-rich foods and risk of gestational diabetes: a systematic review and meta-analysis. Eur J Clin Nutr. 2019;73(5):647-56.

# 5

# Abordagem nutricional na infância e adolescência

*Débora Bohnen Guimarães*

## INTRODUÇÃO

O diabetes tipo 1 (DM tipo 1) é a forma mais comum de diabetes na juventude,[1] embora dados recentes sugiram que pode ser também responsável por uma grande proporção de casos diagnosticados na vida adulta, de forma tardia.[2]

Monitorar o crescimento é parte essencial do controle do diabetes e da abordagem nutricional, pois perda de peso inesperada ou falha em ganhar peso de forma adequada pode ser um sinal de doença, assim como infecções e outras condições autoimunes, como doença celíaca, omissão de insulina, transtorno alimentar ou mesmo problemas com a segurança alimentar.[3]

A terapia nutricional (TN) individualizada é recomendada para crianças e adolescentes com DM tipo 1 como um componente essencial do plano geral de tratamento. A implementação de um plano alimentar individualizado com ajustes de insulina prandial melhora o controle glicêmico.[3,4] O monitoramento da ingestão de carboidratos, seja por contagem de carboidratos ou estimativa baseada na experiência, é a chave para alcançar o controle glicêmico ideal (ver Capítulo 13). Educação nutricional abrangente, realizada por um nutricionista especialista em diabetes, é recomendada para avaliar a ingestão nutricional calórica em relação ao *status* de peso e a fatores de risco de doenças cardiovasculares.[4]

O manejo alimentar deve considerar hábitos familiares, preferências alimentares, necessidades religiosas ou culturais, finanças, horários, atividade física, habilidades do paciente e da família em realizar cálculos; alfabetização e autogestão do diabetes também devem ser considerados. As visitas com o nutricionista devem incluir avaliação da necessidade de mudanças nas preferências alimentares, horários, acesso a alimentos, crescimento e desenvolvimento, peso, risco cardiovascular e potencial para transtornos alimentares.[4] A adesão à dieta está associada com melhor controle glicêmico na juventude com DM tipo 1.[5]

O profissional de saúde deve também considerar os aspectos essenciais de cuidado e gestão de crianças e adolescentes com DM tipo 1, como alterações na sensibilidade à insulina relacionadas ao crescimento físico e maturação sexual, capacidade de autocuidado, supervisão na puericultura e ambiente escolar, aspectos neurológicos, vulnerabilidade à hipoglicemia e hiperglicemia em crianças pequenas e possíveis efeitos neurocognitivos adversos de cetoacidose diabética(CAD).[4] Atenção à dinâmica familiar, aos estágios do desenvolvimento e às diferenças fisiológicas relacionadas à maturidade sexual é essencial ao desenvolver e implementar um bom plano de tratamento do diabetes.[6] Uma equipe multidisciplinar de especialistas treinados no controle do diabetes pediátrico e sensíveis aos desafios das crianças e adolescentes com DM tipo 1 e suas famílias deve prestar atendimento a essa população.

É essencial que a educação e o apoio para o autogerenciamento do diabetes, a TN adequada e o apoio psicossocial sejam fornecidos ao diagnóstico e a partir daí com acompanhamentos regulares, em um formato adequado ao desenvolvimento, que se baseia nas necessidades biológicas, educacionais, nutricionais, comportamentais e emocionais da criança e sua família.[3,4]

## MÉTODOS E INDICADORES DE AVALIAÇÃO NUTRICIONAL

Devido ao fato de as crianças e adolescentes estarem constantemente crescendo e mudando, a avaliação periódica do progresso de seu estado nutricional permite que quaisquer problemas sejam detectados e tratados precocemente.[7] Ressalta-se que o objetivo prioritário da conduta nutricional para crianças e adolescentes com diabetes é manter um adequado controle glicêmico como base para o crescimento e o desenvolvimento saudáveis, além de uma boa relação com a comida. Para que crianças com diabetes em idade pré-escolar tenham crescimento e desenvolvimento normais, é essencial que elas mantenham um bom controle glicêmico, com menor variabilidade glicêmica e maior tempo de glicose no intervalo-alvo, além do fornecimento de nutrientes suficiente. Dietas restritivas podem dificultar a oferta de nutrientes essenciais para essa fase da vida e devem ser evitadas.

A avaliação do estado nutricional tem se tornado cada vez mais importante no estabelecimento de situações de risco, no diagnóstico nutricional e no planejamento de ações de promoção à saúde e prevenção de doenças. Sua importância é reconhecida tanto na atenção primária, para acompanhar o crescimento e a saúde da criança e do adolescente, quanto na detecção precoce de distúrbios nutricionais, seja desnutrição, seja obesidade.[7] A avaliação nutricional tem como objetivo primário determinar o estado nutricional do indivíduo.

Os parâmetros antropométricos usualmente utilizados para avaliar a condição nutricional de crianças são o peso e a estatura (altura ou comprimento). Os perímetros cefálico, torácico, braquial e abdominal também podem ser utilizados. Os valores desses dados antropométricos devem sempre ser analisados em função da idade e do sexo da criança, que são os principais determinantes de sua evolução. Apesar de serem procedimentos corriqueiros e simples, devem ser aplicados cuidadosamente, com padronização. Além disso, é fundamental que os instrumentos utilizados sejam calibrados frequentemente.[8]

Rápidas mudanças no crescimento e na composição corporal ocorrem nos primeiros anos de vida. Há pouco crescimento da cabeça, o crescimento do tronco tem a velocidade substancialmente diminuída e os membros aumentam consideravelmente seu comprimento, visando a uma proporção corpórea mais madura. Com o aumento da atividade física e do caminhar, as pernas afinam, enquanto os músculos abdominais e das costas se retesam para suportar a nova postura ereta da criança. Essas mudanças são graduais e sutis, e ocorrem durante um período de anos.[9]

No primeiro ano de vida as crianças crescem de 25 a 30 cm, no segundo ano aproximadamente 12 cm (comparável ao surto de crescimento da puberdade) e nos anos 3 a 6 cerca de 6 a 8 cm por ano. O peso triplica no primeiro ano de vida, aumenta em aproximadamente 2,5 kg no segundo ano, seguido por um aumento de cerca de 2 kg por ano nos próximos 3 para 4 anos. Um pico na massa do tecido subcutâneo é observado ao redor de 9 meses de idade, que posteriormente diminui até os 6 anos.[10]

Como dito anteriormente, para que crianças com diabetes em idade pré-escolar tenham crescimento e desenvolvimento normais, é essencial que elas mantenham um bom controle glicêmico, com menor variabilidade glicêmica e maior tempo de glicose no intervalo-alvo, além do fornecimento de nutrientes suficiente. É essencial monitorar o peso e a altura (ou comprimento, se < 18 meses), e índice de massa corporal (IMC) ou percentis nos gráficos de crescimento em todas as crianças com DM tipo 1 em todas as consultas clínicas.[10]

As diferenças sexuais começam cedo. Os meninos têm mais massa magra por centímetro de altura. As meninas têm um percentual maior de peso como gordura mesmo nos primeiros anos de vida, mas as diferenças entre os sexos na massa muscular e na gordura corporal não são tão significativas até a chegada da adolescência.[9]

A mudança na adolescência é tão rápida que se assemelha àquela do início da infância. A criança ganha ao redor de 20% da estatura e 50% do peso durante esse período. Esse crescimento continua por aproximadamente todo o período de 5 a 7 anos de desenvolvimento puberal. Um grande percentual dessa estatura será adquirido entre os 18 a 24 meses do chamado "estirão de crescimento". O pico de velocidade de ganho de altura ocorre em idades diferentes entre os indivíduos, assim como o início da puberdade.[9]

Devido ao fato de as crianças e adolescentes estarem constantemente crescendo e mudando, a avaliação periódica de seu progresso permite que quaisquer problemas sejam detectados e tratados precocemente. No endereço eletrônico da Organização Mundial da Saúde (https://www.who.int/tools/child-growth-standards) é possível baixar livremente tabelas e gráficos relativos a crianças com até 5 anos, de ambos os sexos.[11]

Em 2007, a OMS propôs um novo referencial para ser utilizado para crianças e adolescentes entre 5 e 19 anos de idade. Denominado Referencial OMS 2007, contempla tabelas e gráficos de estatura e peso para a idade (estes até os 10 anos) e de IMC para a idade, referentes a ambos os sexos.[7] O Ministério da Saúde adota as recomendações da OMS sobre o uso de curvas de referência na avaliação do estado nutricional que consta da Caderneta de Saúde da Criança.[7]

As curvas de crescimento constituem um importante instrumento técnico para medir, monitorar e avaliar o crescimento de todas as crianças e adolescentes de 0 a 19 anos, independentemente da origem étnica, situação socioeconômica ou tipo de alimentação. Desnutrição, sobrepeso, obesidade e condições associadas ao crescimento e à nutrição da criança podem ser detectadas e encaminhadas precocemente. As curvas da OMS adaptam-se bem ao padrão de crescimento das crianças e adolescentes e aos pontos de corte de sobrepeso e obesidade recomendados para os adultos, e estão disponíveis no endereço https://aps.saude.gov.br/ape/vigilanciaalimentar/curvascrescimento.[12]

As circunferências não fornecem medidas específicas de composição corporal, mas são úteis para quantificar diferenças interindividuais, permitindo identificar, dentro de uma população, indivíduos com maior risco de desnutrição ou obesidade e diferenças intraindividuais durante o acompanhamento nutricional. No entanto, na infância e na adolescência esse indicador é pouco empregado, por causa da escassez de estudos associados à variação do crescimento físico em cada faixa etária. A circunferência abdominal é obtida com base na medida da linha da cintura, no ponto médio entre a última costela e a crista ilíaca.

A circunferência do braço (CB) representa a soma das áreas constituídas pelos tecidos ósseo, muscular e gorduroso desse membro. É uma medida complementar, mas pode ser usada isoladamente como instrumento de triagem ou para diagnosticar o estado nutricional da criança caso outro método não possa ser utilizado. Valores abaixo do P5 são indicadores de risco de doenças e distúrbios associados à desnutrição, e valores acima do P95 representam risco de doenças relacionadas ao excesso de peso.[7]

A circunferência muscular do braço (CMB) é uma medida derivada da CB e da dobra cutânea tricipital (DCT). A CMB é considerada um bom indicador da reserva do tecido muscular, sem corrigir a área óssea. Valores abaixo do P5 são indicadores de risco de doenças e distúrbios associados à desnutrição. Diferentemente do que ocorre com as outras medidas, valores acima do P95 não indicam excesso de gordura corporal, visto que se trata da medida indireta do tecido muscular. Como referência para classificação da CB e da CMB é utilizada a tabela percentilar proposta por Frisancho em 1990.[7]

As dobras cutâneas são utilizadas para aferir a adiposidade, baseando-se em dois princípios:

- A dobra mede as duas camadas de pele com a gordura subcutânea de um ponto específico.
- Aproximadamente metade do conteúdo de gordura localiza-se nos depósitos adiposos subcutâneos, relacionando-se diretamente com a gordura total.

As mais utilizadas para esse fim em crianças e adolescentes são a tricipital e a subescapular. Essas medidas possuem referências em tabela percentilar isolada ou na soma das duas dobras. Os valores P5 a 15 e P85 a 95 devem ser acompanhados, pois são faixas de risco de desnutrição e obesidade, respectivamente. Com a soma dos valores das dobras cutâneas tricipital e subescapular é possível obter a porcentagem de gordura corporal, e para isso se utiliza a fórmula de Slaughter et al. (1988)[13] na faixa etária de 8 a 18 anos.[7]

## NECESSIDADES NUTRICIONAIS

As necessidades nutricionais para crianças e adolescentes com DM tipo 1 e DM tipo 2 são similares às de outros indivíduos da mesma idade.[5,14] A ingestão de energia e nutrientes essenciais deve ter como objetivo manter o peso corporal ideal, otimizar o crescimento e o desenvolvimento e ajudar a prevenir complicações agudas e crônicas. Monitoramento regular de altura e peso é necessário para identificar o ganho de peso excessivo e o não crescimento.[3]

No diagnóstico de DM tipo 1, o apetite e a ingestão de energia costumam ser elevados para restaurar a perda de peso catabólica anterior. É vital que a ingestão de energia seja reduzida quando o peso apropriado é restaurado. O primeiro ano após o início do diabetes é um período crítico para garantir que não ocorra ganho de peso excessivo e para promover a manutenção de um peso corporal saudável. A ingestão de energia varia muito dentro dos indivíduos diariamente em virtude de idade, taxa de crescimento, atividade física e fatores ambientais importantes, como o tipo e a disponibilidade de alimentos. A ingestão de energia deve ser suficiente para atingir o crescimento adequado e manter um peso corporal ideal.[3]

O aconselhamento dietético ou planejamento de refeições deve ser revisado regularmente para atender a mudanças nos regimes de apetite e insulina e para garantir o ideal crescimento. A insulina (quantidade e tipo) deve ser adaptada sempre que possível para o apetite e o padrão alimentar da criança. Fazer uma criança restringir alimentos em um esforço para controlar a glicose no sangue deve ser desencorajado, pois isso pode afetar negativamente o crescimento e desenvolvimento.[3,15] Durante a puberdade, a ingestão de energia e as demandas nutricionais aumentam substancialmente com aumentos significativos na dosagem de insulina. Esse é um momento importante para monitorar distúrbios alimentares e ganho de peso excessivo.[3]

## EXCESSO DE PESO E DIABETES

A ingestão de energia pode ser regulada pelo apetite, mas quando a ingestão alimentar está em abundância contribui para a obesidade. A prevalência da obesidade infantil está aumentando em todo o mundo, o que aumenta também o risco de DM tipo 2 na infância ou adolescência.[16] No Brasil, um estudo realizado com amostra probabilística de estudantes de escolas públicas de Niterói-RJ, em 2006, já identificava alterações metabólicas nos adolescentes que apresentavam maior resistência à insulina e sobrepeso.[17]

A prevenção e o controle do sobrepeso/obesidade em crianças com DM tipo 1 ou DM tipo 2 são estratégias essenciais de cuidado e devem envolver uma abordagem com base familiar.[3] Orientação sobre as escolhas alimentares da família, tamanhos de porções apropriados, densidade energética dos alimentos, rotinas de refeições e atividade física são essenciais.[18]

Os jovens com DM tipo 2, sobrepeso ou obesidade devem atingir perda de 7 a 10% do excesso de peso.[4] A TN desses jovens, como para todas as crianças, deve se concentrar em padrões de alimentação saudável que enfatizem o consumo de alimentos ricos em nutrientes e de alta qualidade e a diminuição do consumo de alimentos ricos em calorias e pobres em nutrientes, sobretudo bebidas com adição de açúcar. Intervenções destinadas a reduzir o consumo de bebidas adoçadas com açúcar entre crianças e jovens devem ser consideradas, já que o consumo dessas bebidas tem sido associado tanto à obesidade quanto à incidência de DM tipo 2.[4]

A adolescência é a fase de transição do desenvolvimento entre a infância e a idade adulta emergente que incorpora mudanças biológicas e psicossociais da puberdade. Ela impõe desafios únicos ao indivíduo com diabetes, a família e a equipe de tratamento do diabetes.[19,20] Embora a maioria dos adolescentes se adapte bem aos desafios da puberdade, deve-se reconhecer que seus cuidados de saúde e necessidades emocionais são diferentes daquele de crianças mais novas ou adultos mais velhos. A adolescência envolve treinamento para se tornar um adulto independente e pode resultar em falhas e erros, bem como em sucesso.

No contexto do DM tipo 1, muitos adolescentes podem experimentar uma deterioração no controle metabólico,[21,22] frequentemente atribuível a alimentação e padrões de exercício, baixa adesão ao tratamento, comportamentos perigosos e de risco, desordenados comportamentos alimentares, outros problemas de saúde mental e mudanças endócrinas associadas à puberdade, levando a maior resistência à insulina.[23,24] Mudanças no hábito corporal, particularmente ganho de peso em mulheres, podem ser efeitos colaterais indesejados relacionados ao diabetes, às vezes associados a mudanças no ritmo da maturação puberal, provocando a omissão de insulina para efetuar a perda de peso.[24-26] É recomendado que o nutricionista educador em diabetes que assiste adolescentes leve em consideração todas essas vertentes para uma adequada abordagem clínica e nutricional.[24] Em relação à alimentação, é importante reconhecer o comportamento alimentar desordenado e perigoso da omissão de insulina para controle de peso no DM tipo 1, pois pode se fazer necessária a presença de um profissional de saúde que avalie as questões psicossociais que possam afetar o manejo do diabetes relacionados às dificuldades de autogerenciamento.[5]

## RECOMENDAÇÕES DIETÉTICAS

As recomendações dietéticas são baseadas em princípios de alimentação saudável adequados para todas as crianças e famílias, com o objetivo de melhorar os resultados do diabetes e reduzir o risco de doenças cardiovasculares.[3] A distribuição ideal de macronutrientes varia dependendo de uma avaliação individualizada da criança ou adolescente.

Como orientação, de acordo com a Internatinal Society for Pediatric and Adolescent Diabetes (Ispad), o carboidrato deve aproximar-se de 45 a 50% da energia total da dieta, gordura < 35% de energia (gordura saturada < 10%) e proteína 15 a 20% da energia. Um guia para a distribuição de macronutrientes reflete as diretrizes para uma alimentação saudável para crianças sem diabetes. Eles também são baseados nos grupos de alimentos e porções para atender às recomendações de vitaminas, minerais e fibras para a idade, sem suplementação. Uma porcentagem ótima de energia dos macronutrientes não foi definida, e as preferências individuais e familiares devem ser levadas em consideração. Isso pode variar dependendo de padrões de refeição, influências culturais e prioridades metabólicas.[3] Os padrões dietéticos que restringem a ingestão de um macronutriente podem comprometer o crescimento e levar a deficiências nutricionais.[27] Diretrizes nacionais para adultos e crianças com diabetes do Brasil,[14] Austrália[28] e Canadá[29] recomendam a ingestão de carboidratos em no mínimo 45% das necessidades energéticas totais.

O consenso clínico é que a ingestão de carboidratos em adolescentes mais velhos, com sobrepeso ou obesos pode ser mais baixa (40% de energia) com maior ingestão de proteínas (25% de energia). A qualidade das gorduras é mais importante do que a quantidade, com necessidade de substituir gorduras saturadas por gorduras poli-insaturadas e monoinsaturadas. Nos países onde a dieta mediterrânea é seguida, até 40% da dieta pode ser de gordura monoinsaturada, sem impacto adverso nos resultados metabólicos.[30]

## CONTAGEM DE CARBOIDRATOS

Para alcançar a meta do tratamento em crianças e adolescentes com DM tipo 1, cada vez mais vem sendo utilizado o esquema de insulina basal-bólus. Nesse tratamento, recomenda-se o uso do método de contagem de carboidratos como estratégia nutricional (ver Capítulo 13), que combina a dose de insulina com a ingestão de carboidratos em regimes intensivos de insulina, permitindo maior flexibilidade na ingestão de carboidratos e obtendo melhor controle glicêmico e qualidade de vida, principalmente em horários de refeições irregulares, em situações de variação de apetite e níveis de atividade física.[4]

A rotina das refeições e a qualidade da dieta são importantes para resultados glicêmicos ideais. A contagem de carboidratos é mais bem introduzida desde o início do diagnóstico de DM tipo 1, seja pelo método de substituições/escolhas ou por gramas de carboidratos. Regimes fixos de insulina requerem consistência em carboidratos em quantidade e horários para melhorar o controle glicêmico e reduzir o risco de hipoglicemia.[3,4]

A contagem de carboidratos em bebês com DM tipo 1 que estejam em aleitamento materno torna-se um grande desafio, pois é necessário estimar a quantidade em mililitros de ingestão de leite materno da criança em cada mamada. A produção de leite ocorre de acordo com o tamanho do bebê e sua capacidade gástrica, e com isso pode variar muito o conteúdo ingerido. É importante que a mãe observe se a criança mamou bem ou pouco, se esvaziou uma mama ou duas e, se possível, em algum momento, fazer a retirada do leite com bomba de leite com a mama cheia, para ter uma ideia mais precisa de quantos mililitros de leite em média a criança ingere ao esvaziar uma mama. De qualquer forma, diante da dificuldade na precisão dos cálculos, os ajustes de doses de insulina vão sendo feitos individualmente conforme o controle glicêmico pós-prandial de cada refeição.

A glicemia dentro da meta deve ser estimulada, e para isso todas as crianças e adolescentes com DM tipo 1 devem monitorar os níveis de glicose várias vezes ao dia (pelo menos 6 vezes ao dia), incluindo pré e pós-prandial, ao deitar e conforme o necessário para a segurança em situações específicas, como na atividade física e na presença de sintomas de hipoglicemia.[13]

A quantidade de carboidratos e a insulina disponível são os fatores mais importantes que influenciam o controle da glicemia pós-prandial. Porém, outras variáveis dietéticas, como índice glicêmico (IG), gordura, proteína e fibras, também impactam a glicemia pós-prandial e devem ser considerados na interpretação e otimização dos níveis de glicose pós-prandial.[3,4]

Há evidências de que a gordura e a proteína dietéticas impactam a glicemia pós-prandial precoce e tardia. Estudos mostraram que o excesso desses nutrientes nas refeições aumenta a hiperglicemia tardia (3 a 6 horas após a refeição) e reduz o aumento inicial (1 a 2 horas) pós-prandial.[31-33] As diretrizes clínicas recomendam que mudanças na dose de insulina e no padrão de administração são necessárias para refeições com alto teor de proteínas e gorduras a fim de compensar as excursões hiperglicêmicas atrasadas, porém ainda não se tem um algoritmo único para utilização segura para todos os pacientes, e essa avaliação deve ser individualizada.[32-34]

## CARBOIDRATOS

Evidências clínicas sugerem que os indivíduos consomem normalmente 45 a 50% de energia de carboidratos e podem atingir glicemia pós-prandial ideal com controle da proporção adequada de insulina para carboidratos. Fontes saudáveis de alimentos contendo carboidratos, como pães integrais e cereais, leguminosas (ervilhas, feijões e lentilhas), frutas, vegetais e laticínios com baixo teor de gordura (laticínios integrais em crianças menores de 2 anos), devem ser encorajadas para minimizar as excursões glicêmicas e melhorar a qualidade da dieta. O uso do IG proporciona benefício adicional ao controle glicêmico sobre o observado quando o carboidrato total é considerado isoladamente. Na prática clínica, o IG é usado como uma ferramenta para minimizar a hiperglicemia pós-prandial quando são escolhidos alimentos com baixo IG para substituir os alimentos com IG superior, o que também favorece na melhora da qualidade das escolhas alimentares.[3]

## FIBRAS

A ingestão de uma variedade de alimentos contendo fibras, como legumes, frutas, vegetais e cereais integrais, deve ser incentivada. O aumento da ingestão de fibras pode ajudar a melhorar o controle glicêmico.[35] As fibras solúveis presentes nos vegetais, legumes e frutas pode ser útil em ajudar a reduzir os níveis de lipídios.[36] As dietas ricas em fibras, especialmente insolúveis, como os cereais ou grãos integrais, ajudam na saciedade, no controle de peso e são associadas com menos doenças cardiovasculares.[37,38] A fibra dietética está associada à saúde digestiva e modula a função intestinal, a fermentação e os efeitos da microbiota intestinal.[37]

## SACAROSE

Sacarose (açúcar comum) e alimentos contendo sacarose podem ser consumidos no contexto de uma dieta saudável.[39] A sacarose não aumenta a glicemia mais do que quantidades isocalóricas de amido.[40] No entanto, o consumo de alimentos contendo sacarose adicionada deve ser minimizado para evitar a troca de escolhas alimentares mais nutritivas e a diminuição da qualidade da dieta.[39] Se adicionada, a sacarose deve ser adequadamente balanceada com dose de insulina ideal. Recomenda-se que a ingestão de sacarose seja limitada a 5 a 10% da ingestão energética diária total.[3,14,41]

## DIETAS POBRES EM CARBOIDRATOS

Há um consenso internacional de que o carboidrato não deve ser excessivamente restrito em crianças e adolescentes com DM tipo 1, pois pode resultar em efeitos deletérios sobre o crescimento, maior perfil metabólico de risco cardiovascular e aumentar o risco de comportamentos alimentares desordenados.[27] Há evidências de que dietas cetogênicas e dietas com baixo teor de carboidratos podem ser nutricionalmente inadequadas e resultar em falha de crescimento.[42]

Dietas com restrição de carboidratos podem aumentar o risco de hipoglicemia ou potencialmente prejudicar o efeito do glucagon no tratamento da hipoglicemia.[43] É importante explorar com respeito as razões da família para a restrição de carboidratos. O significado de uma dieta pobre em carboidratos pode ser diferente entre os indivíduos, e é preciso entender o que isso significa para a família individualmente. Deve-se enfatizar a manutenção de relacionamentos positivos entre a família e a equipe de tratamento. Cuidadores e crianças com diabetes requerem estratégias para minimizar as excursões pós-prandiais causadas pelos carboidratos. Administração precoce de insulina pré-prandial até 15 a 20 minutos antes da refeição[44] ou a adição de uma quantidade moderada de proteína a uma refeição contendo predominantemente carboidrato[31] pode auxiliar na redução das excursões pós-prandiais. Substituir os carboidratos de alto IG pelos de baixo IG,[45,46] além de aumentar a ingestão de fibra alimentar,[35] são outras opções dietéticas úteis. Uma rotina de refeições com menor quantidade de lanches não programados pode ajudar na prevenção de períodos prolongados de hiperglicemia pós-prandial.[3]

## HIPOGLICEMIA

Em episódios de hipoglicemia, sugere-se o consumo de 15 g de carboidratos de rápida absorção para adultos e crianças maiores, entretanto para crianças pequenas podem ser necessárias quantidades menores, de 5 a 10 g de carboidratos, para restabelecer níveis normais de glicemia (Tabela 1).[41] A Ispad[47] sugere que a quantidade de carboidrato a ser ofertada para a correção da hipoglicemia deve ser ajustada de acordo com o peso (0,3 g de carboidrato de rápida absorção por quilo de peso). Por exemplo, para uma criança de 30 kg, devem-se ofertar em média 9 g de carboidratos simples, o equivalente a dois sachês de mel ou três torrões de açúcar ou 100 mL de suco de laranja ou refrigerante com açúcar. É muito comum a "premiação" de crianças com biscoitos doces ou chocolates, mas eles não são indicados para corrigir a hipoglicemia, pelo alto conteúdo de gorduras, o que pode retardar a absorção do carboidrato, acarretando demora para o restabelecimento da hipoglicemia e aumento exacerbado da glicemia tardiamente. Recomenda-se que a criança leve para a escola, além da merenda, um *kit* com balas macias, mel ou açúcar para consumo em caso de hipoglicemia.

• **TABELA 1** Tratamento da hipoglicemia leve conforme a idade, descrito pela Canadian Diabetes Association e adaptado para alimentos brasileiros

| Idade do paciente | < 5 anos | 5 a 10 anos | > 10 anos |
|---|---|---|---|
| Quantidade de carboidrato | 5 g | 10 g | 15 g |
| Fonte de carboidratos | | | |
| Maçã, banana ou frutas em geral; suco de laranja; refrigerante comum; bebida doce | 1/2 unidade, 50 mL | 1 unidade pequena, 100 mL | 1 unidade média, 150 mL |

Fonte: adaptação de Canadian Diabetes Association.[14]

## PROTEÍNAS

A necessidade proteica diminui durante a infância de aproximadamente 2 g/kg/dia na primeira infância para 1 g/kg/dia para uma criança de 10 anos e para 0,8 a 0,9 g/kg/dia no final da adolescência.[48] A distribuição deve aproximar-se de 15 a 20% da energia da dieta. A proteína promove o crescimento apenas quando há disponibilidade de energia total suficiente. As bebidas com alto teor de proteínas e os suplementos alimentares geralmente são desnecessários para crianças com diabetes. Seu uso requer revisão dietética com aconselhamento individualizado.[3]

## GORDURAS

Diretrizes nutricionais para a população geral recomendam uma ingestão de gorduras de 30 a 35% da ingestão total de energia diária.[14,49] Atualmente existe uma série de recomendações para adultos com diabetes demonstrando que não há uma porcentagem específica ideal de energia proveniente da gordura.[28,39,41] A American Heart Association Academy apoia crianças a consumir uma dieta saudável que limita a gordura saturada (GS) e recomenda a substituição por gordura poli-insaturada e monoinsaturada para reduzir o risco cardiovascular na vida futura.[30] Demonstrou-se que a ingestão elevada de gordura total aumenta o risco de sobrepeso e obesidade.[49]

A alta ingestão de gordura saturada e *trans* foi associada a um risco aumentado de doença cardiovascular.[28,50] O principal objetivo em relação à gordura dietética na prática clínica é garantir que a ingestão de GS, ácido graxo *trans* e gordura total não exceda as recomendações da população. Ácidos graxos monoinsaturados (Mufa) e ácidos graxos poli-insaturados (Pufa) podem ser usados como substitutos para melhorar o perfil lipídico.[51] Padrões alimentares que se assemelham à dieta mediterrânea (com base em gorduras monoinsaturadas, carboidratos integrais, opções de alimentos à base de plantas e com ingestão reduzida de carne vermelha ou processada) são suscetíveis de beneficiar a saúde a longo prazo e de reduzir o risco de doenças cardiovasculares.[52]

## VITAMINAS, MINERAIS E ANTIOXIDANTES

Crianças com diabetes têm as mesmas necessidades de vitaminas e minerais de outras crianças sem diabetes.[28] Não há evidências de benefícios da suplementação de vitaminas ou minerais em crianças com diabetes que não tenham deficiências claras.[53] O planejamento das refeições deve otimizar as escolhas alimentares para atender à ingestão dietética de referência recomendada para todos os micronutrientes.

## ÁLCOOL

Jovens com DM tipo 1 enfrentam mais riscos ao beber álcool do que pessoas sem diabetes. O excesso de álcool é mais perigoso por causa da supressão da gliconeogênese e da possibilidade de induzir hipoglicemia prolongada em jovens com diabetes (até 10 a mais de 12 horas após beber, dependendo da quantidade ingerida).[54] A educação em diabetes para os efeitos do álcool na glicemia deve ser enfatizada quando um jovem começa a incluir álcool em seu estilo de vida ou antes da transição para a vida adulta.

A ingestão de álcool por jovens pode interferir na capacidade de reconhecer sintomas de hipoglicemia. Muitos tipos de bebidas alcoólicas estão disponíveis, alguns dos quais contêm carboidratos e podem causar hiperglicemia inicial, além de predispor a hipoglicemia posterior. Carboidratos devem ser consumidos antes e/ou durante e/ou depois da ingestão de álcool. Também pode ser necessário diminuir a dose de insulina caso algum exercício seja realizado durante ou após beber. Cuidado especial deve ser tomado para prevenir a hipoglicemia noturna fazendo um lanche com carboidratos na hora de dormir e monitorando níveis de glicose no sangue mais frequentemente durante a noite e no dia seguinte, pelo menos até a hora do almoço.[54]

## FERRAMENTAS E PRÁTICAS DE EDUCAÇÃO NUTRICIONAL

Ferramentas e métodos de educação são usados para fornecer conhecimentos e habilidades para otimizar o controle glicêmico, o crescimento e os resultados cardiovasculares. A qualidade da dieta deve ser promovida juntamente com todas as ferramentas de quantificação de carboidratos. Métodos de educação alimentar saudável e ferramentas para quantificação de carboidratos são essenciais. Uma variedade de ferramentas educacionais está disponível para ajudar os profissionais de saúde e famílias a compreender conceitos de alimentação saudável, como o modelo de prato saudável (Figura 1), e permitir a quantificação de carboidratos.[3]

## ORIENTAÇÕES GERAIS

A regularidade nos horários das refeições e as rotinas em que a criança e a família se sentam e comem juntas ajudam a estabelecer melhores práticas alimentares e monitoramento da ingestão alimentar. Foi demonstrado que isso está associado com melhores resultados glicêmicos.[56,57] É importante que toda a família esteja envolvida em fazer mudanças apropriadas com base em princípios de alimentação saudável. A educação nutricional e o aconselhamento de estilo de

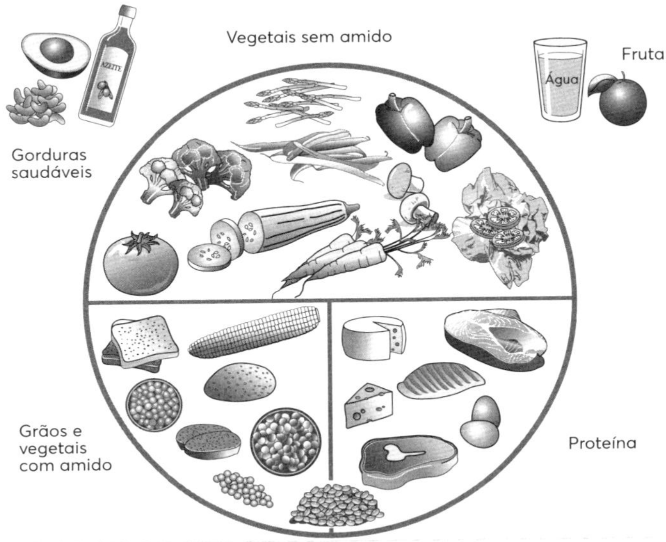


• **FIGURA 1** Prato saudável do Joslin Diabetes Center.
Fonte: adaptação de Joslin Diabetes Center.[55]

vida devem ser adaptados para necessidades individuais e fornecidos de maneira centrada no paciente. A orientação nutricional pode ser entregue à criança e à família individualmente e em configurações de pequenos grupos. Deve-se incentivar o comportamento alimentar adequado e hábitos alimentares saudáveis ao longo da vida, preservando o bem-estar social, cultural e psicológico.

Fazer três refeições por dia, incorporando uma grande variedade de alimentos nutritivos de todos os grupos alimentares, com lanches saudáveis adequados (se necessário), fornecerá todos os nutrientes essenciais, manterá um peso saudável, evitará a compulsão alimentar e fornecerá uma estrutura para o monitoramento regular dos níveis de glicose no sangue e a supervisão das doses de insulina (conforme necessário).

A monitoração de glicose no sangue (pré e pós-prandial) ou sistemas de monitoramento contínuo de glicose (CGMS) fornecem informações essenciais nas excursões de glicose pós-prandial e a necessidade de melhorar a precisão da contagem de carboidratos, ajustar o tempo de insulina prandial ou a quantidade, ou alterar a entrega ou dose de insulina para refeições ricas em gordura e proteína. À medida que as famílias se tornam mais confiantes no controle do diabetes, a educação deve ser sensível às observações quanto ao IG ou à cobertura de insulina para refeições com alto teor de gorduras e proteínas. À medida que as crianças crescem e assumem mais responsabilidades, a reeducação regular é essencial.[3]

## CASO CLÍNICO

VMG abriu o quadro de DM tipo 1 há 2 anos, aos 12 anos de idade. Sua hemoglobina glicada (HbA1c) está elevada (8,5%) há 1 ano. Nas horas vagas adora surfar e andar de bicicleta e, às vezes, tem hipoglicemia. Os dados antropométricos (peso e estatura) estão dentro da normalidade e seguem na área da mediana da curva de crescimento. Na escola, estuda de manhã, não faz teste de glicemia capilar e não aplica insulina no lanche da colação. Somente alguns professores sabem que ele tem diabetes. Ele está em uso de insulina Glargina como insulina basal e insulina ultrarrápida, utilizada para cobertura das refeições e correção das glicemias.

O pai tem dificuldade em aceitar o diagnóstico do filho e a mãe não entende a contagem de carboidratos, pois tem dificuldade com os cálculos. No entanto, o adolescente não apresenta dificuldades para entender o método e apresenta prontidão para aprender mais sobre o assunto.

VMG foi encaminhado para um nutricionista especialista em diabetes para elaboração do plano alimentar, incluindo o aprendizado sobre a contagem de carboidratos. Pela anamnese alimentar, verificou-se monotonia alimentar, sobretudo de vegetais, com substituição de jantar por lanches.

Diante desse cenário, quais seriam as prioridades/passos da abordagem nutricional para que o adolescente consiga um melhor controle glicêmico?

Aponte seu celular para o *QR Code* ao lado e assista ao vídeo com comentários sobre o caso clínico.

## REFERÊNCIAS BIBLIOGRÁFICAS


1. Mayer-Davis EJ, Lawrence JM, Dabelea D, et al.; Search for diabetes in youth study. incidence trends of type 1 and type 2 diabetes among youths, 2002-2012. N Engl J Med. 2017;376:1419-29.
2. Thomas NJ, Jones SE, Weedon MN, et al. Frequency and phenotype of type 1 diabetes in the first six decades of life: a cross-sectional, genetically stratified survival analysis from UK Biobank. Lancet Diabetes Endocrinol. 2018;6:122-9.
3. Smart CE, Annan F, Higgins LA, et al. Ispad clinical practice consensus guidelines 2018: nutritional management in children and adolescents with diabetes. Pediatric Diabetes. 2018;19(Suppl 27):136-154.
4. American Diabetes Association (ADA). Standards of medical care in diabetes – 2022. Diabetes Care. 2022;(Suppl 1).

5. Mehta SN, Volkening LK, Anderson BJ, et al.; Family Management of Childhood Diabetes Study Steering Committee. Dietary behaviors predict glycemic control in youth with type 1 diabetes. Diabetes Care. 2008;31:1318-20.
6. Markowitz JT, Garvey KC, Laffel LMB. Developmental changes in the roles of patients and families in type 1 diabetes management. Curr Diabetes Rev. 2015;11:231-8.
7. Sociedade Brasileira de Pediatria (SBP). Departamento de Nutrologia. Avaliação nutricional da criança e do adolescente: manual de orientação. São Paulo: Sociedade Brasileira de Pediatria; 2009.
8. Sigulem DM, Devincenzi UM, Lessa AC. Diagnóstico do estado nutricional da criança e do adolescente. Jornal de Pediatria. 2000;76(Suppl 3).
9. Mahan LK, Escott-Stump S. Krause: alimentos, nutrição & dietoterapia. 9.ed. São Paulo: Roca; 1998 (Capítulo 12: Nutrição na infância; Capítulo 13: Nutrição na adolescência).
10. Sundberg F, Barnard K, Cato A, et al. Ispad guidelines managing diabetes in preschool children. Pediatric Diabetes. 2017;1-19.
11. World Health Organization (WHO). Disponível em: https://www.who.int/tools/child-growth-standards. Acesso em: 6 jun. 2022.
12. Brasil. Ministério da Saúde. Disponível em: https://aps.saude.gov.br/ape/vigilanciaalimentar/curvascrescimento. Acesso em: 28 jul. 2022.
13. Slaughter MH, Lohman TG, Boileau RA, et al. Skinfold equations for estimation of body fatness in children and youth. Hum Biol. 1988 Oct;60(5):709-23.
14. Sociedade Brasileira de Diabetes (SBD). Diretrizes da Sociedade Brasileira de Diabetes 2019-2020. São Paulo: Clannad; 2019.
15. American Diabetes Association (ADA). Care of children and adolescents with type 1 diabetes: a statement of the American Diabetes Association. Diabetes Care. 2005;28:186-212.
16. Cole T, Bellizzi M, Flegal K, et al. Establishing a standard definition for child overweight and obesity worldwide: international survey. BMJ. 2000;320:1240-3.
17. Alvarez MM, Vieira ACR, Moura AS, et al. Insulin resistance in Brazilian adolescent girls: association with overweight and metabolic disorders. Diabetes Res Clin Pract. 2006;74(2):183-8.
18. Minges K, Whittemore R, Grey M. Overweight and obesity in youth with type 1 diabetes. Annu Rev Nurs Res. 2013;31:47-69.
19. Skinner TC, Channon S, Howells L, et al. Diabetes during adolescence. In: SNoek FJ, Skinner TC (eds.). Psychology in diabetes care. Chichester: John Wiley & Sons; 2000.
20. Werther GA, Court JM (eds.). Diabetes and the adolescent. Melbourne: Miranova; 1998.
21. Dabadghao P, Vidmar S, Cameron FJ. Deteriorating diabetic control through adolescence: do the origins lie in childhood? Diabet Med. 2001;18:889-94.
22. King PS, Berg CA, Butner J, et al. Longitudinal trajectories of metabolic control across adolescence: associations with parental involvement, adolescents' psychosocial maturity, and health care utilization. J Adolesc Health. 2012;50:491-6.
23. Amiel SA, Sherwin RS, Simonson DC, et al. Impaired insulin action in puberty: a contributing factor to poor glycemic control in adolescents with diabetes. N Engl J Med. 1986;315:1273-80.
24. Cameron FJ, Garvey K, Hood KK, et al. Ispad clinical practice consensus guidelines 2018: diabetes in adolescence. Pediatric Diabetes. 2018;19(Suppl 27):250-61.
25. Datye KA, Moore DJ, Russell WE, et al. A review of adolescent adherence in type 1 diabetes and the untapped potential of diabetes providers to improve outcomes. Curr Diab Rep. 2015;15:51.
26. Daneman D, Olmsted M, Rydall A, et al. Eating disorders in young women with type 1 diabetes: prevalence, problems and prevention. Horm Res. 1998;50(Suppl 1):79-86.
27. De Bock M, Lobley K, Anderson D, et al. Endocrine and metabolic consequences due to restrictive carbohydrate diets in children with type 1 diabetes: an illustrative case series. Pediatr Diabetes. 2017;19(1):129-37.

28. Craig ME, Twigg SM, Donaghue K, et al. for the Australian Type 1 Diabetes Guidelines Expert Advisory Group. National evidence-based clinical care guidelines for type 1 diabetes in children, adolescents and adults. Canberra: Australian Government Department of Health and Aging; 2011.
29. Canadian Diabetes Association Clinical Practice Guidelines Expert Committee. Clinical practice guidelines. Nutrition Therapy Can J Diabetes. 2013;37:S45-S55.
30. Sacks FM, Lichtenstein AH, Wu JHY, et al. Dietary fats and cardiovascular disease: a presidential advisory from the American Heart Association. Circulation. 2017;136:e1-e23.
31. Paterson MA, Smart CEM, Lopez PE, et al. Increasing the protein quantity in a meal results in dose-dependent effects on postprandial glucose levels in individuals with type 1 diabetes mellitus. Diabet Med. 2017;34(6):851-4.
32. Smart C, Evans M, O'Connell S, et al. Both dietary protein and fat increase postprandial glucose excursions in children with type 1 diabetes, and the effect is additive. Diabetes Care. 2013;36:3897-902.
33. Wolpert HA, Atakov-Castillo A, Smith SA, et al. Dietary fat acutely increases glucose concentrations and insulin requirements in patients with type 1 diabetes: implications for carbohydrate-based bolus dose calculation and intensive diabetes management. Diab Care. 2013;36:810-6.
34. Pankowska E, Blazik M, Groele L. Does the fat-protein meal increase postprandial glucose level in type 1 diabetes patients on insulin pump: the conclusion of a randomised study. Diabetes Technol Ther. 2011;14:1-8.
35. Nansel TR, Lipsky LM, Liu A. Greater diet quality is associated with more optimal glycemic control in youth with type 1 diabetes. Am J Clin Nutr. 2016;104(1):81-7.
36. Wheeler ML, Dunbar SA, Jaacks LM, et al. Macronutrients, food groups, and eating patterns in the management of diabetes: a systematic review of the literature. Diabetes Care. 2010;35:434-45.
37. Dahl WJ, Stewart ML. Position of the academy of nutrition and dietetics: health implications of dietary fiber. J Acad Nutr Diet. 2015;115(11):1861-70.
38. Threapleton DE, Greenwood DC, Evans CE, et al. Dietary fibre intake and risk of cardiovascular disease: systematic review and meta-analysis. BMJ. 2013;347:f6879.
39. Evert AB, Boucher JL, Cypress M, et al. Nutrition therapy recommendations for the management of adults with diabetes. Diabetes Care. 2014;37(Suppl 1):S120-S143.
40. Rickard KA, Cleveland JL, Loghmani ES, et al. Similar glycemic responses to high versus moderate sucrose-containing foods in test meals for adolescents with type 1 diabetes and fasting euglycemia. J Am Diet Assoc. 2001;101:1202-5.
41. Diabetes Canada Clinical Practice Guidelines Expert Committee. Diabetes Canada 2018 clinical practice guidelines for the prevention and management of diabetes in Canada. Can J Diabetes. 2018;42(Suppl 1):S234-S246.
42. Tallian K, Nahata M, Tsao C. Role of the ketogenic diet in children with intractable seizures. Ann Pharmacother. 1998;32(3):349-61. Review. Erratum in: Ann Pharmacother. 1998;32(12):1373.
43. Ranjan A, Schmidt S, Damm-Frydenberg C, et al. Low-carbohydrate diet impairs the effect of glucagon in the treatment of insulin-induced mild hypoglycemia: a randomized crossover study. Diabetes Care. 2017;40(1):132-5.
44. Bell KJ, Smart CE, Steil GM, et al. Impact of fat, protein, and glycemic index on postprandial glucose control in type 1 diabetes: implications for intensive diabetes management in the continuous glucose monitoring era. Diabetes Care. 2015;38(6):1008-15.
45. Ryan R, King BR, Anderson D, et al. Influence of and optimal insulin therapy for a low-glycemic index meal in children with type 1 diabetes receiving intensive insulin therapy. Diabetes Care. 2008;31:1485-90.
46. O'Connell M, Gilbertson H, Donath S, et al. Optimizing postprandial glycemia in pediatric patients with type 1 diabetes using insulin pump therapy: impact of glycemic index and prandial bolus type. Diabetes Care. 2008;31:1491-5.

47. Abraham MB, Jones TW, Naranjo D, et al. Ispad clinical practice consensus guidelines 2018: assessment and management of hypoglycemia in children and adolescents with diabetes. Pediatr Diabetes. 2018;19(Suppl 27):178-92.
48. Dewey K, Beaton G, Fjeld C, et al. Protein requirements of infants and children. Eur J Clin Nutr. 1996;50:S119-S150.
49. National Health and Medical Research Council. Australian dietary guidelines. Canberra: National Health and Medical Research Council; 2013.
50. Margeirsdottir HDLJ, Brunborg C, Overby NC, et al. High prevalence of cardiovascular risk factors in children and adolescents with type 1 diabetes: a population-based study. Diabetologia. 2008;51(4):554-61.
51. Mann J, De Leeuw I, Hermansen K, et al., on behalf of the Diabetes and Nutrition Study Group of the European Association for the Study of Diabetes. Evidence-based nutritional approaches to the treatment and prevention of diabetes mellitus. Nutr Metab Cardiovas Dis. 2004;14:373-94.
52. Cadario F, Prodam F, Pasqualicchio S, et al. Lipid profile and nutritional intake in children and adolescents with type 1 diabetes improve after a structured dietician training to a Mediterranean-style diet. J Endocrinol Invest. 2012;35:160-8.
53. American Diabetes Association (ADA). Position statement. Children and adolescents, sec 12 in standards of medical Care in Diabetes – 2017. Diabetes Care. 2017;40(Suppl 1):S105-S113.
54. Turner BC, Jenkins E, Kerr D, et al. The effect of evening alcohol consumption on next-morning glucose control in type 1 diabetes. Diabetes Care. 2001;24(11):1888-93.
55. Joslin Diabetes Center. Prato saudável do Joslin Diabetes Center. © 2017 por Joslin Diabetes Center. Disponível em: www.joslin.org. Acesso em: 12 maio 2022.
56. Delahanty LM, Halford BN. The role of diet behaviors in achieving improved glycemic control in intensively treated patients in the diabetes control and complications trial. Diabetes Care. 1993;16:1453-8.
57. Patton S, Williams L, Dolan L, et al. Feeding problems reported by parents of young children with type 1 diabetes on insulin pump therapy and their associations with children's glycemic control. Pediatr Diabetes. 2009;10:455-60.

# 6

# Abordagem nutricional do adulto e do idoso

*Maristela Bassi Strufaldi*
*Letícia Fuganti Campos*

## INTRODUÇÃO

O diabetes *mellitus* tipo 2 (DM tipo 2) é o tipo de diabetes mais prevalente em adultos e idosos e responde por, aproximadamente, 90% dos casos.[1] Nesse contexto, a hiperglicemia é resultado de uma produção inadequada de insulina e/ou da baixa sensibilidade dos tecidos ao hormônio, definida como resistência à insulina. As causas do DM tipo 2 são diversas e estão fortemente associadas ao aumento da adiposidade corporal, histórico familiar, diagnóstico prévio de pré-diabetes ou diabetes gestacional, etnia, sedentarismo, envelhecimento, bem como à presença de componentes da síndrome metabólica.[2,3]

Sabe-se que medidas de mudança do estilo de vida devem ser recomendadas universalmente como base para o tratamento do diabetes,[4] e a relevância da terapia nutricional no tratamento dessa condição clínica tem sido enfatizada desde sua descoberta, bem como seu papel desafiador no gerenciamento e na prevenção do desenvolvimento das complicações decorrentes da doença.[5]

O controle glicêmico adequado pode reduzir o risco de complicações agudas e crônicas do DM e melhorar os desfechos a curto, médio e longo prazo. A terapia nutricional é fundamental para atingir as metas terapêuticas e deve ser instituída de forma precoce, além de mantida como componente importante e integrado ao plano geral de tratamento e ao longo da progressão da doença.[6]

O planejamento alimentar deve ser individualizado e pautado em evidências científicas, respeitando os aspectos culturais, socioeconômicos e a disponibilidade do paciente para a realização de mudanças comportamentais.[5,6] Deve considerar não só as necessidades nutricionais do indivíduo, mas também o esquema medicamentoso, o controle glicêmico e as preferências do paciente, uma vez que este se encontra no centro do cuidado e no protagonismo das tomadas de decisão sobre o tratamento de sua doença crônica.[7]

## METAS GLICÊMICAS DO ADULTO E DO IDOSO COM DIABETES

O controle glicêmico deve ser individualizado, não só de acordo com o contexto clínico, mas também com a fase da vida. A presença de comorbidades, a capacidade funcional e a capacidade cognitiva – especialmente em idosos – devem ser consideradas para a definição das metas (Quadro 1).[8,9]

No final da década de 1990, a monitorização contínua da glicose abriu novas oportunidades para avaliar a resposta glicêmica dos alimentos, das refeições, da atividade física, de medicamentos, do estresse e de outras situações do cotidiano.[3] Depois disso, além da hemoglobina glicada (HbA1c) e das glicemias capilares, foram incorporados novos parâmetros de avaliação glicêmica, como o tempo no alvo (TIR – *time in range*) e o tempo em hipoglicemia.[10] Com

• **QUADRO 1** Metas glicêmicas para adultos e idosos com diabetes

| | Adultos com DM tipo 1 ou DM tipo 2 | Idoso saudável* | Idoso comprometido** | Idoso muito comprometido*** |
|---|---|---|---|---|
| HbA1c% | < 7 | < 7,5 | < 8,5 | Evitar sintomas de hiperglicemia ou hipoglicemia |
| Glicemia de jejum e pré-prandial | 80-130 | 80-130 | 90-150 | 100-180 |
| Glicemia 2 horas pós-prandial | < 180 | < 180 | < 180 | – |
| Glicemia ao deitar | 90-150 | 90-150 | 100-180 | 110-200 |
| TIR 70-180 mg/dL | > 70% | > 70% | > 50% | – |
| T Hipog < 70 mg/dL | < 4% | < 4% | < 1% | 0 |
| T Hipog < 54 mg/dL | < 1% | < 1% | 0 | 0 |

DM: diabetes *mellitus*; HbA1c: hemoglobina clicada; TIR: tempo no alvo (*time in range*); T Hipog: tempo em hipoglicemia.
* Idoso saudável: poucas comorbidades crônicas; estado funcional preservado, estado cognitivo preservado.
** Idoso comprometido: múltiplas comorbidades crônicas (p. ex., câncer, artrite reumatoide, insuficiência cardíaca congestiva, depressão grave, enfisema, doença de Parkinson, infarto do miocárdio, acidente vascular cerebral, insuficiência renal crônica classe III ou pior); comprometimento funcional leve.
*** Idoso muito comprometido: doença terminal; comprometimento funcional grave; comprometimento cognitivo grave.
Fonte: adaptação de Pititto et al.[8]

a tecnologia *flash* de monitoramento, tem sido possível acompanhar – em tempo real – a glicose intersticial, expondo a tendência da glicemia e fornecendo leituras da variabilidade glicêmica. Tais informações possibilitam que o profissional nutricionista realize ajustes na terapia nutricional com maior eficácia e segurança.

O controle glicêmico é decisivo para a prevenção das complicações micro e macrovasculares. Grandes ensaios clínicos randomizados[11-13] testaram a eficácia do controle glicêmico intensivo tanto no diabetes tipo 1 (DM tipo 1) como no DM tipo 2 e, em adultos, mostraram que a redução da HbA1c para abaixo de 7% promove diminuição dos desfechos microvasculares (retinopatia, doença renal e neuropatia) e que, para cada 1% de redução na HbA1c, há uma diminuição de 14% em desfechos como o infarto agudo do miocárdio e de 12% nos acidentes vasculares cerebrais fatais e não fatais.[4,14]

Em idosos, apesar de muitos se beneficiarem com um controle glicêmico mais intensivo, a análise da situação de saúde é essencial para a determinação das metas. Isso porque a terapia antidiabética mais agressiva pode trazer prejuízos à saúde, como o risco de hipoglicemia e o consequente aumento do risco de eventos cardiovasculares, além do agravamento do declínio cognitivo.[8,9,15] Por esse motivo, as metas glicêmicas na população geriátrica são mais flexíveis.

## MUDANÇA DO ESTILO DE VIDA E MANEJO NUTRICIONAL

O plano alimentar do indivíduo com diabetes deve ser individualizado, respeitando as crenças, os valores e os aspectos socioeconômicos na aquisição dos alimentos.[5] Não existe um plano alimentar modelo para quem tem diabetes, uma vez que as recomendações nutricionais são semelhantes às da população geral, conforme descrito no Capítulo 3.

Entre os hábitos de vida, a alimentação ocupa um papel de destaque no gerenciamento do DM, e várias modificações dietéticas demonstram benefícios sobre o controle glicêmico e outros aspectos metabólicos, como a pressão arterial (PA) e o perfil lipídico.[16] De acordo com a American Diabetes Association (ADA), dietas como a do Mediterrâneo, *dietary approaches to stop hypertension* (*Dash*), dietas com redução de carboidratos, *plant based diet* ou dieta à base de plantas apresentam resultados positivos em indivíduos com DM tipo 2.[17] No entanto, a definição do padrão alimentar – tal como a estratégia alimentar a ser aplicada com base no planejamento dietético – deve considerar preferências, necessidades, objetivos pessoais, aspectos socioeconômicos e outras particularidades do paciente.[2,5]

Em pessoas com pré-diabetes e DM tipo 2, padrões alimentares como as dietas *Dash*, *low carb* e *very low carb* estão associados à perda de peso e à redução da PA, além de melhora do controle metabólico.[17] No entanto, a sustentabilidade de dietas restritas, seja em macronutrientes como os carboidratos ou mesmo em sódio, é um importante ponto de atenção da prática clínica, que exige acompanhamento e reavaliação pela equipe de saúde. Esses e outros padrões alimentares, como a dieta do Mediterrâneo, são abordados com maior detalhamento nos Capítulos 3 e 11.

Destaca-se que a contagem de carboidratos é uma ferramenta nutricional que também pode ser utilizada por adultos e idosos, visando a maior flexibilização das escolhas alimentares, tanto em indivíduos insulinizados como em não insulinizados.[3,5] No entanto, uma abordagem mais simples para o planejamento de refeições, enfatizando o controle de porções e as escolhas alimentares saudáveis, pode ser uma alternativa mais assertiva, especialmente para idosos e aqueles com baixo grau de alfabetização. O fato é que a individualização continua a ser a palavra-chave para os melhores desfechos clínicos do acompanhamento nutricional.

Os objetivos da terapia nutricional devem ser estratificados em curto, médio e longo prazo, priorizando que o indivíduo alcance e mantenha as metas de peso corporal, glicemia, pressão sanguínea e perfil lipídico, a fim de que atrase ou previna as complicações do diabetes. As atuais diretrizes da ADA[2] destacam a importância do protagonismo da pessoa com DM e de sua posição no centro do cuidado, conforme ilustrado na Figura 1.

A literatura reforça a importância de estratégias promotoras de mudanças comportamentais, incluindo informação, educação e comunicação interpessoal (profissional/indivíduo).[18] A educação em diabetes é a principal ferramenta para a garantia do autocuidado, permitindo que a pessoa com DM esteja no centro das decisões de seu próprio tratamento.

## ENVELHECIMENTO E CONTROLE GLICÊMICO

O processo de envelhecimento promove modificações fisiológicas, tais como alterações no paladar, olfato, alterações gastrointestinais, polifarmácia, além das modificações na composição corporal, com redução da massa magra e aumento do tecido adiposo, lentificando o metabolismo energético de repouso e a capacidade funcional.[5]

A resistência insulínica em idosos está associada à sarcopenia, que, por sua vez, eleva o risco de quedas e fraturas, eventos cardiovasculares e fragilidade.[6,9] O quadro é caracterizado pela perda progressiva e generalizada da força e da massa muscular, que pode estar associada ao declínio da capacidade funcional.[19,20]

Muitos mecanismos já foram propostos sobre a patogênese da sarcopenia no diabetes, e parece haver uma relação bidirecional entre a sarcopenia e o

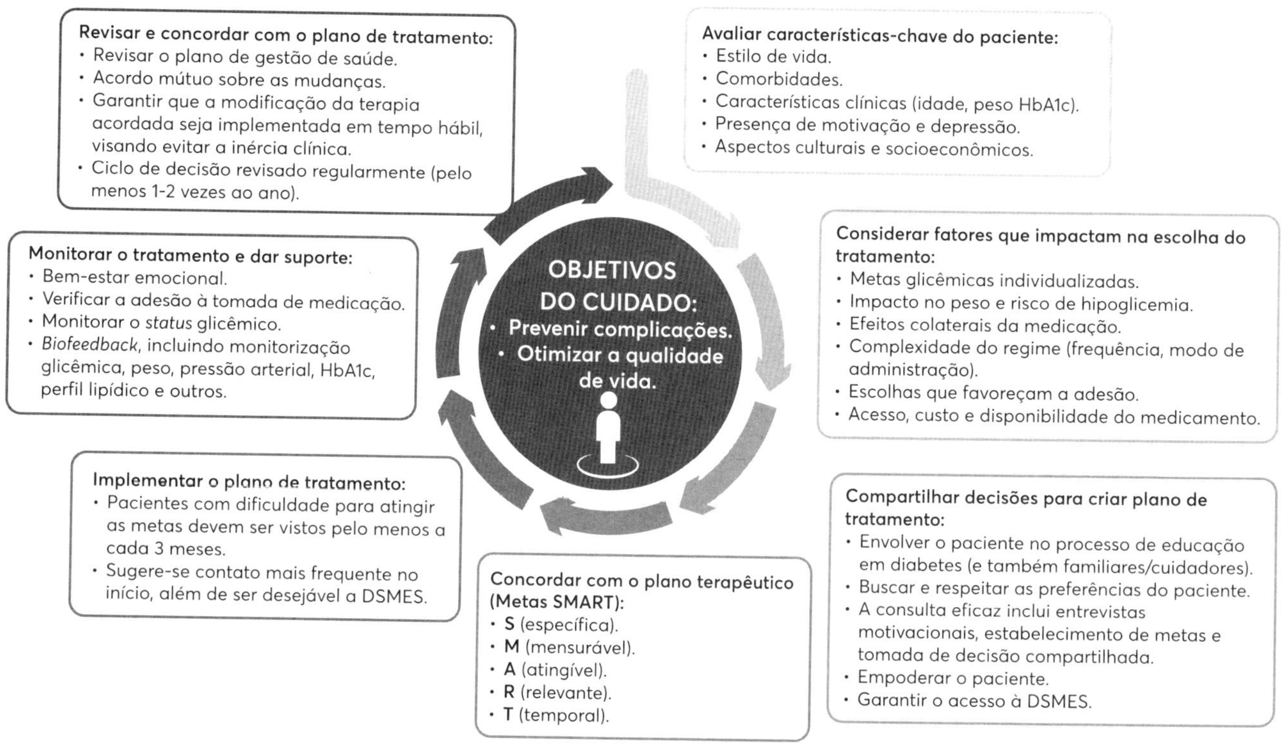
Avaliar características-chave do paciente:
• Estilo de vida.
• Comorbidades.
• Características clínicas (idade, peso HbA1c).
• Presença de motivação e depressão.
• Aspectos culturais e socioeconômicos.
Considerar fatores que impactam na escolha do tratamento:
• Metas glicêmicas individualizadas.
• Impacto no peso e risco de hipoglicemia.
• Efeitos colaterais da medicação.
• Complexidade do regime (frequência, modo de administração).
• Escolhas que favoreçam a adesão.
• Acesso, custo e disponibilidade do medicamento.
Compartilhar decisões para criar plano de tratamento:
• Envolver o paciente no processo de educação em diabetes (e também familiares/cuidadores).
• Buscar e respeitar as preferências do paciente.
• A consulta eficaz inclui entrevistas motivacionais, estabelecimento de metas e tomada de decisão compartilhada.
• Empoderar o paciente.
• Garantir o acesso à DSMES.
Concordar com o plano terapêutico (Metas SMART):
• S (específica).
• M (mensurável).
• A (atingível).
• R (relevante).
• T (temporal).
Implementar o plano de tratamento:
• Pacientes com dificuldade para atingir as metas devem ser vistos pelo menos a cada 3 meses.
• Sugere-se contato mais frequente no início, além de ser desejável a DSMES.
Monitorar o tratamento e dar suporte:
• Bem-estar emocional.
• Verificar a adesão à tomada de medicação.
• Monitorar o status glicêmico.
• Biofeedback, incluindo monitorização glicêmica, peso, pressão arterial, HbA1c, perfil lipídico e outros.
Revisar e concordar com o plano de tratamento:
• Revisar o plano de gestão de saúde.
• Acordo mútuo sobre as mudanças.
• Garantir que a modificação da terapia acordada seja implementada em tempo hábil, visando evitar a inércia clínica.
• Ciclo de decisão revisado regularmente (pelo menos 1-2 vezes ao ano).
OBJETIVOS DO CUIDADO:
• Prevenir complicações.
• Otimizar a qualidade de vida.

• **FIGURA 1** Ciclo de decisão centrado no paciente.

DSMES: *diabetes self-management education and support*; HbA1c: hemoglobina glicada.

Fonte: adaptação de ADA.[7]

controle glicêmico; a presença do DM agrava a perda muscular, a função motora e a fragilidade nesses pacientes.[6] Os danos causados pelas complicações do diabetes também contribuem para esse quadro, sobretudo a insuficiência renal e a neuropatia periférica, além dos altos níveis de citocinas, que também estão envolvidos no desenvolvimento da sarcopenia.[21,22]

A orientação alimentar do idoso com DM segue os princípios básicos estabelecidos para a população geriátrica em geral,[20] com foco na preservação ou melhora do estado nutricional. É importante estar atento à perda involuntária de peso, de modo a prevenir possíveis desvios nutricionais, comuns nos indivíduos com 60 anos ou mais. Suplementos alimentares, com maior carga proteica e calórica, podem ser considerados como opções terapêuticas, desde que inseridos no contexto de uma dieta equilibrada e prescrita por um profissional capacitado.[3,5] A suplementação de vitamina D, cálcio, vitamina B12 e outros micronutrientes deve ser indicada quando se observar deficiência.

Pacientes em tratamento farmacológico com metformina apresentam maior risco de deficiência de vitamina B12 mesmo após curtos períodos, como nos primeiros quatro meses de uso.[23] O mecanismo de interação droga-nutriente ainda não está completamente estabelecido, mas foi sugerido que pode estar associado à ação da metformina no complexo fator intrínseco-vitamina B12, na microbiota intestinal ou na motilidade intestinal, usualmente de forma dose-dependente.[6]

O consumo energético proteico adequado deve ser encorajado nos idosos com DM. O grupo de especialistas da European Society for Clinical Nutrition and Metabolism (Espen) e a Diretriz da Sociedade Brasileira de Nutrição Parenteral e Enteral (Braspen/SBNPE) sobre terapia nutricional no envelhecimento recomendam a ingestão de proteína para 1,2 a 1,5 g/kg/dia nos idosos com doença aguda ou crônica, podendo chegar até 2 g/kg/dia em caso de doença grave, cuja perda proteica é maior por causa do elevado catabolismo proteico.[20,24,25] Em idosos com insuficiência renal crônica e em tratamento conservador, destaca-se que essa recomendação não deve ser inferior a 0,8 g/kg/dia.[5,26]

Além da adequação energético-proteica, a distribuição e a qualidade da proteína consumida durante o dia são fatores importantes para a potencialização da síntese proteica. Uma porção entre 25 e 30 g de proteína, distribuída nas principais refeições do dia, é uma estratégia que pode auxiliar a otimização da massa magra e o aumento da *performance* física de idosos.[26,27] Com relação à qualidade, as proteínas de origem animal apresentam maior quantidade e disponibilidade da leucina, aminoácido que age como potente ativador da sinalização anabólica no músculo esquelético.[28] Embora as proteínas à base de vegetais sejam consideradas menos anabólicas, em parte pelo menor conteúdo de aminoácidos essenciais e leucina, ainda é possível obter uma ingestão adequada de proteínas de forma isolada ou em combinação de fontes de proteínas vegetais e animais.[29]

É recomendado o consumo calórico de 30 a 35 kcal/kg/dia, devendo a necessidade ser ajustada individualmente, de acordo com o gênero, estado nutricional, nível de atividade física e demanda metabólica relacionada ao contexto clínico.[20,30] Em idosos obesos, recomenda-se utilizar 30 kcal/kg/dia e aplicar redução calórica moderada de 500 kcal/dia, assegurando uma ingestão proteica de 1,2 a 1,5 g/kg/dia.[20]

É importante destacar que a má nutrição também está presente em idosos obesos e que a obesidade sarcopênica é um quadro de grande relevância na prática clínica.[31] Sanz-París et al.,[32] em estudo com 1.090 idosos com DM hospitalizados, demonstraram que 31,9% dos idosos em risco nutricional apresentavam índice de massa corporal (IMC) > 30 kg/m$^2$.

No caso de indivíduos com hiperglicemia e em uso de nutrição enteral, deve-se evitar a síndrome de realimentação. Em pacientes idosos com risco de desnutrição ou desnutridos, tanto a terapia nutricional enteral como a parenteral devem ser iniciadas precocemente, mas com aumento lento e gradual da oferta de calorias durante os primeiros 3 dias.[20] Além disso, fórmulas específicas para DM, com menor proporção de carboidrato (33 a 40%) e maior proporção de ácidos graxos e fibras, são alternativas melhores.[5]

Uma revisão sistemática e metanálise que incluiu 18 estudos e 845 pacientes, mostrou que a fórmula especializada em DM, quando comparada à fórmula padrão, foi capaz de reduzir o pico de glicemia pós-prandial, a área sob a curva de insulina, a glicemia média, os triglicerídeos, a HbA1c e a dose de insulina necessária. As fórmulas especializadas com alto teor de ácidos graxos monoinsaturados (Mufa) melhoraram o controle glicêmico e os fatores de risco metabólicos, em pacientes com DM ou hiperglicemia por estresse, quando comparadas às fórmulas padrão.[33]

Destaca-se que a variabilidade glicêmica, caracterizada por flutuações diárias dos níveis glicêmicos, é considerada preditor independente de mortalidade em pacientes críticos e existe evidência consistente de que a otimização do controle glicêmico melhora desfechos clínicos em pacientes hospitalizados.[3,10]

## MÉTODOS E INDICADORES DE AVALIAÇÃO NUTRICIONAL

A avaliação do estado nutricional é ampla e consiste no exame físico associado ao conjunto de sinais e sintomas, na avaliação dos hábitos alimentares, da composição corporal e em exames laboratoriais. Trata-se de um processo contínuo e dinâmico, que implica a análise dos dados iniciais no tratamento e a reavaliação contínua no seguimento.[34]

A avaliação de sinais e sintomas é um dos pilares para o diagnóstico nutricional, por ter associação com desequilíbrios nutricionais. É importante avaliar alterações na boca e na língua, a presença de tontura ou falta de equilíbrio, alterações estruturais (pele, cabelo, unha), distúrbios do sono, distúrbios neurocomportamentais, a presença de disbiose, alergias, hipersensibilidades e intolerâncias alimentares.[35] Os sintomas gastrointestinais também são extremamente importantes, sobretudo a presença de gastroparesia diabética nos pacientes em questão, que pode prejudicar o consumo alimentar e interferir no estado nutricional.

O exame físico complementa a história clínica, alimentar e nutricional, e inclui dados antropométricos e clínicos. É possível identificar desordens nutricionais relacionados a baixa reserva de proteína, excesso ou baixa reserva do tecido adiposo, deficiência ou excesso de vitamina A, vitamina D, vitamina E, vitamina K, vitamina C, vitaminas B1 (tiamina), B2 (riboflavina), B3 (niacina), B5 (ácido pantotênico), B6 (piridoxina), B9 (ácido fólico) e B12 (cobalamina), biotina, ferro, zinco, cobre, selênio, cromo, magnésio, boro, manganês, cobre, molibdênio, iodo, flúor, silício, potássio, cálcio e água.[34-36] Lembrando que existe diferença entre deficiência e suficiência de micronutrientes e que o fato de não haver deficiência diagnosticada por exames bioquímicos não significa que haja quantidades suficientes para executar adequadamente todas as suas funções.

A avaliação antropométrica pode incluir o IMC, que apresenta parâmetros diferentes para adultos e idoso. Indivíduos acima dos 60 anos devem ser classificados com base nos valores estabelecidos pela Organização Pan-Americana da Saúde (Opas).[37] Contudo, as limitações desse método são amplamente conhecidas, sendo indicada a associação com métodos que analisem a composição corporal e a distribuição da gordura corporal e massa muscular para um diagnóstico nutricional mais assertivo.

O excesso de gordura abdominal é um preditor de risco à saúde, principalmente para doenças cardiovasculares, que são a principal causa de mortalidade no DM tipo 2. Assim, a circunferência da cintura é um método relevante e, sempre que possível, deve ser incluído na avaliação. Pacientes com DM tipo 2 que, de acordo com o IMC, não são obesos frequentemente apresentam aumento no percentual de gordura corporal, com distribuição predominante na região abdominal. Esses pacientes são considerados obesos metabólicos com peso normal e recebem a denominação de Tofi (*thin on the outside fat on the inside*), uma vez que apresentam maior razão entre a gordura visceral e a subcutânea.[38]

Para a composição corporal, podem ser utilizadas a bioimpedância e a absorciometria por duplo feixe de raios X (DXA) para estimativa. Exames de imagem como a tomografia computadorizada ou a ressonância magnética trazem resultados mais precisos, porém são métodos menos acessíveis e de alto custo. As pregas cutâneas também são úteis para determinação da composição corporal, e a circunferência do pescoço, uma excelente medida para determinação de risco para doença cardiovascular.[34-36]

Em idosos, a circunferência da panturrilha, da coxa, do braço e a área muscular do braço são medidas interessantes para serem incluídas.[20] Para a detecção de sarcopenia no idoso é fundamental avaliar, além da quantidade de massa muscular, a força muscular, preferencialmente pela força de preensão palmar (dinamometria manual), e o desempenho físico do paciente.[21,22]

Com base nas estratégias de rastreio de sarcopenia preconizadas pelas principais sociedades científicas internacionais, o questionário Sarc-F atualmente é uma ferramenta de triagem no idoso.[20,39,40] Composto por cinco questões objetivas, esse questionário aborda a autopercepção do entrevistado a respeito de temas relacionados à funcionalidade muscular (Quadro 2).

Contudo, na identificação de casos positivos, a *performance* desse questionário é marcada por alta especificidade e sensibilidade baixa a moderada.[20] Por esse motivo, o mesmo estudo que propôs a versão brasileira do Sarc-F avaliou a associação da frequência de quedas e a circunferência da panturrilha ao questionário original, resultando em melhora significativa na sensibilidade observada (Sarc-CalIF – Quadro 3).[40]

• **QUADRO 2** Questionário Sarc-F

| Componente | Pergunta | Pontuação |
|---|---|---|
| Força | Quanta dificuldade você tem para levantar e carregar 5 kg? | Nenhuma = 0<br>Alguma = 1<br>Muita, ou não consegue = 2 |
| Ajuda para caminhar | Quanta dificuldade você tem para atravessar um cômodo? | Nenhuma = 0<br>Alguma = 1<br>Muita, usa apoios, ou incapaz = 2 |
| Levantar da cadeira | Quanta dificuldade você tem para levantar de uma cama ou cadeira? | Nenhuma = 0<br>Alguma = 1<br>Muita, ou não consegue sem ajuda = 2 |
| Subir escadas | Quanta dificuldade você tem para subir um lance de escadas de 10 degraus? | Nenhuma = 0<br>Alguma = 1<br>Muita, ou não consegue = 2 |

Somatório (0-10 pontos):
0-3: sem sinais sugestivos de sarcopenia no momento (cogitar reavaliação periódica).
≥ 4: sugestivo de sarcopenia (prosseguir com investigação diagnóstica completa).
Fonte: adaptação de Barbosa-Silva et al.[40]

• **QUADRO 3** Questionário SARC-CalIF

| Componente | Pergunta | Pontuação |
|---|---|---|
| Força | Quanta dificuldade você tem para levantar e carregar 5 kg? | Nenhuma = 0<br>Alguma = 1<br>Muita, ou não consegue = 2 |
| Ajuda para caminhar | Quanta dificuldade você tem para atravessar um cômodo? | Nenhuma = 0<br>Alguma = 1<br>Muita, usa apoios, ou incapaz = 2 |
| Levantar da cadeira | Quanta dificuldade você tem para levantar de uma cama ou cadeira? | Nenhuma = 0<br>Alguma = 1<br>Muita, ou não consegue sem ajuda = 2 |
| Subir escadas | Quanta dificuldade você tem para subir um lance de escadas de 10 degraus? | Nenhuma = 0<br>Alguma = 1<br>Muita, ou não consegue = 2 |
| Quedas | Quantas vezes você caiu no último ano? | Nenhuma = 0<br>1-3 quedas = 1<br>4 ou mais quedas = 2 |
| Panturrilha | Meça a circunferência da panturrilha direita exposta do(a) paciente em pé, com as pernas relaxadas e com os pés afastados 20 cm um do outro. | Mulheres:<br>> 33 cm = 0<br>≤ 33 cm = 10<br>Homens:<br>> 34 cm = 0<br>≤ 34 cm = 10 |

Somatório (0-20 pontos):
0-10: sem sinais sugestivos de sarcopenia no momento (cogitar reavaliação periódica).
11-20: sugestivo de sarcopenia (prosseguir com investigação diagnóstica completa).
Fonte: adaptação de Barbosa-Silva et al.[40]

Inúmeras metodologias podem ser utilizadas para a avaliação do estado nutricional, considerando as particularidades de cada fase da vida e um olhar integral e mais completo diante da complexidade do indivíduo adulto ou idoso com DM. O mais importante é que o profissional conheça as vantagens e as limitações do método, esteja capacitado para um manejo nutricional eficaz e respeite as características de cada contexto clínico.

## CONSIDERAÇÕES FINAIS

As particularidades referentes às fases da vida devem ser consideradas tanto na avaliação nutricional como no manejo dietético e educativo do adulto e do idoso com DM. A abordagem nutricional deve focar a prevenção e o tratamento das complicações agudas e crônicas, além de beneficiar o estado nutricional e a capacidade funcional do indivíduo. Destaca-se que a terapia nutricional deve ser individualizada, baseada em evidências e estar inserida em uma atuação interdisciplinar, na qual a pessoa com DM ocupe o protagonismo da tomada de decisões, no centro do cuidado.

## CASO CLÍNICO

Paciente MFS, sexo feminino, 79 anos. Tem diagnóstico de hipertensão, osteoartrose, dislipidemia e DM tipo 2 há 12 anos. Aposentada (atuou como costureira), viúva, mora sozinha e apresenta função cognitiva preservada.

Tem 3 filhos. Há 1 ano tem apresentado perda de peso, aparentemente associada à inapetência e ao baixo consumo alimentar.

Em anamnese, são verificados os seguintes dados:

- Peso: 56 kg / Estatura: 161 cm.
- IMC: 21,62 kg/m².
- HbA1c: 8,7%.
- Faz uso de hipoglicemiantes orais (não insulinizada).
- Circunferência de panturrilha: 29,7 cm / Circunferência de cintura: 101 cm.
- Filtração glomerular: 90 mL/minuto.
- Quedas: queixa de 5 quedas nos últimos 6 meses.
- Monitorização: realiza 1 a 2 vezes por semana, em jejum. Média de glicemia de jejum 112 mg/dL.
- Recordatório alimentar de 24 horas:
  - Café da manhã: café puro (sem açúcar) + 1 pão francês com manteiga.
  - Lanche da manhã: não realizou (às vezes consome biscoito de água e sal).
  - Almoço: rúcula + tomate + arroz branco + feijão (só o caldo) + 1 ovo (consome poucos vegetais; evita os mais adocicados, como cenoura e beterraba).
  - Lanche da tarde: café puro (sem açúcar) + 2 torradas integrais + queijo branco.
  - Jantar: igual ao almoço.
  - Ceia: não realiza.

Calcule a recomendação de proteína que a paciente deve consumir por dia.

Quais outras orientações são importantes para essa paciente? Quais pontos de atenção você considera relevantes para a conduta nutricional neste caso?

Aponte seu celular para o *QR Code* ao lado e assista ao vídeo com comentários sobre o caso clínico.

## REFERÊNCIAS BIBLIOGRÁFICAS


1. International Diabetes Federation. IDF Diabetes Atlas 2021 – 10th ed. Belgium, 2021. Disponível em: https://diabetesatlas.org/atlas/tenth-edition. Acesso em: 11 jul. 2022.
2. American Diabetes Association (ADA). Facilitating behavior change and well-being to improve health outcomes: standards of medical care in diabetes – 2022. Diabetes Care. 2022;45(Suppl 1):S60-S82.
3. Mota JF, Strufaldi MB. Diabetes mellitus. In: Cuppari L. (org.). Nutrição clínica no adulto. 4.ed. Barueri: Manole; 2019. p.205-22.
4. Silva Filho R, Albuquerque L, Cavalcanti S, et al. Tratamento farmacológico da hiperglicemia no DM2. Diretriz Oficial da Sociedade Brasileira de Diabetes (2022). Disponível em: https://diretriz.diabetes.org.br/tratamento-farmacologico-da-hiperglicemia-no-dm2/. Acesso em: 1 jul. 2022.
5. Diretrizes da Sociedade Brasileira de Diabetes 2019-2020. Princípios gerais da orientação nutricional no diabetes mellitus. São Paulo: Clannad; 2019. p.97-130.
6. Campos LF, Hafez VCB, Barreto PA, et al. Diretriz Braspen de terapia nutricional no diabetes mellitus. Braspen J. 2020;35(Supl 4):2-22.
7. American Diabetes Association (ADA). Comprehensive medical evaluation and assessment of comorbidities: standards of medical care in diabetes – 2022. Diabetes Care. 2022;45(Suppl. 1):S46-S59.
8. Pititto B, Dias M, Moura F, et al. Metas no tratamento do diabetes. Diretriz Oficial da Sociedade Brasileira de Diabetes (2022). Disponível em: https://diretriz.diabetes.org.br/metas-no-tratamento-do-diabetes/. Acesso em: 1 jul. 2022.
9. International Diabetes Federation. IDF global guideline for managing older people with type 2 diabetes. Belgium; 2015.
10. Battelino T, Danne T, Bergenstal RM, et al. Clinical targets for continuous glucose monitoring data interpretation: recommendations From the International Consensus on Time in Range. Diabetes Care. 2019; dci190028.
11. UK Prospective Diabetes Study (UKPDS) Group. Intensive blood-glucose control with sulphonylureas or insulin compared with conventional treatment and risk of complications in patients with type 2 diabetes (UKPDS 33). Lancet. 1998;352:837-53.
12. Patel A, MacMahon S, Chalmers J, et al. Intensive blood glucose control and vascular outcomes in patients with type 2 diabetes. N Engl J Med. 2008;358:2560-72.
13. Nathan DM, Genuth S, Lachin J, et al. The effect of intensive treatment of diabetes on the development and progression of longterm complications in insulindependent diabetes mellitus. N Engl J Med. 1993;329:977-86.
14. Stratton IM, Adler AI, Neil HA, et al. Association of glycaemia with macrovascular and microvascular complications of type 2 diabetes (UKPDS 35): prospective observational study. BMJ. 2000;321(7258):405-12.
15. Kim KS, Park KS, Kim MJ, et al. Type 2 diabetes is associated with low muscle mass in older adults. Geriatr Gerontol Int. 2014;14(Suppl 1):115-21.

16. Barroso WKS, Rodrigues CIS, Bortolotto LA, et al. Diretrizes brasileiras de hipertensão arterial – 2020. Arq Bras Cardiol. 2021;116(3):516-658.
17. Evert AB, Dennison M, Gardner CD, et al. Nutrition therapy for adults with diabetes or prediabetes: a consensus report. Diabetes Care. 2019;42:731-54.
18. Diretrizes da Sociedade Brasileira de Diabetes 2019-2020. Educação em diabetes mellitus. São Paulo: Clannad; 2019. p.163-73.
19. Cruz-Jentoft AJ, Bahat G, Bauer J, et al. Sarcopenia: revised European consensus on definition and diagnosis. Age Ageing. 2019;48(1):16-31.
20. Gonçalves TJM, Horie LM, Gonçalves SEAB, et al. Diretriz Braspen de terapia nutricional no envelhecimento. Braspen J. 2019;34(Supl 3):2-58.
21. Leenders M, Verdijk LB, van der Hoeven L, et al. Patients with type 2 diabetes show a greater decline in muscle mass, muscle strength, and functional capacity with aging. J Am Med Dir Assoc. 2013;14(8):585-92.
22. Mesinovic J, Zengin A, De Courten B, et al. Sarcopenia and type 2 diabetes mellitus: a bidirectional relationship. Diabetes Metab Syndr Obes. 2019;12:1057-72.
23. Chapman LE, Darling AL, Brown JE. Association between metformin and vitamin B12 deficiency in patients with type 2 diabetes: a systematic review and meta-analysis. Diabetes Metab. 2016;42(5):316-27.
24. Trierweiler H, Kisielewicz G, Hoffmann JT, et al. Sarcopenia: a chronic complication of type 2 diabetes mellitus. Diabetol Metab Syndr. 2018;10:25.
25. Deutz NEP, Bauer JM, Barazzoni R, et al. Protein intake and exercise for optimal muscle function with aging: recommendations from the Espen Expert Group. Clin Nutr. 2014;33(6):929-36.
26. Bauer J, Biolo G, Cederholm T, et al. Evidence-based recommendations for optimal dietary protein intake in older people: a position paper from the Prot-Age Study Group. J Am Med Dir Assoc. 2013;14(8):542-59.
27. Franzke B, Neubauer O, Cameron-Smith D, et al. Dietary protein, muscle and physical function in the very old. Nutrients. 2018;10(7).
28. Pennings B, Koopman RM, Senden JM, et al. Exercising before protein intake allows for greater use of dietary protein-derived amino acids for de novo muscle protein synthesis in both young and elderly men. Am J Clin Nutr. 2011;93(2):322-31.
29. Van Loon LJ. Leucine as a pharmaconutrient in health and disease. Curr Opin Clin Nutr Metab Care. 2012;15(1):71-7.
30. Volkert D, Beck AM, Cederholm T, et al. Espen guideline on clinical nutrition and hydration in geriatrics. Clin Nutr. 2019;38(1):10-47.
31. Sajoux I, Bellon A, Vidal J. Challenges in treatment of obesity in the elderly. Endocrinol Metab Int J. 2017:291-97.
32. Sanz-París A, García JM, Gómez-Candela C, et al. Study Vida Group. Malnutrition prevalence in hospitalized elderly diabetic patients. Nutr Hosp. 2013;28(3):529-9.
33. Sanz-París A, Matía-Martín P, Martín-Palmero A, et al. Diabetes-specific formulas high in monounsaturated fatty acids and metabolic outcomes in patients with diabetes or hyperglycaemia: a systematic review and meta-analysis. Clin Nutr. 2020;39(11):3273-82.
34. Ribeiro SML, Melo CM, Tirapegui J. Avaliação nutricional: teoria e prática. 2.ed. Rio de Janeiro: Guanabara Koogan; 2018.
35. Perissinotto E, Pisent C, Sergi G, et al. Anthropometric measurements in the elderly: age and gender differences. Br J Nutr. 2002;87:177-86
36. Najas M, Nebuloni CC. Avaliação do estado nutricional. In: Ramos LR, Toniolo Neto J. Guia ambulatorial e hospitalar Unifesp-EPM: geriatria e gerontologia. Barueri: Manole; 2005.
37. Organização Pan-Americana de Saúde (Opas). XXXVI Reunion del Comite Asesor de Investigaciones en Salud – Encuesta Multicéntrica – Salud Bienestar y Envejecimiento (Sabe) en América Latina y el Caribe. 2001.

38. De Lorenzo A, Soldati L, Sarlo F, et al. New obesity classification criteria as a tool for bariatric surgery indication. World J Gastroenterol. 2016;22(2):681-703.
39. Ida S, Kaneko R, Murata K. Sarc-F for screening of sarcopenia among older adults: a meta-analysis of screening test accuracy. J Am Med Dir Assoc. 2018;19(8):685-9.
40. Barbosa-Silva TG, Bielemann RM, Gonzalez MC, et al. Prevalence of sarcopenia among community-dwelling elderly of a medium-sized South American city: results of the Como Vai? study. J Cachexia Sarcopenia Muscle. 2016;7(2):136-43.

# Parte 3

## Abordagem nutricional do diabetes *mellitus* em situações especiais

# 7

# Manejo nutricional nas complicações agudas e crônicas

*Letícia Fuganti Campos*

## INTRODUÇÃO

Pacientes com diabetes *mellitus* (DM) devem receber terapia nutricional (TN) orientada por profissional com conhecimento e experiência na doença. A TN é recomendada para todos os pacientes com DM, incluindo diabetes tipo 1 (DM tipo 1), diabetes tipo 2 (DM tipo 2), DM gestacional e pré-diabetes.[1-3]

Os objetivos da TN no paciente com DM são alcançar e manter o estado nutricional adequado; atingir metas individualizadas de glicemia, pressão arterial e lipídios; e retardar ou prevenir as complicações agudas e crônicas do diabetes.[1,3] A TN oral desempenha papel fundamental para que o paciente com DM possa atingir as metas terapêuticas de seu tratamento e deve ser instituída de forma precoce e mantida como componente integrado ao plano geral de tratamento ao longo da progressão da doença.[1]

## COMPLICAÇÕES AGUDAS

As complicações agudas do DM exigem intervenção nutricional planejada e precoce. As complicações agudas abordadas neste capítulo são a hipoglicemia e a hiperglicemia, incluindo o manejo nutricional da hiperglicemia intra-hospitalar.

## HIPOGLICEMIA

A hipoglicemia é um dos grandes limitadores no manejo do controle glicêmico em pacientes com DM tipo 1 e tipo 2. Glicemias abaixo de 70 mg/dL são classificadas como hipoglicemia nível 1, e glicemias abaixo de 54 mg/dL, hipoglicemia nível 2. Hipoglicemia nível 3 é caracterizada por alterações mentais ou estado físico que exija assistência para o tratamento. Como muitos indivíduos com DM apresentam deficiência na resposta contrarregulatória ou hipoglicemias com redução do nível de consciência, glicemias abaixo de 70 mg/dL já são consideradas clinicamente importantes independentemente da severidade ou dos sintomas.[1] A hipoglicemia costuma estar acompanhada de alguns dos seguintes sintomas: tremor, suor, calafrios, confusão mental, tontura, taquicardia, fome, náusea, sonolência, visão embaçada, dor de cabeça, sensação de formigamento e, em casos mais graves, convulsões e inconsciência.[1-2] A falta de reconhecimento de sintomas é um item importante que deve ser pontuado, sobretudo em pacientes com DM tipo 1 de longa data.[2]

O tratamento da hipoglicemia deve ser realizado com 15 a 20 g de carboidrato simples. Após corrigir a glicemia, o paciente deve aguardar 15 minutos para medir novamente (não há estudos em pacientes que apresentam gastroparesia). Se a glicemia se mantiver baixa, o paciente deve ser orientado a repetir o tratamento.[1,2] Indivíduos que apresentam hipoglicemia nível 2 devem consumir 30 g de carboidratos. No caso de redução do nível de consciência, não se recomenda a oferta de líquidos, pelo risco de aspiração. O glucagon pode ser prescrito para hipoglicemias níveis 2 ou 3, e os indivíduos que convivem com os pacientes devem ser orientados sobre como realizar sua administração caso necessário, uma vez que ela não precisa ser limitada aos profissionais de saúde.[1] A administração pode ser feita tanto por via subcutânea como intramuscular, e o diluente deve ser misturado com o pó (glucagon liofilizado) no momento da aplicação. O paciente deve responder ao tratamento em um intervalo de 10 minutos, e após a correção do quadro deve se alimentar. Atenção: hipoglicemia de nível 3 pode necessitar de intervenção da emergência médica.[2]

Para prevenção de nova crise de hipoglicemia, o paciente deve ser orientado a, após normalizar a glicemia, caso a próxima refeição não esteja planejada para acontecer no período de 1 hora, realizar um lanche ou antecipar a refeição. A refeição que visa à prevenção da hipoglicemia deve incluir fibras e proteínas. Isso também é válido para ceia no caso de pacientes com hipoglicemia noturna, para lanches antes da prática de exercício físico ou em qualquer horário em que o paciente tenha risco de ter hipoglicemia.[2]

Entretanto, é importante destacar que, para o tratamento da hipoglicemia, os carboidratos simples devem ser consumidos isoladamente, sem associar fibras, proteínas ou gordura, as quais podem retardar o esvaziamento gástrico e, por consequência, a correção da glicemia. Além disso, o paciente também deve sempre dispor de alimentos para correção da hipoglicemia.[2] Hipoglicemias níveis 2 ou 3 recorrentes exigem intervenção médica para ajuste de medicação, intervenção comportamental ou assistência com dispositivos de tecnologia para prevenção e identificação.[1]

## HIPERGLICEMIA

O paciente com DM, quando exposto a algum estresse, como doença, trauma, cirurgia ou choque, pode apresentar piora no controle glicêmico, cetoacidose diabética ou hiperglicemia hiperosmolar, condições de risco de vida que exigem acompanhamento médico. Cetose, vômitos ou alteração de consciência requerem ajuste da medicação, e na ocorrência de infecção ou desidratação é provável que o paciente necessite de hospitalização. A hiperglicemia causa perdas urinárias de água e eletrólitos, como sódio e potássio, e a ingestão destes deve ser assegurada. Para adultos, a recomendação é a ingestão de 45 a 50 g de carboidratos a cada 3 a 4 horas para evitar cetoacidose.[2]

A meta calórica e proteica de pacientes com DM descompensados deve ser individualizada, considerando os objetivos da TN e a condição clínica do paciente. Para pacientes não críticos com DM e eutrofia, a recomendação é de 25 a 35 kcal/kg/dia e 1 a 1,5 g/kg/dia de proteína. Em pacientes críticos, a necessidade na fase aguda precoce, entre 1 e 3 dias, pode ser entre 12 e 18 kcal/kg/dia e na fase aguda tardia, e entre 4 e 7 dias entre 20 e 25 kcal/kg/dia e aporte proteico superior a 1,3 g/kg/dia.[3]

Restrições alimentares excessivas podem levar à diminuição da ingestão alimentar e contribuir para perda de peso involuntária e consequente desnutrição, além de a alimentação inadequada aumentar o risco de sarcopenia e de fragilidade em idosos com DM.[3] A inapetência também é comum em pacientes descompensados, o que pode retardar a introdução da TN. Não existe a necessidade de alteração da consistência dos alimentos para esses pacientes, mas sim ajuste de macronutrientes para viabilizar o controle metabólico e ao mesmo tempo atender às necessidades clínicas e nutricionais.[2]

## HIPERGLICEMIA INTRA-HOSPITALAR

A hiperglicemia é uma ocorrência frequente em pacientes internados.[3,4] Estudo com 3.484.795 pacientes mostrou que 32% deles apresentaram glicemia > 180 mg/dL durante algum momento da internação.[5] A glicose é o substrato preferencial para produção de energia em situações de emergência, e vários são os fatores que podem contribuir para o descontrole glicêmico, incluindo a fase aguda da doença grave ou o pós-operatório de cirurgia de grande porte. As alterações nos hormônios contrarregulatórios, o aumento das citocinas inflamatórias, a gliconeogênese e a resistência periférica à insulina são algumas das características da resposta neuroendócrina ao estresse agudo levando à hiperglicemia.[3,5,6] Atualmente é consenso que a glicemia tem valor prognóstico, e a manutenção de níveis dentro da normalidade durante a internação pode contribuir para reduzir complicações e melhorar desfechos.[3,7]

A TN, quando adequada e individualizada, pode proporcionar benefícios metabólicos e clínicos para esses indivíduos.[3,7] A TN via oral deve ser preferencial, quando possível, para todos os pacientes com DM. Quando o consumo for insuficiente, o uso de suplemento nutricional oral (SNO) pode ser prescrito. Se a via oral for contraindicada ou não atingir as necessidades nutricionais, mesmo com SNO, a nutrição enteral (NE) deve ser implementada, seguindo as mesmas indicações que para os demais pacientes sem DM.[2,3,8,9]

Os pacientes com DM podem se beneficiar de fórmulas especializadas para DM, tanto na forma de NE como SNO, por facilitar o controle glicêmico.[2,3,8-13] As fórmulas especializadas para controle glicêmico possuem composição nutricional diferenciada, com menor teor de carboidratos simples, maior quantidade de fibras e de ácidos graxos monoinsaturados (Mufa), que diminuem o índice glicêmico da fórmula e reduzem a resistência à insulina, por aumentarem a fluidez das membranas celulares.[2,3,8-13] Revisões sistemáticas mostram que a utilização dessas fórmulas resulta em melhor controle glicêmico em comparação com as fórmulas padrão.[10-13]

A revisão sistemática de Elia et al.,[12] que incluiu 23 estudos clínicos randomizados e 784 pacientes, mostrou que a fórmula especializada reduziu a glicemia pós-prandial em 6 estudos, os picos de glicemia em 2 estudos e a área sob a curva da glicemia em 4 estudos quando comparados com fórmulas padrão. Outras revisões sistemáticas mostraram ainda redução da necessidade de insulina e de complicações com a fórmula especializada.[10-13] Análises retrospectivas evidenciam também que a utilização de fórmula especializada para o controle glicêmico, tanto a SNO como a NE, reduz custo, tempo de internação e mortalidade.[14,15]

Com relação ao método de infusão da NE, é fundamental que a infusão esteja de acordo com o esquema de insulina.[3] A administração gástrica é a via preferencial, e a administração pós-pilórica deve ser restrita a pacientes com alto rico de aspiração ou intolerância à administração gástrica.[3,16] Todavia, é fundamental avaliar a gastroparesia diabética para evitar aporte nutricional inadequado e consequente hipoglicemia.[3,9,16] Em casos de gastroparesia, pode-se adotar algumas estratégias nutricionais para otimizar o esvaziamento gástrico: uso de dieta isosmolar, fórmula isenta de fibra e com menor quantidade de lipídios.[3]

## COMPLICAÇÕES CRÔNICAS

As complicações crônicas apresentam grande impacto na morbimortalidade do DM e nos custos despendidos com a doença. O DM e suas complicações resultaram em quase 5 milhões de mortes em 2015, o equivalente a 1 óbito a cada 6 segundos. As doenças cardiovasculares são a principal causa de óbito entre os indivíduos com DM, equivalendo a cerca de metade das mortes.[17,18] Em média os países despendem entre 5 e 20% de seu gasto em saúde com DM. Nos EUA, o DM representa um gasto de mais de 727 bilhões de dólares para o sistema de saúde (12% do gasto total com adultos).[17,19] No Brasil, dados recentes avaliando pacientes com DM tipo 2 mostram gasto de 197 dólares por paciente por ano.[20]

As complicações crônicas do DM são divididas em macrovasculares, que incluem as doenças cardiovasculares (doença coronariana, doença cerebrovascular e doença arterial periférica) e as microvasculares, como retinopatia, nefropatia e neuropatia. Essas complicações são extremamente prevalentes: cerca de metade dos portadores de DM tipo 2 apresenta complicações macrovasculares, e cerca de um terço apresenta complicações microvasculares. Ainda, o DM tem sido associado também com outras inúmeras doenças, por contribuir para o agravamento direta ou indiretamente, como em doenças musculoesqueléticas, do sistema digestivo, de função cognitiva e diversos tipos de câncer.[17,18]

Entre as complicações do DM, as doenças cardiovasculares e a nefropatia diabética (ND) são as que merecem maior destaque no manejo nutricional. As doenças cardiovasculares podem ser prevenidas com o controle da hipertensão e dislipidemias, e as dietas clássicas preconizadas para esse efeito estão descritas no Capítulo 11.

## NEFROPATIA DIABÉTICA

A exposição à hiperglicemia crônica pode ocasionar danos, disfunções e falência nos rins, que têm como uma das principais funções a manutenção do equilíbrio homeostático sobre os eletrólitos, líquidos e solutos orgânicos (sódio, cloreto, fosfato, cálcio e magnésio) e a capacidade de excretar os substratos do metabolismo. Assim, na ND pode ocorrer acúmulo desses solutos no organismo, afetando o estado de saúde geral do paciente.[21-23]

Pacientes com melhor controle, particularmente com concentração da hemoglobina glicada (HbA1c) < 7%, apresentam menor risco para o desenvolvimento da ND e retardo da progressão da doença renal. Essa ação protetora de progressão é observada após períodos longos de melhora do controle glicêmico.[21,23,24]

Uma das formas de controle e prevenção da ND é a triagem, a fim de detectar possíveis danos renais. Segundo a Sociedade Brasileira de Diabetes (SBD),[25] o rastreamento da ND deve ser iniciado logo ao diagnóstico de DM nos pacientes com DM tipo 2 e após 5 anos do início nos casos de DM tipo 1, a partir dos 11 anos de idade. É recomendado rastreamento anual por meio da dosagem de albumina urinária ou relação albumina/creatinina em amostra de urina, com o cálculo da taxa de filtração glomerular pela CKD-EPI (Chronic Kidney Disease Edipemiology Collaboration) com base na creatinina sérica.[26,27] A SBD endossa o estadiamento, que combina estágio de perda de função baseado na taxa de filtração glomerular e na excreção urinária de albumina, utilizando os dois parâmetros de forma complementar.[25] Todo teste anormal da relação albumina/creatinina (acima de 30 mg/g) ou concentração de albumina (acima de 30 mg/L) deve ser confirmado em, pelo menos, 2 de 3 amostras coletadas com intervalo de 3 a 6 meses por causa da variabilidade diária.[25]

A redução da função renal contribui para a depleção de reservas de gorduras e proteínas, especialmente do tecido muscular. Essa perda requer atenção para o diagnóstico nutricional a partir da análise da composição corporal e de parâmetros laboratoriais, a fim de determinar as reservas corporais. No diagnóstico de depleção nutricional, esta deve ser corrigida por meio de oferta suficiente de proteína e de energia, para que não ocorra desnutrição. Na fase não dialítica, carboidratos constituem o principal substrato energético, considerando que há ocorrência frequente de dislipidemia e restrição proteica, o que posterga o início da terapia dialítica e reduz a sintomatologia urêmica. A restrição proteica deve ser individualizada e os parâmetros, acompanhados periodicamente.[2]

A aceitação alimentar e, por consequência, o consumo energético frequentemente estão aquém do recomendado em pacientes com ND. Machado et al.,[28] em estudo realizado em São Paulo, encontraram o consumo médio de 25 kcal/kg/dia em pacientes ambulatoriais não dialíticos, enquanto Avesani et al.[29] encontraram ingestão energética ainda menor (média de 22,4 kcal/kg/dia). Esses valores são muito inferiores aos recomendados nas diretrizes internacionais do *KDOQI* (*Kidney disease outcomes quality initiative*), que recomendam consumo energético entre 30 e 35 kcal/kg/dia para manutenção do equilíbrio nitrogenado e do estado nutricional.[30]

O consumo de proteína em pacientes com DM e doença renal crônica sem terapia renal substitutiva não deve ser inferior a 0,8 g/kg/dia, pois não altera as medidas glicêmicas, o risco cardiovascular ou diminui a taxa de filtragem glomerular, além de poder aumentar o risco de desnutrição.[1,2,30,31]

Tanto a quantidade quanto a qualidade (alto valor biológico) da ingestão de proteínas devem ser otimizadas para atender aos requisitos de aminoácidos essenciais, necessitando de acompanhamento clínico e laboratorial adequado do estado nutricional no indivíduo com DM e doença renal crônica.

A terapia renal substitutiva pode promover o prolongamento de vida, mas também pode ocasionar alterações no organismo, podendo prejudicar o estado nutricional, causar anemia, doença óssea, acidose metabólica e alterações cardiovasculares. A abordagem nutricional é fundamental também durante a terapia renal substitutiva para diagnosticar, prevenir e tratar comorbidades relacionadas à nutrição, visto que há grande influência sobre a morbimortalidade nessa população. Após o início da hemodiálise ou da diálise peritoneal as recomendações nutricionais devem ser reajustadas em função da perda de nutrientes durante o procedimento, principalmente a perda proteica. Após o início da terapia renal substitutiva, a quantidade de proteína deve ser ajustada para entre 1 e 1,2 g/kg/dia.[1,2,30,31]

A recomendação de potássio e fósforo deve ser individualizada e ajustada para manter níveis séricos normais, tanto em pacientes em terapia renal substitutiva como em tratamento conservador. Assim, é fundamental monitorar os níveis séricos desses eletrólitos e restringir na vigência de alteração laboratorial. A restrição alimentar deve ser individualizada, baseada na avaliação nutricional e laboratorial e definida e acompanhada pela equipe multidisciplinar para evitar restrições desnecessárias, que reduzam a variedade da dieta, o consumo de nutrientes importantes e ainda resultem em menor adesão à dieta.[30,32,33]

A alimentação do indivíduo com DM e ND deve ser rica em hortaliças, frutas e grãos integrais para suprir as necessidades de vitaminas, micronutrientes e fibras. As fontes preferidas de proteína são o peixe, as leguminosas e as aves para repor perdas proteicas durante a realização da diálise. As gorduras *trans*, as saturadas e a carne vermelha devem ser evitadas, assim como os açúcares adicionados e o excesso de sódio, para prevenção de possíveis complicações cardiovasculares.[25] Todas as recomendações nutricionais devem ser individualizadas com foco no paciente, com base no histórico e na condição clínica apoiada nos profissionais que acompanham o paciente.

## ÚLCERA EM PÉ DIABÉTICO OU ÚLCERA DE DECÚBITO

Outra complicação que merece destaque dentro do manejo nutricional são as úlceras em pé diabético ou úlcera de decúbito em pacientes com DM. Feridas dérmicas facilmente cicatrizadas em pacientes saudáveis podem evoluir para úlceras de difícil cicatrização em indivíduos com DM, que são o principal contribuinte para a amputação de membros inferiores nesses indivíduos.[34,35] O manejo nutricional exerce papel importante nessas complicações por seu envolvimento com a cicatrização.

A úlcera em pé diabético é a principal causa de hospitalização de pacientes com DM em países desenvolvidos, e está entre as principais causas de morbimortalidade, com tempo médio de 6 meses para a cicatrização e necessidade de amputação em até um terço dos casos.[36,37] Em uma publicação nacional, a incidência de amputações de membros inferiores na região metropolitana do Rio de Janeiro foi de 13,9 por 100 mil habitantes para a população geral e de 180,6 por 100 mil habitantes em diabéticos, o que representa uma taxa 13 vezes maior.[38]

A cicatrização cutânea se caracteriza por processo dinâmico que envolve uma rede complexa de interações extracelulares, mediadores químicos e células locais e inflamatórias. O processo de cicatrização envolve as seguintes fases sequenciais que se relacionam de maneira dinâmica e não individualizadas: fase inflamatória, fase proliferativa, fase de formação do tecido conjuntivo, fase de contração e fase final de remodelamento. Pacientes com DM apresentam prejuízo na cicatrização pelo desequilíbrio da resposta inflamatória, com acúmulo prolongado de células inflamatórias e produção excessiva de citocinas inflamatórias, alteração na síntese de colágeno e redução da força tênsil, podendo persistir na fase inflamatória e não progredir para as próximas fases da cicatrização de feridas.[39] A úlcera em pé diabético é consequência também da neuropatia, pela dificuldade de percepção de lesões nas extremidades, e/ou de doença vascular periférica.

A nutrição tem papel fundamental no processo cicatricial, e consequentemente tanto na prevenção como no tratamento dessas complicações. O aporte calórico e proteico adequado é a base para facilitar a cicatrização, e alguns micronutrientes também são cruciais. As proteínas exercem papel determinante, sendo fundamental a oferta de adequado aporte proteico e também de determinados aminoácidos; desses, os mais estudados na cicatrização são a arginina e glutamina.[40,41] Estudo com 57 pacientes com DM e úlcera em pé diabético mostrou que as concentrações de arginina, isoleucina, leucina e treonina estavam significativamente mais altas no grupo que apresentou cicatrização eficiente do que no grupo que não apresentou bom processo cicatricial.[42] Alguns lipídios apresentam propriedades anti-inflamatórias, e a maior proporção de ômega-3 para ômega-6 na fase inflamatória parece ser benéfica. As vitaminas igualmente desempenham papel importante na cicatrização pelo estímulo da síntese de colágeno e ação antioxidante, e as mais estudadas são as vitaminas A, C, D e E. Os oligoelementos também são fundamentais no processo cicatricial e no reparo tecidual, sobretudo o zinco, o selênio e o cobre.[40,41]

Revisão sistemática com suplementação de nutrientes específicos para cicatrização em DM incluiu 9 estudos em animais e 4 estudos em humanos e concluiu, entretanto, que em animais a suplementação parece ser mais efetiva que em humanos, e os suplementos com melhores resultados foram a cúrcuma, a arginina e a vitamina E.[43]

A utilização de probiótico também foi recentemente estudada no processo de cicatrização em ratos diabéticos. Ratos induzidos ao diabetes foram randomizados e submetidos à incisão com *punch* para avaliação do processo cicatricial. A contração da ferida foi maior no grupo que recebeu probiótico (1 x $10^9$ UFC/g de *Lactobacillus paracasei* LPC-37, *Bifidobacterium lactis* HN0019, *Lactobacillus rhamnosus* HN001 e *Lactobacillus acidophilus* NCFM) quando comparado com o grupo controle, o que resultou em menor área cruenta (832 ± 187 *vs* 1.092 ± 250 $mmc^2$, p = 0,01). Além disso, o grupo que recebeu probióticos aumentou colágeno tipo I do terceiro para o décimo dia de pós-operatório (p = 0,01), o que não ocorreu no grupo controle (p = 0,48). A análise do escore histológico final mostrou melhor grau de cicatrização no grupo que recebeu probiótico quando comparado com o controle (P10 = 3 *vs*. C10 = 0, p < 0,01), com menos polimorfonucleares (p < 0,01) e mais neovasos (p < 0,01). A conclusão do estudo foi a de que a suplementação perioperatória de probióticos promove aceleração da cicatrização cutânea em ratos diabéticos, possivelmente por atenuar a resposta inflamatória e aumentar a neovascularização e a deposição de colágeno tipo I.[39] Todavia, estudos clínicos devem ser conduzidos para avaliar os efeitos positivos da suplementação de probióticos na cicatrização.

## CONSIDERAÇÕES FINAIS

O manejo nutricional deve focar tanto a prevenção como o tratamento das complicações agudas, de maneira precoce, como em retardar ou prevenir as complicações crônicas, de maneira contínua, com a adoção de hábitos alimentares adequados instituída desde o diagnóstico do DM e mantida como componente integrado ao plano geral de tratamento ao longo da progressão da doença. Por se tratar de uma doença crônica, é fundamental que a TN para indivíduos com DM seja individualizada de acordo com as particularidades de cada paciente, e é fundamental que seja mantida a individualidade e preferências culturais e pessoais de cada paciente, além do prazer em se alimentar, evitando prejulgamentos e restrições alimentares sem comprovação científica.[44]

## CASO CLÍNICO

Paciente LM, 34 anos, DM tipo 1 há 17 anos e insuficiência renal crônica grave (descompensou recente). Utiliza bomba de insulina há 3 anos, média de 21 U de insulina (fator de sensibilidade [FS]: 1 : 50 mg/dL e 1 U : 15 g de carboidratos. Consumo médio de 80 g de carboidratos por dia).

Peso 75,8 kg (com edema), IMC: 27,3 kg/$m^2$, percentual de gordura 22,1% (15,9 kg de gordura e 56,1 kg de massa muscular).

Queixas: edema, piora na função renal após múltiplas infecções. Sempre restringiu carboidratos e consumiu média de proteína 1,8 g/kg/dia, segundo recordatório de 24 horas, agora desorientada sobre o que consumir. Pratica exercício aeróbico e musculação todos os dias.

Exames: creatinina: 3,02 mg/dL, taxa de filtração glomerular: 19 mL/min/$1,73^2$ , fósforo: 4,1 mg/dL, potássio: 5,4 mmol/L, microalbuminúria: 103,6 mg/g, ferro: 46 mcg/dL, colesterol total: 189 mg/dL, HDL: 32 mg/dL, LDL: 140 mg/dL – triglicerídeos: 82 mg/dL, vitamina D: 23 ng/dL – proteínas totais: 6,4 g/dL, albumina: 3,4 g/dL, hemoglobina: 11,6 g/dL, glicemia: 196 mg/dL, ureia: 200 mg/dL, sódio: 135 mmol/L, HbA1C: 6,4%.

Calcule a recomendação de proteína que a paciente deve consumir por dia. Quais outras orientações são importantes para essa paciente? Restrição de mais algum micronutriente?

Aponte seu celular para o *QR Code* ao lado e assista ao vídeo com comentários sobre o caso clínico.

## REFERÊNCIAS BIBLIOGRÁFICAS


1. Standards of Medical Care in Diabetes – 2022. Diabetes Care. 2022;45(1):S1-S2.
2. Princípios gerais da orientação nutricional no diabetes mellitus. In: Diretrizes da Sociedade Brasileira de Diabetes 2019-2020. São Paulo: Clannad; 2019.
3. Campos LF, Hafez VCB, Barreto PA, et al. Diretriz BRASPEN de Terapia Nutricional no Diabetes Mellitus. Braspen J. 2020;35(Suppl 4).
4. McMahon MM, Nystrom E, Braunschweig C, et al. Aspen clinical guidelines: nutrition support of adult patients with hyperglycemia [published correction appears in JPEN J Parenter Enteral Nutr. 2014 May;38(4):524. JPEN J Parenter Enteral Nutr. 2013;37(1):23-36.
5. Swanson CM, Potter DJ, Kongable GL, et al. Update on inpatient glycemic control in hospitals in the United States. Endocr Pract. 2011;17(6):853-61.
6. Barazzoni R, Deutz NEP, Biolo G, et al. Carbohydrates and insulin resistance in clinical nutrition: recommendations from the Espen expert group. Clin Nutr. 2017;36(2):355-63.
7. American Diabetes Association Diabetes Care. 2020;43(Suppl 1):S48-S65. Medical Nutrition Therapy: Standards of Medical Care in Diabetes – 2020.
8. Sanz-Paris A, Hernandez JA, Ballesteros-Pomar, et al. Evidence-based recommendations and expert consensus on enteral nutrition in the adult patient with diabetes mellitus or hyperglycemia. Nutrition. 2017;41:58-67.
9. Cunha MR, Campos LF, Silva JGN. Diabetes mellitus tipo 2. In: Waitzberg DL. Nutrição oral, enteral e parenteral na prática clínica. São Paulo: Atheneu; 2017.

10. Ojo O, Brooke J. Evaluation of the role of enteral nutrition in managing patients with diabetes: a systematic review. Nutrients. 2014;6(11):5142-52.
11. Ojo O, Weldon SM, Thompson T, et al. The effect of diabetes-specific enteral nutrition formula on cardiometabolic parameters in patients with type 2 diabetes: a systematic review and meta-analysis of randomised controlled trials. Nutrients. 2019;11(8):E1905.
12. Elia M, Ceriello A, Laube H, et al. Enteral nutritional support and use of diabetes-specific formulas for patients with diabetes: a systematic review and meta-analysis. Diabetes Care. 2005;28(9):2267-79.
13. Sanz-París A, Matía-Martín P, Martín-Palmero Á, et al. Diabetes-specific formulas high in monounsaturated fatty acids and metabolic outcomes in patients with diabetes or hyperglycaemia: a systematic review and meta-analysis. Clinical Nutrition. 2020.
14. Hamdy O, Ernst FR, Baumer D, et al. Differences in resource utilization receiving glycemia-target specialized nutrition vs standard nutrition formulas in the U.S. hospitals. JPEN. 2014;38(2):86S-91S.
15. Han YY, Lai SR, Partridge JS, et al. The clinical and economic impact of the use of diabetes-specific enteral formula on ICU patients with type 2 diabetes. Clin Nutr. 2017;36:1567e72.
16. Braspen. Diretriz brasileira de terapia nutricional no paciente grave. Braspen Journal. 2018;33(Suppl 1):2-36.
17. Diretrizes da Sociedade Brasileira de Diabetes 2017-2018: Epidemiologia e Impacto Global do Diabetes Mellitus. p.12-8.
18. Zheng Y, Ley SH, Hu FB. Global aetiology and epidemiology of type 2 diabetes mellitus and its complications. Nature Reviews Endocrinology. 2018;14(2):88-98.
19. International Diabetes Federation. Disponível em: https://Www.Idf.Org/Aboutdiabetes/What-Is-Diabetes/Facts-Figures.Html. Acesso em: 12 maio 2022.
20. Henriques RS, Steimbach LM, Baptista DR, et al. Custos diretos de diabetes do tipo 2: um estudo de custos de doenças brasileiro. Int J Technol Avaliar Cuidados de Saúde. 2018;34(2):180-8.
21. Kidney disease outcomes quality initiative (KDOQI) and American Academy of Nutrition and Dietetics (AND). Clinical practice guideline for nutrition in chronic kidney disease. 2019.
22. Zambra B, Huth B. Terapia nutricional em pacientes portadores de insuficiência renal crônica em hemodiálise. Rev Contexto Saúde. 2010;10(19):E6772.
23. Riella MC, Martins C (eds.). Nutrição e o rim. 2.ed. Rio de Janeiro: Guanabara Koogan; 2013.
24. Kalantar-Zadeh K, Tortorici AR, JL C, et al. Dietary restrictions in dialysis patients: is there anything left to eat? Semin Dial. 2015;28(2):E15968.
25. Sociedade Brasileira de Diabetes (SBD). Doença renal do diabetes: diretriz da Sociedade Brasileira de Diabetes 2021.
26. Standards of medical care in diabetes – 2015: summary of revisions. Diabetes Care. 2015;(12):E38488.
27. US. National Key Foundation. Disponível em: www.kidney.org. Acesso em: 16 fev. 2022.
28. Machado AD, Anjos FSNS, Domingos MAM, et al. Ingestão dietética de pacientes com doença renal crônica não dialítica: o estudo Progredir. Um estudo transversal. São Paulo Med J. 2018;136(3):208-15.
29. Avesani CM, Kamimura MA, Draibe AS, et al. A ingestão de energia está subestimada em pacientes com doença renal crônica não dialisada? J Ren Nutr. 2005;15(1):159-65.
30. Ikizler TA, Burrowes JD, Byham-Gray LD, et al; KDOQI Nutrition in CKD Guideline Work Group. KDOQI clinical practice guideline for nutrition in CKD: 2020 update. Am J Kidney Dis. 2020;76(3)(Suppl 1):S1-S107.
31. Evert AB, Dennison M, Gardner CD, et al. Nutrition therapy for adults with diabetes or prediabetes: a consensus report. Diabetes Care. 2019;42(5):731-54.
32. Humalda JK, Keyzer CA, Binnenmars SH, et al. Concordance of dietary sodium intake and concomitant phosphate load: implications for sodium interventions. 2016;987(9):E83752.
33. Rees K, Takeda A, Martin N, et al. Mediterranean-style diet for the primary and secondary prevention of cardiovascular disease. 2019;22(17):E699.

34. Peppa M, Stavroulakis P, Raptis SA. Advanced glycoxidation products and impaired diabetic wound healing. Wound Repair and Regeneration. 2009;17(4):461-72.
35. Dinh T, Tecilazich F, Kafanas A, et al. mechanisms involved in the development and healing of diabetic foot ulceration. Diabetes. 2012;61(11):2937-47.
36. Carro GV, Saurral R, Sagüez FS, et al. Diabetic foot among hospitalized patients in Latin America. Medicina. 2018;78(4):243-51.
37. Lepäntalo M, Apelqvist J, Setacci C, et al. Chapter V: Diabetic foot. European Journal of Vascular and Endovascular Surgery. 2011;42:S60-74.
38. Spichler ER, Spichler D, Lessa I, et al. Capture-recapture method to estimate lower extremity amputation rates in Rio de Janeiro, Brazil. Revista Panamericana de Salud Pública. 2001;10(5):334-40.
39. Campos LF, Tagliari E, Casagrande TAC, et al. Effects of probiotics supplementation on skin wound healing in diabetic rats. ABCD Arq Bras Cir Dig. 2020;33(1)1-4.
40. Uain M, Khardori NM. Nutrition in wound care management: a comprehensive overview. Wounds. 2015;27(12):327-35.
41. Kavalukas SL, Barbul A. Nutrition and wound healing: an update. Plast Reconstr Surg. 2011;127(1):38043.
42. Hung SY, Tsai JS, Yeh JT, et al. Amino acids and wound healing in people with limb-threarening diabetic foot ulcers. J Diabetes Complications. 2019;33(10):107403.
43. Maier HM, LLich JZ, Kim JS, et al. Nutrition supplementation for diabetic wound healing: a systematic review of current literature. Skinmed. 2013;11(4)217-24.
44. American Diabetes Association (ADA). 5. Facilitating behavior change and well-being to improve health outcomes: standards of medical care in diabetes – 2021. Diabetes Care. 2021;44(Suppl 1):S53-S72.

# 8

# Suplementos nutricionais na clínica e no esporte

*Fláuia Campos Corgosinho*
*Fabiana Martins Kattah*
*Kaio Vinicius Custodio da Silua*
*João Felipe Mota*
*Letícia Fuganti Campos*

## INTRODUÇÃO

O diabetes *mellitus* (DM) tem sido associado a alterações no estado nutricional, em especial a perda de peso e a sarcopenia (síndrome caracterizada pela perda progressiva da massa muscular), o que aumenta a fragilidade e o risco de complicações do paciente. Esse quadro é comumente observado quando associado ao processo de envelhecimento ou em decorrência das inúmeras estratégias nutricionais adotadas sem comprovação científica.[1,2] Dessa maneira, o uso de suplemento nutricional oral (SNO) tem sido indicado nos pacientes com risco nutricional, objetivando o aumento ou adequação da ingestão alimentar. Além disso, o SNO de baixo índice glicêmico pode favorecer tanto o aporte calórico proteico adequado quanto o controle glicêmico. Alguns outros SNO, até então mais conhecidos no meio esportivo (e.g., proteína do soro do leite, creatina e aminoácidos de cadeia ramificada – BCAA), também têm sido estudados em indivíduos com DM, e seus mecanismos de ação no controle glicêmico estão abordados neste capítulo.

Outra situação especial que devemos lembrar é a do atleta com DM. Considerando que a ingestão de carboidratos é um dos pilares do desempenho em exercícios, um olhar diferenciado para esses atletas se faz necessário. Um bom controle glicêmico é essencial não apenas para o desempenho esportivo, mas também para a recuperação do atleta. Em atletas com diabetes *mellitus* do tipo 1 (DM tipo 1), a hiperglicemia pode ocorrer tanto por causa da complexidade do tratamento quanto em decorrência do próprio treinamento.[3] Assim, o acompanhamento nutricional adequado do atleta com DM é imprescindível para atender às demandas metabólicas pré e pós-treino, além de garantir a saúde desse atleta. Uma dieta individualizada, com aporte calórico e proteico ajustado para os diferentes ciclos de treino, deve ser prescrita pelo nutricionista.

Por fim, carências nutricionais específicas podem piorar o controle glicêmico do paciente com DM. Os possíveis benefícios da suplementação nutricional de micronutrientes têm ganhado interesse por parte dos pesquisadores. Micronutrientes específicos como vitamina D, B12, zinco, cromo e magnésio exercem efeitos importantes no metabolismo da glicose, sendo esses os principais nutrientes abordados neste capítulo.[4]

## SUPLEMENTO NUTRICIONAL ORAL NA DESNUTRIÇÃO OU NO CONTROLE GLICÊMICO

A relação entre o estado nutricional e o DM já está bem estabelecida. Além de o excesso de peso ser fator de risco para desenvolvimento do diabetes *mellitus* do tipo 2 (DM tipo 2), o DM também está relacionado com aumento do risco nutricional.[5] O DM pode levar à perda involuntária de peso e ao comprometimento do estado nutricional, uma vez que a insulina é um hormônio anabólico envolvido no metabolismo de carboidratos, proteínas e gorduras.

A prevalência de desnutrição vem sendo relatada em diversos estudos. Álvarez-Hernández et al., em estudo com 387 pacientes com DM, observaram que 30% destes estavam desnutridos já no momento da internação.[6] Outro estudo que avaliou o consumo alimentar durante a internação de 434 pacientes com DM tipos 1 e 2 (todos adultos insulinizados e em via oral exclusiva) mostrou que cerca de metade dos pacientes consumiu menos da metade do que foi prescrito, tanto em calorias como em macronutrientes, com diferença significativa nos 3 dias em que a aceitação oral foi avaliada.[7] Ainda, a falta de conhecimento sobre dietas para DM, com restrições muitas vezes desnecessárias, pode levar à diminuição da ingestão alimentar e contribuir para a perda de peso involuntária e consequente desnutrição.[2]

No idoso esse risco é ainda maior. Com o envelhecimento, ocorrem diversas alterações fisiológicas, como aumento de tecido adiposo e redução da massa muscular, diminuição dos sentidos (paladar e olfato, entre outros), da capacidade de mastigação e deglutição com maior risco de disfagia, alterações gastrointestinais com má absorção e presença de polifarmácia.[1,5] Ainda, a resistência insulínica está associada à força muscular reduzida, baixa qualidade muscular e perda de massa muscular, resultando em sarcopenia, que é um fator de risco para fragilidade. A alimentação inadequada pode aumentar o risco de sarcopenia e fragilidade nesses idosos.[2,5,8] A recomendação em caso de desnutrição é a de que as orientações para idosos com DM devem seguir as mesmas diretrizes que para os idosos sem DM.[3,5,9] O aconselhamento dietético é a primeira estratégia após a detecção do risco nutricional, com o intuito de ajustar a alimentação dos pacientes para adequação segundo necessidades nutricionais.

Quando mesmo após aconselhamento nutricional o consumo alimentar for insuficiente, ou o paciente com DM apresentar baixo peso ou risco nutricional, a utilização de SNO é indicada. Os SNO são produtos com concentração de nutrientes com objetivo de aumentar a ingestão alimentar quando a dieta sozinha é insuficiente para atender as exigências nutricionais diárias. O SNO deve ser preferencialmente especializado em controle glicêmico, por associar a oferta de nutrientes com a melhora no controle glicêmico.[10]

Os SNO desenvolvidos para DM melhoram o controle glicêmico por apresentarem menor teor de carboidratos, com inclusão de carboidratos de baixo índice glicêmico, maior conteúdo de fibras e maior aporte de ácidos graxos monoinsaturados (Mufa). Essa composição contribui para melhorar a sensibilidade à insulina, controlar as concentrações de triglicerídeos e o perfil lipídico, reduzir a glicemia pós-prandial, a necessidade de insulina, os episódios de hipoglicemia e, consequentemente, a variabilidade glicêmica.[2,5,10,11] Revisão sistemática que incluiu 23 estudos clínicos randomizados e 784 pacientes, sendo que 18 destes avaliaram o consumo de suplemento oral especializado, mostrou que a fórmula especializada reduziu a glicemia pós-prandial em 6 estudos, os picos de glicemia em 2 estudos e a área sob a curva da glicemia em 4 estudos quando comparados com fórmulas padrão.[10] É importante destacar que essa composição das fórmulas especializadas para o controle glicêmico resulta em saciedade prolongada, por isso é recomendado que o consumo desses SNO seja fracionado ao longo do dia, longe das principais refeições, ou utilizado em substituição à ceia, ou se pode optar pelas fórmulas com alta densidade calórica e proteica e menor volume.[5,11] Outra indicação que tem sido cada vez mais estudada é a utilização de SNO especializado como substitutos de refeição para programas de redução de peso em indivíduos com DM.[5] O clássico estudo *The look Ahead*,[12] que incluiu 5.145 indivíduos com DM, revelou que o uso de substitutos de refeição foi correlacionado com a perda de peso de maneira dose-dependente, e os pacientes no quartil mais alto de consumo de substitutos de refeição apresentaram uma chance quatro vezes maior de alcançar a meta de perda de 7 ou 10% do peso inicial quando comparados com os pacientes que apresentaram menor consumo.

Uma metanálise que incluiu 23 estudos e 7.884 participantes mostrou que a perda de peso foi maior nos pacientes que receberam substitutos de refeição quando comparados a outras dietas alternativas, e os autores concluíram que substitutos de refeição devem ser considerados como estratégia válida para perda de peso.[13] Outra revisão sistemática recente que incluiu 49 estudos clínicos randomizados e 12.461 participantes com DM tipo 2, que apresentavam sobrepeso ou obesidade, mostrou que a combinação de educação, restrição calórica e substitutos de refeição com baixo teor de carboidratos foi a estratégia mais eficiente para redução de peso.[14] Além da perda de peso, a utilização de substitutos de refeição parece estar associada com melhora no controle glicêmico e inclusive reversão do pré-diabetes.[15]

As evidências recentes mostram que a utilização de SNO especializados em DM como substitutos de refeição pode ser mais uma estratégia para alcançar o importante desafio de atingir a perda de peso e o controle glicêmico nos indivíduos com DM tipo 2, mas é importante destacar que essa estratégia deve estar inserida no processo de reeducação alimentar e mudança do estilo de vida, e sempre ser indicada e acompanhada por profissionais de saúde capacitados para tal prescrição. Outros suplementos que também têm demonstrado efeito positivo no controle glicêmico são as proteínas do soro do leite e a creatina.

As proteínas são conhecidas pela capacidade de diminuir a hiperglicemia pós-prandial, podendo variar de acordo com a fonte proteica. O uso do suplemento proteico a partir do soro do leite tem sido relacionado com redução da glicose sanguínea tanto em indivíduos saudáveis como em pacientes com DM tipo 2.[16] Estudos têm mostrado que a adição de proteína à base de soro de leite reduz a hiperglicemia pós-prandial de forma dose-dependente, quando adicionada a uma bebida com 50 g de glicose. Esse efeito foi alcançado ao aplicar agudamente diferentes quantidades de proteína de soro de leite antes ou com refeições de teste com alto teor de carboidratos.[17-19] Um ensaio clínico com pacientes diabéticos que testou 4 tipos de proteína do soro do leite (isolado, hidrolisado, aprimorado com alfa-lactalbumina e aprimorado com caseinoglicomacropeptídeo) em resposta a uma dieta rica em gordura observou melhora na resposta insulínica. No estudo, a dosagem de proteína do soro do leite utilizada foi 45 g, e foi observada melhor resposta insulínica com o suplemento do soro do leite hidrolisado e na forma isolada. Adicionalmente, em um estudo com pacientes com DM, foi demonstrado que a adição de soro de leite (27,6 g) a uma refeição contendo carboidratos rapidamente digeridos e absorvidos estimulou maiores concentrações plasmáticas de insulina (+57% após o almoço) e reduziu a glicemia pós-prandial (–21% após 120 minutos).[20]

Estudos que utilizaram doses menores do suplemento de proteína do soro do leite também mostraram efeitos semelhantes. Em um ensaio clínico, um homem com DM tipo 2 utilizou 15 g de proteína de soro de leite (intacta ou hidrolisada) imediatamente antes de refeições (café da manhã e almoço) composta de vários macronutrientes, sendo cada refeição com intervalo de 3 horas. Eles observaram melhora na glicemia pós-prandial, estímulo da liberação de insulina e aumento na saciedade.[21] Outro estudo com voluntários com DM tipo 2, ao investigar o efeito do consumo de uma bebida nutricional à base de proteína de soro de leite (17 g) em comparação com uma refeição à base de arroz com frango, observou melhoras nas respostas pós-prandiais de glicemia, insulina e peptídeo-1 ativo do tipo glucagon (GLP-1). É importante destacar que tanto a bebida à base de proteína do soro do leite como a preparação com arroz e frango eram isocalóricas, com quantidades similares de carboidratos, proteína, gordura e fibra dietética.[19] Por fim, um estudo com pacientes idosos mostrou que a suplementação de 17 g de proteína do soro do leite foi eficaz em reduzir a glicemia pós-prandial de uma refeição rica em carboidratos.[22]

Estudos apontam que as bebidas com soro do leite atuam também na saciedade, por meio da modulação de peptídeos gastrointestinais, aumentando a secreção do peptídeo YY (PYY) e de colecistocinina (CKK), inibindo a produção de grelina. Adicionalmente, foi evidenciada melhor resposta do peptídeo inibidor gástrico (GIP), um peptídeo insulinotrópico dependente de glicose, após o consumo do soro do leite em indivíduos saudáveis.[16] Mais estudos são necessários para confirmar esses resultados em pacientes com DM.

A redução glicêmica observada em resposta ao uso da proteína do soro do leite se deve, em parte, a seu efeito insulinêmico. Não se sabe ao certo o mecanismo que leva ao aumento da secreção de insulina. No entanto, acredita-se que o alto teor de aminoácidos essenciais, em especial leucina, isoleucina, valina, lisina e treonina, liberados após a digestão da proteína de soro de leite, pode ser o mediador de sua resposta insulinotrópica. Outro mecanismos pelo qual o consumo da proteína de soro de leite favorece o controle glicêmico seria pelo efeito estimulador sobre o GLP-1, um hormônio que estimula a secreção de insulina.[16] A concentração aumentada de GLP-1 também aumenta a síntese de pró-insulina e reservas de insulina nas células beta, promove a diferenciação de células precursoras em células beta, leva à proliferação de linhas de células beta, resultando em aumento da massa dessas células e redução de sua taxa de apoptose.[23] A Figura 1 ilustra esses mecanismos.

Em suma, os resultados encontrados na literatura sugerem efeito benéfico do uso da proteína do soro do leite no controle glicêmico de pacientes com DM tipo 2, sendo os efeitos comparados a alguns hipoglicemiantes.[16] Os efeitos positivos da proteína do soro de leite foram encontrados tanto com doses de 45 g quanto em doses menores (17 g), em ambos os sexos e em faixas etárias diferentes.

Nos últimos anos, houve uma especulação sobre a suplementação de creatina para melhora do controle glicêmico e resistência à insulina.[24] Sua suplemen-

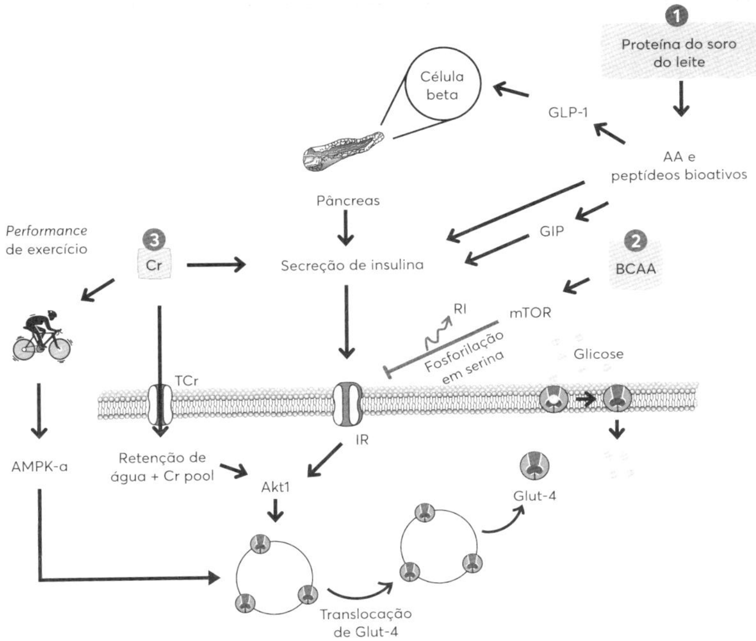


• **FIGURA 1** Mecanismos dos suplementos proteicos no controle glicêmico.

1. O alto teor de aminoácidos essenciais (AA) presentes no soro do leite, assim como os peptídeos bioativos resultantes de seu metabolismo, atuam aumentando a secreção de insulina de maneira direta ou por meio da liberação de maiores quantidades de peptídeo-1 ativo do tipo glucagon (GLP-1) e peptídeo inibidor gástrico (GIP), ambos com propriedades insulinotrópicas.
2. A creatina (Cr) induz aumento de secreção plasmática de insulina pelas células beta, atua na *performance* de exercício, contribuindo para a sensibilidade à insulina, e parece modular o conteúdo de proteína quinase ativada por adenosina monofosfato (AMPk-α), aumentando a translocação do transportador de glicose 4 (Glut-4), além de aumentar a osmolaridade e a retenção de água, que contribui para a ativação de Akt1 (do inglês, *murine thymoma viral oncogene*).
3. Aminoácidos de cadeia ramificada (BCAA) podem aumentar a sinalização de proteína alvo da rapamicina/proteína ribossomal S6 quinase beta-1 (mTOR/p70S6K) e a fosforilação de receptores de insulina (IR) em múltiplas serinas, prejudicando a sinalização da insulina e podendo levar à resistência à insulina (RI).

TCr: transportador de creatina.
Fonte: elaboração dos autores.

tação pode aumentar os estoques musculares de creatina livre e também de fosfocreatina.[24] Em modelo animal, a fosfocreatina tem o potencial de reduzir os níveis de glicose sanguínea e melhorar o dano hepático associado a diabetes, melhorando a resistência à insulina.[25] Em humanos com DM tipo 2 foi observada relação inversa entre fosfocreatina e hemoglobina glicada (HbA1c)/glicemia plasmática em jejum, evidenciando que as reservas de creatina fosfato parecem ser importantes no controle glicêmico.[26]

Aponte seu celular para o *QR Code* ao lado e assista ao vídeo com comentários sobre a Figura 1.

Os potenciais mecanismos que sustentariam o papel da creatina no metabolismo da glicose seriam aumento da secreção plasmática de insulina pelas células beta; aumento de retenção de água, com aumento de osmolaridade e edema celular; e aumento da síntese de glicogênio muscular e fator de crescimento tipo insulina 1 (IGF-1) circulante, que atuam no controle glicêmico. Ademais, a creatina também regula proteínas, com papel importante na translocação do transportador de glicose 4 (Glut-4), que aumenta a captação de glicose.[24] Por fim, a creatina pode atuar na *performance* de exercício, maximizando a capacidade de treinamento e dessa forma contribuindo para a sensibilidade à insulina.[27] Tais mecanismos estão destacados na Figura 1.

Em indivíduos com DM que fazem exercício físico, a suplementação de creatina parece modular o conteúdo de proteína quinase ativada por adenosina monofosfato (AMPk-a). O aumento de expressão de AMPk-a está relacionado com diminuição de HbA1c e aumento de translocação de Glut-4, contribuindo para a captação de glicose.[28] Existem evidências que indicam a suplementação de creatina na melhora da captação de glicose e sensibilidade à insulina, particularmente quando associado a um programa de exercícios físicos.[27,28] A dose suplementada dos estudos que avaliaram indivíduos com DM foi de 5 g/dia durante 12 semanas.[24] Sabe-se que a ingestão conjunta com carboidratos ou proteínas auxilia no aumento de captação e concentração de glicogênio muscular.[29] Embora existam muitos mecanismos que norteiam efeitos positivos tanto em modelo animal como em humanos, mais ensaios clínicos com intervenções de longa duração e grande escala são necessários.[24]

Por outro lado, a administração isolada de aminoácidos de cadeia ramificada (BCAAs) que inclui leucina, isoleucina e valina pode agravar a resistência à insulina. Recentemente, estudos humanos metabolômicos e genéticos observaram mecanismos envolvidos na perturbação da homeostase de aminoácidos e a participação de elevações de BCAA no desenvolvimento de resistência à insulina, DM tipo 2 e outras doenças e condições cardiometabólicas.[30] Apesar de estudos recentes trazerem ideias mais robustas, desde 1969 já se observavam altos níveis de BCAA e outros aminoácidos aromáticos (tirosina, fenilalanina) em indivíduos com obesidade e resistência à insulina quando comparados aos eutróficos.[31] Em modelo animal, em um contexto de um padrão dietético com alto consumo de gordura, a suplementação de BCAA contribuiu para a resistência à insulina e

DM.[32] Um estudo que avaliou participantes do *The Framingham study* observou que indivíduos que estavam no quartil superior da combinação de três aminoácidos (isoleucina, fenilalanina e tirosina) tiveram um risco 5 a 7 vezes maior de desenvolver DM.[33]

O mecanismo pelo qual BCAA poderiam levar à resistência à insulina seria por aumentar a sinalização da via proteína alvo da rapamicina/proteína ribossomal S6 quinase beta-1 (mTOR/p70S6K) e fosforilação de receptores de insulina em múltiplas serinas.[34] A Figura 1 ilustra esse mecanismo. Apesar disso, ainda não está claro se níveis elevados de BCAA são fator causador de resistência à insulina e DM tipo 2 ou é apenas um biomarcador de ação prejudicada da insulina.[35] Ainda não se sabe qual é a etiologia dos níveis sanguíneos de BCAA alterados na resistência à insulina e se o efeito de BCAA na homeostase glicêmica seria de fato prejudicial, útil ou neutro.[35] Apesar disso, mais recentemente, estudos em modelo animal evidenciaram efeitos metabólicos distintos entre leucina, valina e isoleucina.[36] A isoleucina parece ser um regulador-chave da saúde metabólica e da resposta adversa aos BCAA dietéticos.[36] Até o momento não existe recomendação para a utilização de suplementação de BCAA em indivíduos com DM. A compreensão completa das associações complexas entre o papel de BCAA no desenvolvimento da resistência à insulina é importante para o desenvolvimento de novas terapias eficazes na DM tipo 2.

## NUTRIÇÃO E SUPLEMENTAÇÃO PARA ATLETAS COM DIABETES *MELLITUS*

O carboidrato é a principal fonte energética durante o exercício, visto que é utilizado em exercícios de moderada intensidade por meio da via energética aeróbia, bem como em exercícios de alta intensidade por meio da via anaeróbia lática.[37] Há duas reservas de carboidrato no organismo humano: glicogênio muscular e hepático. O glicogênio muscular armazena ~500 g de carboidrato (variando de 300 a 700 g) e fornece energia exclusivamente para o músculo, ao passo que o glicogênio hepático armazena cerca de 80 g de carboidrato (variando de 0 a 160 g) e é responsável por manter ~4 g de glicose na circulação.[38]

A alimentação e o exercício físico são os principais moduladores das reservas de glicogênio no organismo humano.[38] O glicogênio muscular é importante para o desempenho durante exercícios de alta[39] e moderada intensidade.[40] Por outro lado, o glicogênio hepático também é importante, considerando que a glicose sanguínea pode ser fonte de energia, embora em menor proporção. Portanto, o consumo de carboidratos é importante para abastecer os estoques de glicogênio antes e após os treinos/eventos de atletas.[41]

A ingestão adequada de carboidratos é um dos pilares do desempenho de exercícios e, por essa razão, aconselhada para atletas.[41] O Colégio Americano de Medicina Esportiva (American College of Sports Medicine, ACSM) recomenda que a ingestão diária de carboidratos seja adequada considerando três fatores: intensidade do treino, massa corporal total em quilos e horas de treinamento por dia.[41] Nesse sentido, um atleta que treine moderadamente por ~1 hora/dia deveria consumir de 5 a 7 g/kg/dia de carboidratos. A recomendação do ACSM pode ficar ainda mais alta, atingindo até 12 g/kg/dia, para atletas que façam diariamente 4 horas ou mais de treino moderado a intenso.[41] Apesar disso, cerca de 61% dos pacientes com DM tipo 1 relatam dietas com quantidades muito baixas (< 40 g/dia) a moderadas (100 a 200 g/dia) de carboidratos,[42] consumo inadequado pensando em atletas. Por exemplo, considerando que um atleta com 65 kg de massa corporal consuma ~200 g de carboidratos (i.e., 3,08 g/kg/dia) e treine moderadamente ~1 h/dia, ele ainda estaria longe (~38% a menos) de atingir o limite inferior de 5 g/kg/dia.[41]

Outro ponto não menos importante, e que anda com a ingestão adequada de carboidratos, é o controle glicêmico de atletas diabéticos. O controle glicêmico é importante não apenas para evitar complicações clássicas, mas também visando ao maior desempenho esportivo. Estudos evidenciam que o descontrole glicêmico (i.e., HbA1c ≥ 7%)[43] pode prejudicar a recuperação da reserva de fosfocreatina[44] e o metabolismo mitocondrial[45] em pacientes com DM tipo 1. Considerando que ambos são importantes para o desempenho de atletas (dependendo do tipo de esporte), o controle glicêmico torna-se imprescindível para atletas diabéticos.

Em atletas com DM tipo 1, a hiperglicemia também pode ocorrer por causa da complexidade do tratamento (i.e., adequação das doses de insulina por meio da contagem de carboidratos) e às vezes em decorrência do próprio treinamento. Por exemplo, treinos mais intensos induzem a liberação de catecolaminas, as quais aumentam a gliconeogênese e glicogenólise (produção hepática de glicose e degradação do glicogênio, respectivamente). A consequência disso pode ser hiperglicemia pós-treino em pacientes com DM tipo 1.[46] Além de prejudicar o desempenho esportivo, a hiperglicemia pode levar a efeitos negativos para a saúde, tais como polidipsia, polifagia, poliúria e fadiga, além de desidratação e prejuízos na função cognitiva.[47]

A hipoglicemia é outra forma de descontrole glicêmico, e o uso da insulina exógena por atletas diabéticos pode favorecê-la, especialmente naqueles com DM tipo 1.[47] Em resumo, a hipoglicemia intratreino pode ocorrer por causa da maior captação de glicose, independentemente da insulina associada ao efeito hipoglicemiante da insulina administrada anteriormente. O efeito negativo da hipoglicemia pode variar desde sintomas mais leves, como dor de cabeça e transpiração, passando por fadiga, tontura e anormalidade na visão, e chegando a mais pesados, como perda da consciência e morte. Embora a hipoglicemia possa ocorrer em qualquer diabético, é mais comum em DM tipo 1 pela complexidade da insulinoterapia. Portanto, para evitar episódios de hipoglicemia intratreino em atletas DM tipo 1, a insulina deve ser reduzida nos dias de treino: menos 30 a 40% da basal e menos 30 a 40% de bólus alimentar e de correção. Nesse mesmo sentido, também é importante reduzir doses pré-exercícios. Especificamente, essa redução deve ser de 30% para exercícios com menos de 1 hora; 40% para 1 a 2 horas; e 50% para durações superiores a 2 horas.[47]

Finalmente, considerando que o descontrole glicêmico (i.e., hipoglicemia e hiperglicemia) impacta negativamente o desempenho e a saúde, é importante que o atleta diabético mantenha o controle glicêmico ao longo do dia. De forma geral, a meta glicêmica ideal é de 70 a 180 mg/dL por no mínimo 70% do dia, > 180 mg/dL por no máximo 25% do dia, > 250 mg/dL por no máximo 5% do dia, < 70 mg/dL (hipoglicemia) por no máximo 14% e < 54 mg/dL (hipoglicemia grave) por no máximo 1% do dia. Para garantir essas metas, o automonitoramento glicêmico rigoroso deve ser feito diariamente.[48] Sobretudo em atletas com DM tipo 1, o automonitoramento também deve ocorrer a cada 30 minutos durante o treinamento, começando 1 hora antes e estendendo-se ao longo de todo o treino.[47]

A ingestão de carboidratos antes de treinos/eventos é importante pensando em melhor desempenho. Em suma, 1 a 4 g/kg fornecidos de 1 a 4 horas antes de treinos/eventos com duração superior a 1 hora pode ser o suficiente para fornecer energia. Durante essas refeições, é importante reduzir fibras, proteínas e lipídios para evitar desconfortos gastrointestinais durante o treino/evento. Embora essa seja a recomendação para a maioria dos casos, é melhor ingerir preparações com menores índices glicêmicos se não for permitida a ingestão de carboidratos durante o evento esportivo.[41]

A ingestão de carboidratos durante treinos/eventos varia de acordo com a duração. Para aqueles com menos de 45 minutos, a ingestão não é necessária. Caso o treino/evento tenha duração de 45 a 75 minutos, pequenas quantidades e bochechos com solução de carboidratos podem suprir a demanda. Por outro lado, o consumo de 30 a 60 g/h de carboidratos é necessário para treinos de 1 a 2,5 horas. Essa ingestão pode ser realizada por meio de géis de carboidratos (e.g., sachês com 30 g de carboidratos cada) ou mesmo via suplementos em pó diluídos em água (e.g., maltodextrina e dextrose), embora também seja necessário avaliar a necessidade e a possibilidade de líquido durante o treino/evento, bem como possíveis desconfortos gastrointestinais relacionados. A ingestão de 90 g/h é necessária para treinos/eventos com duração superior a 2,5 horas.[41] As contrações musculares durante treinos/eventos depletam as reservas de glicogênio, portanto a ingestão de 1 a 1,2 g/kg/h de carboidratos nas primeiras 4 a 6 horas após treinos/eventos é importante para reabastecer as reservas depletadas de glicogênio.[41]

É digno de nota que todas as estratégias de ingestão de carboidratos (i.e., antes, durante e após o treino) devem estar de acordo com a recomendação diária para ingestão de carboidratos[41] e com a insulinoterapia no caso de atletas com DM tipo 1.[47] Além disso, é importante respeitar as escolhas individuais de cada atleta e dar prioridade aos alimentos prediletos, uma vez que isso poderia facilitar o consumo adequado de carboidratos. Considerando que atletas devem consumir um grande volume de alimentos para suprir as altas demandas de carboidratos, o uso de suplementos de carboidratos pode facilitar o consumo adequado de carboidratos por atletas.[41]

Assim como os carboidratos, os lipídios contribuem significativamente como fonte de energia para o organismo humano. Além de os lipídios constituírem a maior reserva energética do organismo humano (i.e., tecido adiposo), estima-se que os ácidos graxos livres (AGL) forneçam mais de 50% da energia gasta durante o repouso e mais de 85% durante exercícios de até 25% do consumo máximo de oxigênio.[49] Adicionalmente, os lipídios são importantes para a absorção de vitaminas lipossolúveis, a síntese de hormônios, além de serem constituintes das membranas plasmáticas de todas as células.[50]

Segundo o ACSM, a ingestão adequada de lipídios para atletas deve seguir a recomendação de diretrizes para indivíduos saudáveis (i.e., no mínimo 20% do valor energético total – VET – da dieta).[41] Similarmente, a Associação Americana de Diabetes (ADA, na sigla em inglês) recomenda que indivíduos diabéticos tenham dietas com proporções de lipídios estipuladas por diretrizes (i.e., 20 a 35% do VET da dieta).[9] Portanto, pensando em atletas com DM, é melhor adequar a proporção de lipídios para no mínimo 20% do VET da dieta[9,41] e também ajustar a proporção de cada tipo de lipídio conforme recomendações da Organização das Nações Unidas para Alimentação e Agricultura (Food and Agriculture Organization of the United Nations, FAO). Objetivando uma dieta saudável, a FAO recomenda que 15 a 20% das calorias da dieta sejam de Mufa, 6 a 11% de ácidos graxos poli-insaturados (Pufa) e que tenha no máximo 10% de ácidos graxos saturados, além de desencorajar o consumo de ácidos graxos *trans*.[51]

A proteína dietética é importante para a produção de proteínas endógenas, tais como enzimas, proteínas carreadoras, proteína da unha, do cabelo e outras. Esse macronutriente também é importante para a recuperação do músculo esquelético após treinos/eventos e para a hipertrofia.[41] O ACSM relata que a ingestão de 1,2 a 2 g/kg/dia de proteínas é adequada na maioria dos casos.[41] Nesse mesmo sentido, o consenso da Sociedade Internacional de Nutrição Esportiva

(International Society of Sports Nutrition, ISSN) é de que 1,4 a 2 g/kg/dia de proteínas pode ser adequado para a maioria dos atletas.[52] Atletas com treinos moderados a intensos e de longa duração beneficiam-se mais dos limites inferiores (i.e., 1,2 a 1,4 g/kg/dia), haja vista a alta demanda de carboidrato para suprir tais treinos. Por outro lado, segundo dados metanalíticos prévios, existe efeito dose-resposta entre a ingestão de proteína da dieta (g/kg/dia) e o aumento de massa magra (kg), sem evidências de efeitos adicionais com quantidades superiores a 1,6 g/kg/dia.[53] Portanto, indivíduos que visam à hipertrofia podem beneficiar-se mais com a ingestão de no mínimo 1,6 g/kg/dia.

Existem ocasiões em que uma dieta com ainda mais proteínas pode ser necessária.[41,52] Por exemplo, dietas hipocalóricas proporcionadas para perda de gordura corporal podem aumentar a proteólise muscular e, consequentemente, a perda de volume muscular e de força. Nesse sentido, um ensaio controlado e randomizado mostrou que a ingestão mais alta de proteína (1,6 a 2,4 g/kg/dia), quando comparada à ingestão mais baixa (0,8 g/kg/dia), pode atenuar a perda de massa magra promovida por dieta hipocalórica, além aumentar a perda de gordura mesmo com menor perda de massa corporal.[54] Em total acordo, tanto o ACSM[41] quanto a ISSN[52] recomendam dietas com quantidades de proteínas superiores a 2 g/kg/dia durante cenários hipocalóricos para atenuar a perda de massa magra e aumentar a perda de gordura. Adicionalmente, pensando na recuperação muscular após os treinos, quantidades superiores a 2 g/kg/dia também podem ser necessárias quando os atletas estiverem em períodos com alto volume de treinamento.[41] Finalmente, suplementos proteicos (e.g., proteína da carne, soro do leite, caseína, soja, arroz, ervilha e outras) podem ser necessários para atingir as metas de proteínas quando não for possível por meio dos alimentos. A creatina abordada anteriormente é um excelente suplemento para ganho de massa e força muscular, caso seja esse o objetivo pretendido para o atleta com DM.

## SUPLEMENTOS NUTRICIONAIS EM CARÊNCIAS ESPECÍFICAS

O efeito da suplementação de micronutrientes na prevenção do DM ou de suas complicações crônicas apresenta resultados controversos. Os estudos não embasam evidência científica suficiente para justificar a suplementação de micronutrientes no paciente com DM sem deficiência comprovada.[55] Na grande maioria dos pacientes, o consumo de dieta balanceada e variada é suficiente para oferecer quantidades adequadas de micronutrientes. Entretanto, é importante destacar que os pacientes com DM devem ser submetidos a anamnese clínica detalhada para avaliar se a ingestão de micronutrientes é suficiente. Essa anamnese inclui avaliação dietética, sinais e sintomas, além de exames bioquímicos, e tem como objetivo diagnosticar possíveis deficiências. Ainda, alguns fatores podem aumentar o risco de deficiência, como perdas excessivas na urina, diminuição da capacidade intestinal de absorção e baixa ingestão dietética.[4]

A vitamina D tem sido amplamente estudada no DM. Estudos observacionais mostraram que sua deficiência está associada com maior resistência à insulina, albuminúria, piora da doença cardiovascular e aumento de HbA1c, mas os resultados de intervenções ainda são conflitantes.[5,56] Uma metanálise com 19 ensaios clínicos randomizados mostrou melhora significativa na HbA1c (redução de 0,32%) em pacientes suplementados com diferentes esquemas de vitamina D, porém sem melhoria da glicemia de jejum. A análise de subgrupos mostrou que a população com deficiência de vitamina D tendeu a apresentar melhores resultados.[57] Em estudo duplo-cego randomizado com 2.423 pacientes, com seguimento médio de 2,5 anos, o uso de vitamina D3 na dose de 4.000 UI por dia diminuiu o risco de progressão para o DM tipo 2 em 62%, mas somente no subgrupo que apresentava concentração sérica de vitamina D inferior a 12 mg/dL.[58] A grande heterogeneidade dos estudos leva à recomendação atual de não realizar suplementação sistemática para essa população,[5,55] sendo esta justificada, e fundamental, somente para pacientes com deficiência comprovada por exame bioquímico.

A vitamina B12 também é extremamente estudada, sobretudo em indivíduos com DM tipo 2 em tratamento farmacológico com metformina. Esse medicamento aumenta o risco de deficiência da vitamina B12 com 4 meses de uso.[59] Por esse motivo, os pacientes devem ser rastreados anualmente e tratados se apresentarem deficiência dessa vitamina.[3] O mecanismo de interação droga-nutriente entre a vitamina B12 e a metformina não está completamente estabelecido, mas pode estar associado à ação da metformina no complexo fator intrínseco-vitamina B12, na microbiota ou na motilidade intestinal.[60] A suplementação de vitamina B12 pode ser feita tanto por via oral como por via intramuscular.[5]

As vitaminas D, B12 e B1 têm sido estudadas como possíveis intervenções para o tratamento da neuropatia diabética, complicação frequente no paciente com DM devido ao descontrole glicêmico.[5] Embora os estudos não sejam conclusivos sobre a necessidade desses micronutrientes, eles destacam a importância da avaliação de cada paciente para identificar deficiências e a necessidade de suplementação.[3,5,9,61]

Com relação aos minerais, o zinco tem sido proposto como tratamento adjuvante em pacientes com DM, sobretudo naqueles com alto risco cardiovascular.[3] Uma metanálise realizada com 25 estudos (1.362 pacientes) mostrou que a suplementação de zinco diminuiu 18,13 mg/dL na glicemia em jejum, 34,87 mg/dL na glicemia pós-prandial e 0,54% na HbA1c.[62,10] O mecanismo de ação proposto envolve o papel do zinco como cofator em inúmeros processos regulatórios do metabolismo da glicose e dos lipídios, ação direta na célula beta pancreática e melhora da resistência periférica à insulina.[63] Entretanto, os estudos ainda são inconclusivos, sobretudo pela falta de padronização das doses e da duração do tratamento, além da ausência de dados sobre o estado prévio dos estoques de zinco.[5,55,63] É importante destacar que indivíduos com DM sem deficiência de zinco não apresentam efeitos adicionais com a suplementação.[64] Dessa forma, é consenso até o momento garantir as recomendações nutricionais que visam à alimentação balanceada para suprir as necessidades desse micronutriente.[5]

A associação entre cromo, metabolismo da glicose e sensibilidade à insulina também tem sido estudada.[65] Revisões sistemáticas mostram resultados limitados e controversos sobre a suplementação de cromo, em decorrência da baixa qualidade metodológica dos estudos, heterogeneidade da população e diferentes doses utilizadas no tratamento.[65,66] Apesar de alguns estudos mostrarem impacto do uso do picolinato de cromo na melhora da glicemia de jejum,[65] ainda não há evidência suficiente para seu uso rotineiro como tratamento farmacológico no paciente com DM.[5]

A concentração de magnésio está inversamente associada à incidência de doenças crônicas, hipertensão arterial sistêmica e DM tipo 2. Além disso, esse mineral vem sendo estudado como cofator na sensibilidade à insulina e sua ação em células beta pancreáticas.[5] Uma metanálise com mais de 500 mil pacientes publicada em 2011 mostrou que pacientes com DM apresentam valores séricos de magnésio menores do que pacientes sem DM.[67] Nesse estudo houve associação inversa entre a ingestão de magnésio e o risco de DM tipo 2 (risco relativo de 0,78, com intervalo de confiança de 0,73 a 0,84). Adicionalmente, a análise dose-resposta mostrou que o risco relativo de DM tipo 2 diminuiu para cada 100 mg/dia de aumento na ingestão do micronutriente.[67] Outra revisão sistemática de estudos randomizados e controlados evidenciou melhora na glicemia de jejum, no índice de resistência à insulina (Homa-IR) e na glicemia de 2 horas após teste oral de tolerância à glicose, porém sem melhora significativa nos marcadores de sensibilidade à insulina e nos valores de insulina produzida.[68] Esses estudos mostram que a suplementação de magnésio pode ser uma possível terapêutica adjuvante no tratamento de pacientes com DM no futuro, embora ainda sejam necessários mais estudos comprobatórios.[5]

A ingestão de cálcio diário também é importante para pacientes com DM, sendo importante avaliar se o consumo está de acordo com a ingestão diária de referência.[5] A ingestão de produtos lácteos tem sido relacionada a alterações no cálcio intracelular em indivíduos responsivos,[69] e o cálcio intracelular favorece a secreção de insulina. Indivíduos com deficiência de cálcio apresentam maior risco para o desenvolvimento de DM.[70]

A suplementação isolada de vitaminas e minerais em indivíduos com DM sem deficiência comprovada não é indicada, entretanto recomenda-se o consumo de dieta equilibrada e variada para atingir o consumo de quantidades adequadas de todos os micronutrientes.[5,11,55] Para atingir essas necessidades, indivíduos com DM devem consumir no mínimo de 2 a 4 porções de frutas por dia, sendo pelo menos uma rica em vitamina C, e de 3 a 5 porções de hortaliças cruas e cozidas. Nozes, castanhas e sementes também são excelentes fontes de micronutrientes.[11] Em grupos específicos, como idosos, gestantes ou lactantes, vegetarianos restritos ou aqueles submetidos a restrição calórica ou de carboidratos, a suplementação pode ser necessária e deve ser avaliada individualmente.[9,71]

## CONSIDERAÇÕES FINAIS

O uso de SNO, com formulação específica para pacientes com DM, tem se mostrado benéfico em pacientes com risco nutricional. A proteína do soro do leite pode ser uma estratégia nutricional válida, uma vez que parece exercer ação não apenas na recuperação da massa muscular, mas também no controle glicêmico. Em relação à creatina, existem evidências indicando que a suplementação pode melhorar a captação de glicose e sensibilidade à insulina, particularmente quando associada a um programa de exercícios físicos, entretanto mais ensaios clínicos são necessários para o estabelecimento de dose e tempo de suplementação. Por outro lado, a administração isolada de BCAA pode agravar a resistência à insulina.

Em atletas com DM, as recomendações de carboidratos e lipídios são as mesmas para indivíduos saudáveis. Uma dieta hiperproteica parece ser benéfica para esse público. O plano dietético deve levar em consideração os ciclos de treino a fim de favorecer as demandas metabólicas e de evitar hipoglicemia. De modo geral, para todos os pacientes com DM, recomenda-se o consumo de dieta equilibrada e variada para atingir o consumo de quantidades adequadas de todos os nutrientes. Quando a dieta não for suficiente e adequada às demandas metabólicas, o uso de suplementos é indicado.

## REFERÊNCIAS BIBLIOGRÁFICAS

1. Introduction: standards of medical care in diabetes – 2020. Diabetes Care. 2020;43(Suppl 1):S1-2.
2. Gonçalves TJM, Horire LM, Gonçalves SEAB, et al. Diretriz Braspen de terapia nutricional. Braspen Journal. 2019;34:2-58.
3. Yurkewicz M, Cordas M, Zellers A, et al. Diabetes and sports: managing your athlete with type 1 diabetes. Am J Lifestyle Med. 2017;11(1):58-63.
4. Chehade JM, Sheikh-Ali M, Mooradian AD. The role of micronutrients in managing diabetes. Diabetes Spectr. 2009;22(4):214-8.
5. Campos LF, Hafez VCB, Barreto PA, et al. Diretriz Braspen de Terapia Nutricional no Diabetes Mellitus. Braspen J. 2020;35(supl 4).

6. Álvarez-Hernández J, Planas Vila M, León-Sanz M, et al. Prevalence and costs of malnutrition in hospitalized patients; the PREDyCES® study. Preval costs malnutrition Hosp patients; PREDyCES® study. 2012;27(4):1049-59.
7. Modic MB, Kozak A, Siedlecki SL, Net al. Do we know what our patients with diabetes are eating in the hospital? Diabetes Spectr. 2011;24(2):100-6.
8. Guidelines abstracted from the American Geriatrics Society guidelines for improving the care of older adults with diabetes mellitus: 2013 Update. J Am Geriatr Soc. 2013;61(11):2020-6.
9. American Diabetes Association (ADA). 5. Lifestyle management: standards of medical care in diabetes – 2019. Diabetes Care. 2019;42(Suppl 1):S46-60.
10. Elia M, Ceriello A, Laube H, et al. Enteral nutritional support and use of diabetes-specific formulas for patients with diabetes. Diabetes Care. 2005;28(9):2267-79.
11. Sociedade Brasileira de Diabetes (SBD). Mellitus. Princípios gerais da orientação nutricional no diabetes: diretrizes. 2019-2020. São Paulo: Clannad; 2019.
12. Wadden TA, West DS, Neiberg RH, et al. One-year weight losses in the look Ahead study: factors associated with success. Obesity. 2009;17(4):713-22.
13. Astbury NM, Piernas C, Hartmann-Boyce J, et al. A systematic review and meta-analysis of the effectiveness of meal replacements for weight loss. Obes Rev. 2019;20(4):569-87.
14. Maula A, Kai J, Woolley AK, et al. Educational weight loss interventions in obese and overweight adults with type 2 diabetes: a systematic review and meta-analysis of randomized controlled trials. Diabet Med. 2020;37(4):623-35.
15. Röhling M, Kempf K, Banzer W, et al. Prediabetes conversion to normoglycemia is superior adding a low-carbohydrate and energy deficit formula diet to lifestyle intervention: a 12-month subanalysis of the Acoorh trial. Nutrients. 2020;12(7):2022.
16. Jakubowicz D, Froy O. Biochemical and metabolic mechanisms by which dietary whey protein may combat obesity and type 2 diabetes. J Nutr Biochem. 2013;24(1):1-5.
17. Petersen BL, Ward LS, Bastian ED, et al. A whey protein supplement decreases post-prandial glycemia. Nutr J. 2009;8(1):1-5.
18. Mortensen LS, Holmer-Jensen J, Hartvigsen ML, et al. Effects of different fractions of whey protein on postprandial lipid and hormone responses in type 2 diabetes. Eur J Clin Nutr. 2012;66(7):799-805.
19. Sridonpai P, Prachansuwan A, Praengam K, et al. Postprandial effects of a whey protein-based multi-ingredient nutritional drink compared with a normal breakfast on glucose, insulin, and active GLP-1 response among type 2 diabetic subjects: a crossover randomised controlled trial. J Nutr Sci. 2021;10:e49.
20. Frid AH, Nilsson M, Holst JJ, et al. Effect of whey on blood glucose and insulin responses to composite breakfast and lunch meals in type 2 diabetic subjects. Am J Clin Nutr. 2005;82(1):69-75.
21. King DG, Walker M, Campbell MD, et al. A small dose of whey protein co-ingested with mixed--macronutrient breakfast and lunch meals improves postprandial glycemia and suppresses appetite in men with type 2 diabetes: a randomized controlled trial. Am J Clin Nutr. 2018;107(4):550-7.
22. Watson LE, Phillips LK, Wu T, et al. Differentiating the effects of whey protein and guar gum preloads on postprandial glycemia in type 2 diabetes. Clin Nutr. 2019;38(6):2827-32.
23. Brubaker PL, Drucker DJ. Minireview: glucagon-like peptides regulate cell proliferation and apoptosis in the pancreas, gut, and central nervous system. Endocrinology. 2004;145(6):2653-9.
24. Solis MY, Artioli GG, Gualano B. Potential of creatine in glucose management and diabetes. Nutrients. MDPI AG. 2021;13:1-13.
25. Jamalat Y, Gamallat Y, Jaceline Gislaine PS, et al. Phosphocreatine attenuates endoplasmic reticulum stress-mediated hepatocellular apoptosis ameliorates insulin resistance in diabetes model. Biochem Biophys Res Commun. 2018;506(3):611-8.

26. Ripley EM, Clarke GD, Hamidi V, et al. Reduced skeletal muscle phosphocreatine concentration in type 2 diabetic patients: a quantitative image-based phosphorus-31 MR spectroscopy study. Am J Physiol Endocrinol Metab. 2018;315:229-39.
27. Pinto CL, Botelho PB, Pimentel GD, et al. Creatine supplementation and glycemic control: a systematic review. Amino Acids (Springer-Verlag Wien). 2016;48:2103-29.
28. Alves CRR, Ferreira JC, De Siqueira-Filho MA, et al. Creatine-induced glucose uptake in type 2 diabetes: a role for AMPK-α? Amino Acids. 2012;43(4):1803-7.
29. Kreider RB, Stout JR. Creatine in health and disease. Nutrients. 2021;13(2):1-28.
30. White PJ, McGarrah RW, Herman MA, et al. Insulin action, type 2 diabetes, and branched-chain amino acids: a two-way street. Molecular Metabolism (Elsevier GmbH). 2021;52.
31. Felig P, Marliss E, Cahill GFJ. Plasma amino acid levels and insulin secretion in obesity. N Engl J Med. 1969;281:811-6.
32. Newgard CB, An J, Bain JR, et al. A branched-chain amino acid-related metabolic signature that differentiates obese and lean humans and contributes to insulin resistance. Cell Metab. 2009;9(4):311-26.
33. Wang TJ, Larson MG, Vasan RS, et al. Metabolite profiles and the risk of developing diabetes. Nat Med. 2011;17(4):448-53.
34. Nie C, He T, Zhang W, et al. Branched chain amino acids: beyond nutrition metabolism. International Journal of Molecular Sciences (MDPI AG). 2018;19.
35. Lynch CJ, Adams SH. Branched-chain amino acids in metabolic signalling and insulin resistance. Nature Reviews Endocrinology. 2014;10:723-36.
36. Yu D, Richardson NE, Green CL, et al. The adverse metabolic effects of branched-chain amino acids are mediated by isoleucine and valine. Cell Metab. 2021;33(5):905-22.e6.
37. Hargreaves M, Spriet LL. Skeletal muscle energy metabolism during exercise. Nat Metab. 2020;2(9):817-28.
38. Murray B, Rosenbloom C. Fundamentals of glycogen metabolism for coaches and athletes. Nutr Rev. 2018;76(4):243-59.
39. Vigh-Larsen JF, Ørtenblad N, Spriet LL, et al. Muscle glycogen metabolism and high-intensity exercise performance: a narrative review. Sports Med. 2021;51(9):1855-74.
40. Jensen R, Ørtenblad N, Stausholm M-LH, et al. Heterogeneity in subcellular muscle glycogen utilisation during exercise impacts endurance capacity in men. J Physiol. 2020;598(19):4271-92.
41. Thomas DT, Erdman KA, Burke LM. American College of Sports Medicine joint position statement: nutrition and athletic performance. Med Sci Sports Exerc. 2016;48(3):543-68.
42. Riddell MC, Scott SN, Fournier PA, et al. The competitive athlete with type 1 diabetes. Diabetologia. 2020;63(8):1475-90.
43. American Diabetes Association. 6. Glycemic targets: standards of medical care in diabetes – 2021. Diabetes Care. 2021;44(Suppl 1):S73-84.
44. Sedivy P, Dezortova M, Drobny M, et al. Differences in muscle metabolism in patients with type I diabetes: influence of gender and nephropathy studied by (31)P MR spectroscopy. Physiol Res. 2018;67(3):433-41.
45. Monaco CMF, Hughes MC, Ramos SV, et al. Altered mitochondrial bioenergetics and ultrastructure in the skeletal muscle of young adults with type 1 diabetes. Diabetologia. 2018;61(6):1411-23.
46. Marliss EB, Vranic M. Intense exercise has unique effects on both insulin release and its roles in glucoregulation: implications for diabetes. Diabetes. 2002;51(Suppl 1):S271-83.
47. Yurkewicz M, Cordas M, Zellers A, et al. Diabetes and sports: managing your athlete with type 1 diabetes. Am J Lifestyle Med. 2016;11(1):58-63.
48. Battelino T, Danne T, Bergenstal RM, et al. Clinical targets for continuous glucose monitoring data interpretation: recommendations from the international consensus on time in range. Diabetes Care. 2019;42(8):1593-603.
49. Melzer K. Carbohydrate and fat utilization during rest and physical activity. E Spen Eur E J Clin Nutr Metab. 2011;6(2):e45-52.

50. Field CJ, Robinson L. Dietary fats. Adv Nutr. 2019;10(4):722-4.
51. FAO. Fats and fatty acids in human nutrition: report of an expert consultation. FAO Food Nutr Pap. 2010;91:1-166.
52. Jäger R, Kerksick CM, Campbell BI, et al. International Society of Sports Nutrition position stand: protein and exercise. J Int Soc Sports Nutr. 2017;14:20.
53. Morton RW, Murphy KT, McKellar SR, et al. A systematic review, meta-analysis and meta-regression of the effect of protein supplementation on resistance training-induced gains in muscle mass and strength in healthy adults. Br J Sports Med. 2018;52(6):376-84.
54. Pasiakos SM, Cao JJ, Margolis LM, et al. Effects of high-protein diets on fat-free mass and muscle protein synthesis following weight loss: a randomized controlled trial. Faseb J. 2013;27(9):3837-47.
55. Evert AB, Dennison M, Gardner CD, et al. Nutrition therapy for adults with diabetes or prediabetes: a consensus report. Diabetes Care. 2019;42(5):731-54.
56. Song Y, Wang L, Pittas AG, et al. Blood 25-hydroxy vitamin d levels and incident type 2 diabetes. Diabetes Care. 2013;36(5):1422-8.
57. Lee CJ, Iyer G, Liu Y, et al. The effect of vitamin D supplementation on glucose metabolism in type 2 diabetes mellitus: a systematic review and meta-analysis of intervention studies. J Diabetes Complications. 2017;31(7):1115-26.
58. Pittas AG, Dawson-Hughes B, Sheehan P, et al. Vitamin D supplementation and prevention of type 2 diabetes. N Engl J Med. 2019;381(6):520-30.
59. Chapman LE, Darling AL, Brown JE. Association between metformin and vitamin B12 deficiency in patients with type 2 diabetes: a systematic review and meta-analysis. Diabetes Metab. 2016;42(5):316-27.
60. Wakeman M, Archer DT. Metformin and micronutrient status in type 2 diabetes: does polypharmacy involving acid-suppressing medications affect vitamin B12 levels? Diabetes, Metab Syndr Obes Targets Ther. 2020;13:2093-108.
61. Tesfaye S, Sloan G. Diabetic polyneuropathy: advances in diagnosis and intervention strategies. Eur Endocrinol. 2020;16(1):15.
62. Jayawardena R, Ranasinghe P, Galappatthy P, et al. Effects of zinc supplementation on diabetes mellitus: a systematic review and meta-analysis. Diabetol Metab Syndr. 2012;4(1):13.
63. Fernández-Cao JC, Warthon-Medina M, Moran VH, et al. Zinc intake and status and risk of type 2 diabetes mellitus: a systematic review and meta-analysis. Nutrients. 2019;11(5):1027.
64. Seet RCS, Lee C-YJ, Lim ECH, et al. Oral zinc supplementation does not improve oxidative stress or vascular function in patients with type 2 diabetes with normal zinc levels. Atherosclerosis. 2011;219(1):231-9.
65. Yin RV, Phung OJ. Effect of chromium supplementation on glycated hemoglobin and fasting plasma glucose in patients with diabetes mellitus. Nutr J. 2015;14(1):14.
66. Balk EM, Tatsioni A, Lichtenstein AH, et al. Effect of chromium supplementation on glucose metabolism and lipids. Diabetes Care. 2007;30(8):2154-63.
67. Dong J-Y, Xun P, He K, et al. Magnesium intake and risk of type 2 diabetes. Diabetes Care. 2011;34(9):2116-22.
68. Veronese N, Watutantrige-Fernando S, Luchini C, et al. Effect of magnesium supplementation on glucose metabolism in people with or at risk of diabetes: a systematic review and meta-analysis of double-blind randomized controlled trials. Eur J Clin Nutr. 2016;70(12):1463.
69. Hilpert KF, West SG, Bagshaw DM, et al. Effects of dairy products on intracellular calcium and blood pressure in adults with essential hypertension. J Am Coll Nutr. 2009;28(2):142-9.
70. Zemel MB, Richards J, Mathis S, et al. Dairy augmentation of total and central fat loss in obese subjects. Int J Obes. 2005;29(4):391-7.
71. Van Horn L, McCoin M, Kris-Etherton PM, et al. The evidence for dietary prevention and treatment of cardiovascular disease. J Am Diet Assoc. 2008;108(2):287-331.

# 9

# Cirurgia metabólica e diabetes

*Marlice Silva Marques*
*Tarcila Beatriz Ferraz de Campos*

## INTRODUÇÃO

A prevalência do diabetes *mellitus* tipo 2 (DM tipo 2) associada à obesidade está aumentando em todo o mundo. Uma metanálise determinou o impacto da cirurgia metabólica no DM tipo 2 em associação com o procedimento realizado e a redução de peso alcançada. Foi feita uma revisão de todos os artigos publicados em inglês de 1º de janeiro de 1990 a 30 de abril de 2006. O conjunto de dados inclui 621 estudos com 888 braços de tratamento e 135.246 pacientes; 103 braços de tratamento com 3.188 pacientes. Concluiu-se que as manifestações clínicas e laboratoriais do DM tipo 2 são resolvidas ou melhoradas na maioria dos pacientes após a cirurgia metabólica; essas respostas são mais pronunciadas em procedimentos associados a uma maior porcentagem de perda de excesso de peso corporal e são mantidas por 2 anos ou mais.[1]

Com o aumento do excesso de peso na população brasileira, verificam-se cada vez mais pessoas buscando a cirurgia metabólica, como uma intervenção necessária para o controle glicêmico, no DM tipo 2. Assim, o profissional de nutrição necessita conhecê-la de maneira mais aprofundada, para o combate adequado das possíveis carências nutricionais apresentadas após a intervenção.

## DEFINIÇÃO

Define-se por cirurgia metabólica toda intervenção sobre o trato gastrointestinal que tenha como objetivo controlar a glicemia e outros elementos da síndrome metabólica, por meio de mecanismos independentes e dependentes da perda ponderal e sem correlação direta com o índice de massa corporal (IMC) inicial.[2]

A melhora do controle glicêmico após cirurgias sobre o tubo digestivo é realizada por meio de perda ponderal efetiva e duradoura e de mecanismos independentes da perda de peso. Os principais mecanismos envolvidos são:[3]

- Hormônios intestinais.
- Ácidos biliares.
- Mudanças da microbiota intestinal.
- Diminuição da absorção de glicose (inibição do *sodium-glucose transporter 1* -SGLT-1).
- Aumento da circulação de aminoácidos de cadeia ramificada.
- Mecanismos intestinais de regulação da gliconeogênese hepática.

## HISTÓRICO

Desde 1991, o Instituto Nacional de Saúde americano (NIH, na sigla em inglês) definiu os critérios de indicação de cirurgia metabólica,[4] e em 2016 um consenso de especialistas de sociedades médicas clínicas e cirúrgicas de todo o mundo definiu que a cirurgia metabólica deve ser recomendada para tratar DM tipo 2 em pacientes com obesidade grau III (IMC > 40 kg/m$^2$), independentemente do controle glicêmico ou do tratamento em uso, bem como em pacientes com obesidade grau II (IMC 35 a 35,9 kg/m$^2$) com controle inadequado da glicemia apesar do tratamento otimizado, além de poder ser considerada em obesidade grau I (IMC 30 a 34,9 kg/m$^2$), se diabetes não controlado apesar do tratamento clínico otimizado.[3]

De acordo com o Conselho Federal de Medicina (CFM), a cirurgia metabólica está aprovada no Brasil desde 2017 para IMC acima de 30 kg/m$^2$. Para IMC entre 30 e 34,9 kg/m$^2$, deve-se preencher os seguintes critérios de indicação:

- Pacientes com IMC entre 30 e 34,9 kg/m$^2$.
- Idade mínima de 30 e máxima de 70 anos.
- Pacientes com DM tipo 2 com menos de 10 anos de história da doença.
- Refratariedade ao tratamento clínico, caracterizada quando o paciente não obtiver controle metabólico após acompanhamento regular com endocrinologista por no mínimo 2 anos, abrangendo mudanças no estilo de vida, com dieta e exercícios físicos, além do tratamento clínico com antidiabéticos orais e/ou injetáveis.
- Pacientes que não tenham contraindicações para o procedimento cirúrgico proposto.

A derivação gastrojejunal em Y de Roux (DGYR) é a cirurgia de primeira escolha para o tratamento de pacientes com DM tipo 2 não controlado clinicamente, com IMC entre 30 e 34,9 kg/m$^2$, e a gastrectomia vertical (GV) é a alternativa caso haja alguma contraindicação ou desvantagem da DGYR.[5]

A atuação do profissional nutricionista na equipe multidisciplinar deve ser exercida em todas as etapas do processo cirúrgico. Todos os candidatos à cirurgia metabólica devem ser avaliados e acompanhados por um nutricionista com experiência em cirurgia metabólica e diabetes. Os pacientes, assim como sua família e/ou cuidadores, devem ser orientados sobre os aspectos nutricionais que estão envolvidos no pré e no pós-operatório.[6]

O papel da alimentação saudável, equilibrada e adequada, assim como sua importância no procedimento cirúrgico, seus efeitos na cicatrização e na imunidade, os padrões alimentares adequados, a desmistificação de tabus alimentares, as consequências do procedimento cirúrgico em relação ao estado nutricional (em curto, médio e longo prazos) e a importância da evolução da dieta nas fases pós-operatória, estão entre os itens a serem abordados pelo nutricionista na fase pré-operatória.

## ATENDIMENTO NUTRICIONAL PRÉ-OPERATÓRIO

No atendimento nutricional pré-operatório o nutricionista deve utilizar a comunicação centrada no indivíduo, linguagem inclusiva e sem julgamentos e escuta ativa.[7] É importante que o indivíduo esteja acompanhado por um familiar/cuidador ou responsável pelo preparo da alimentação domiciliar. Nesse contato é importante que seja feita uma anamnese completa e uma investigação detalhada da história alimentar (de preferências desde a infância), dos padrões alimentares individuais e familiares (frequência a bares e restaurantes, festas, alimentação no trabalho, finais de semana, práticas alimentares [vegetarianos, naturalistas, macrobióticos), dos preceitos religiosos, do uso de ervas, da medicação, do consumo de bebidas alcoólicas, dos tabus alimentares, de intolerância alimentares e da situação socioeconômica.[8]

A emissão do parecer nutricional deve considerar o diagnóstico nutricional feito com base nas avaliações antropométrica, bioquímica e dietética. A identificação e o tratamento de possíveis carências nutricionais, a identificação do perfil alimentar dominante e a redução de peso pré-operatório, visando minimizar os riscos, além do controle glicêmico, também fazem parte das condutas e cuidados para otimizar a segurança e os resultados do procedimento.[8]

Os exames de sangue pré-operatórios essenciais incluem triagem para deficiências nutricionais, diabetes, dislipidemia e função renal. Testes discricionários adicionais devem ser considerados clinicamente indicados, por exemplo, vitamina A, zinco, cobre e níveis séricos de selênio antes de procedimentos de má absorção, por causa dos níveis mais elevados de deficiências pós-operatórias. Essas deficiências devem ser investigadas e corrigidas antes da cirurgia.[9]

Como o objetivo principal da indicação da cirurgia metabólica é o controle glicêmico, é importante avaliar a função de células beta do pâncreas, a fim de ajustar com o paciente o prognóstico em relação à remissão do diabetes, evitar cetoacidose diabética (para pacientes com diabetes autoimune não diagnosticado) e realizar o planejamento da monitorização glicêmica, acompanhar complicações do diabetes e avaliar a necessidade de medicação complementar no pós-operatório.[10]

O peptídeo C é o método mais útil e mais utilizado para acessar a função da célula beta. Isso porque o peptídeo C é produzido com a insulina em quantidades iguais, é degradado de forma mais lenta que a insulina, ou seja, é mais estável, e não há risco de reação cruzada quando o paciente faz uso de insulina exógena. Níveis de peptídeo C aleatórios menores do que 0,6 ng/mL têm boa correlação com os testes de estímulo, porém níveis superiores a esse valor requerem confirmação com outro método. Os testes com maior sensibilidade e especificidade são o teste de estímulo com glucagon e o teste de tolerância à refeição mista. Em pacientes que usam insulina, um peptídeo C menor do que 0,6 ng/mL em jejum ou após teste de refeição mista ou menor do que 0,96 ng/mL após estímulo com glucagon correlaciona-se com alta sensibilidade e especificidade para a baixa produção de insulina.[11]

Pessoas com diabetes que serão submetidas à cirurgia metabólica necessitam de controle glicêmico a fim de reduzir complicações perioperatórias e de aumentar as taxas de remissão do diabetes em longo prazo. Apesar de não haver evidência robusta demonstrando os benefícios do controle glicêmico no pré-operatório de cirurgia metabólica, muitos estudos mostram que, em outras cirurgias, o controle glicêmico pré-operatório reduz o tempo de internação e as complicações pós-operatórias.[12-14]

Uma coorte com 44.814 pacientes submetidos à derivação gastrojejunal em Y de Roux (30,7%) e à gastrectomia vertical (69,3%) evidenciou que o grupo de pacientes com hemoglobina glicada (HbA1c) elevada (> 7%) apresentou maior taxa do desfecho composto de morbidade e mortalidade do que o grupo com HbA1c < 7% ($p < 0{,}001$).[15]

A análise retrospectiva de 468 pacientes estratificados de acordo com a hemoglobina glicada pré-operatória mostrou que o grupo com hemoglobina glicada maior do que 8% apresentou piores desfechos, incluindo menor perda de peso após 18 meses da cirurgia e menores taxas de remissão do diabetes.[16]

O controle glicêmico pré-operatório deve ser otimizado por meio de um plano de tratamento para o diabetes incluindo adequação nutricional, ajuste de medicamentos e monitorização glicêmica com alvos glicêmicos pré-operatórios de 70 a 180 mg/dL. A glicemia pós-prandial tem papel importante na contribuição da HbA1c, sendo a glicemia aferida 2 horas após o início da refeição, e é recomendado que esteja entre 140 e 180 mg/dL. A glicemia pós-prandial sofre influência de diversos fatores relacionados à composição da alimentação (rica em carboidrato: pico da glicemia em 1 a 2 horas; rica em gordura e proteína: pico da glicemia em 3 a 5 horas pós-refeição).[17]

Não há consenso entre os especialistas quanto à melhor composição de macronutrientes e/ou à recomendação de calorias no pré-operatório. No entanto, a maioria das instituições recomenda uma dieta de restrição calórica e adequação da distribuição de macronutrientes de acordo com a ingestão atual do paciente, ajustando com os valores de glicemia pós-prandiais para melhora do controle glicêmico. É possivel que a melhora da glicotoxicidade no pré-operatório tenha impacto na recuperação das células beta pancreáticas e na remissão do diabetes no pós-operatório.[6,9,18]

## ATENDIMENTO NUTRICIONAL NO PÓS-OPERATÓRIO IMEDIATO

O nutricionista, ciente da técnica cirúrgica utilizada, enfatiza uma orientação específica para as técnicas mistas (restritivas e disabsortivas) em razão das alterações gastrointestinais.

As recomendações alimentares após a cirurgia baseiam-se, de acordo com a tolerância do doente, na progressão gradual da consistência e textura dos alimentos e no volume das refeições, ao longo de 1 a 3 meses.[19] Dividem-se em várias fases, devendo iniciar-se e progredir de dieta líquida, pastosa/cremosa e então dieta geral (sólida). É importante durante esse período promover a adequação da ingestão alimentar, de modo a prevenir possíveis déficits nutricionais.

O aporte energético deve corresponder no mínimo a 80% das necessidades energéticas calculadas para o peso de referência do doente, garantindo o aporte adequado de macronutrientes. A ingestão de proteínas deve ser individualizada. Uma ingestão mínima de proteína de 60 g/dia e até 1,5 g/kg de peso corporal ideal por dia deve ser adequada; maiores quantidades de ingestão de proteína – até 2,1 g/kg de peso corporal ideal por dia – precisam ser avaliadas de forma individualizada. A prescrição de preparações de fácil digestão, pouco fermentativas, com bom aporte hídrico e suplementação industrializada, de acordo com a necessidade de cada paciente, deve ser o foco principal. Os doces concentrados devem ser controlados na dieta após a cirurgia metabólica para minimizar os sintomas da síndrome de *dumping*, também para reduzir a ingestão calórica e o impacto. Medicamentos triturados ou líquidos de liberação rápida devem ser usados em vez de medicamentos de liberação prolongada para maximizar a absorção no pós-operatório imediato.[6]

A importância do uso de suplemento de vitaminas e minerais deve ser enfatizada para minimizar o risco de doenças e/ou carências nutricionais, inicialmente na forma mastigável ou líquida.

É muito importante que o nutricionista esteja atento a queixas comuns: halitose (a rápida perda de peso em curto período provoca a presença de corpos cetônicos na respiração), vômitos (geralmente por erros alimentares como mastigação inadequada, excesso de volume ingerido), gases e flatos (comuns após cirurgias videolaparoscópicas, pacientes que pouco deambulam, pacientes constipados ou com intolerância à lactose), diarreia (consumo excessivo de gordura e/ou lactose). Algumas intercorrências que merecem atenção especial, devendo o paciente ser encaminhado para avaliação do cirurgião, são vômitos persistentes por mais de 2 dias, febre, crises de gota, dor aguda no abdome, desmaios, anúria ou oligúria.[8]

## ATENDIMENTO NUTRICIONAL NO PÓS-OPERATÓRIO TARDIO

As adaptações na alimentação são gradativas e levam, em média, 3 a 4 meses do pós-operatório. O ajuste do volume, da consistência da preparação, o tempo de mastigação e as escolhas alimentares são itens a serem avaliados em todos os encontros com o nutricionista.

O modelo de prato bariátrico (MPB) é uma forma simples de demonstrar ao indivíduo como os macro e micronutrientes podem ser distribuídos em seu dia a dia de forma a favorecer sua perda ponderal e realizar a manutenção de seu estado nutricional em longo prazo (Figura 1).[20]

A importância do equilíbrio entre macro e micronutrientes deve ser frisada constantemente. Entre os macronutrientes, o mais importante é a proteína. O paciente deve ser orientado a sempre começar sua refeição pela fonte de proteína, pois a ingestão proteica deve ficar em torno de 60 a 120 g/dia, para manutenção da perda (ou mínima perda) de massa magra, durante a rápida perda de peso. Quando a ingestão proteica não consegue ser atingida somente pelos alimentos, o uso de suplementos nutricionais proteicos é recomendado. Muitas pessoas podem desenvolver intolerância aos alimentos proteicos ricos em ferro após o procedimento cirúrgico por falta de mastigação adequada e também pela diminuição do ácido clorídrico e de enzimas proteolíticas como pepsinogênio. Seu uso deve ser encorajado por meio de treinamentos específicos de mastigação e fracionamento das refeições.[20]

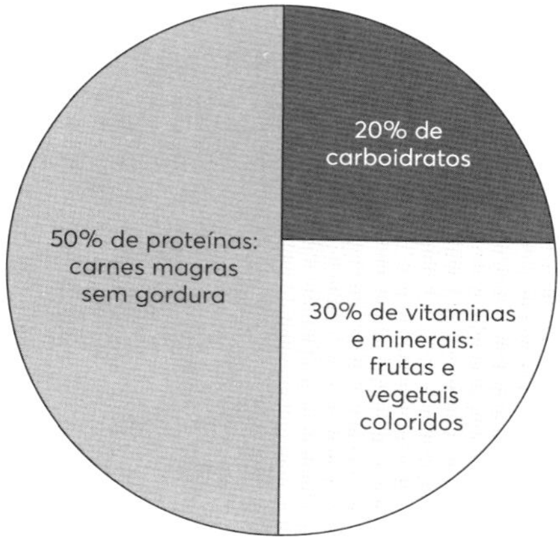


Informações complementares ao MPB
Uso de suplementos nutricionais:

- *Whey protein*.
- Polivitamínico.
- Ferro.
- Cálcio.
- Vitamina B12.

Atividade física programada.
Ingestão satisfatória de água: 30 mL/kg de peso ideal por dia.

Para as refeições de café da manhã e lanches:

- 50% do prato de proteínas ricas em cálcio: leite e derivados pobres em gorduras.
- 30% do prato de vitaminas e minerais: frutas *in natura*.
- 20% do prato de carboidratos: pães, bolachas integrais ou cereais integrais.

• **FIGURA 1** Composição do modelo de prato bariátrico e atividades associadas.
MPB: modelo de prato bariátrico.
Fonte: adaptação de Cambi e Baretta.[20]

A presença de vômitos ou regurgitações frequentes deve ser avaliada por um profissional fonoaudiólogo (para verificação de falhas na mastigação) e/ou psicólogo (ansiedade e rapidez na mastigação atrapalham o processo).[8]

Para refeições como almoço e jantar, deve-se incluir fontes de proteínas ricas em ferro, como carnes – bovina, frango, peixe e ovos –, para compor metade do prato, ou seja, 50% do total que se vai ingerir. Usar sempre opções pobres em gordura. Para o prato do café da manhã ou lanches, deve-se priorizar as fontes de proteínas ricas em cálcio, como leite e derivados, preferencialmente nas versões pobres em gorduras. O uso de iogurtes é excelente para manter o consumo de probióticos naturais, responsáveis pelo reequilíbrio das bactérias intestinais e pela proteção contra a disbiose intestinal.[20] As fontes alimentares proteicas ricas em ferro devem ser usadas em refeições separadas, como almoço e jantar, das refeições ricas em cálcio, como café da manhã e lanches, para favorecer a absorção desses micronutrientes.

Uma terça parte do prato (30%) deve ser ocupada pelo grupo de vitaminas, minerais e fibras, representado pelas frutas e vegetais em geral. São alimentos fibrosos que demandam mastigação, lembrando que é importante variar as cores do dia a dia para fortalecer o sistema imunológico, regenerar a pele e regular o metabolismo. No MPB é necessário que tanto as vitaminas hidrossolúveis quanto as lipossolúveis estejam presentes. As fontes alimentares de vitaminas e minerais no geral se confundem com outros grupos de macronutrientes, como é o caso da vitamina B12 e do zinco, que têm como fontes principais alimentos ricos em proteínas de origem animal. As vitaminas hidrossolúveis, como as do complexo B, necessitam ser consumidas cruas para manterem seu valor nutricional.[20]

Considerando as alterações do trato gastrointestinal, o uso contínuo de suplementos vitamínico-minerais e de outros suplementos deve ser enfatizado.

O restante do prato seria composto pelos carboidratos, que são alimentos energéticos, importantes para o dia a dia. Nesse grupo, deve-se optar pelos integrais, pois tendem a diminuir a absorção de açúcares e gorduras, o que favorece a saúde cardiovascular, além de promover melhor poder sacietógeno.[20]

Os lipídios são macronutrientes importantes para fornecer ácidos graxos essenciais. Diversas estratégias nutricionais são capazes de contribuir para a prevenção cardiovascular, tendo como preceito a exclusão de gorduras *trans*, a adequação do consumo de gorduras saturadas e, proporcionalmente, o maior consumo de gorduras insaturadas. Entre os óleos vegetais, destacam-se os óleos de soja, canola e milho, os quais apresentam boa distribuição de ácidos graxos. Os óleos de soja e de canola apresentam vantagem adicional ao de milho pelo menor teor de ácidos graxos saturados e maior conteúdo de ômega-3.[21]

A ingestão hídrica também é um ponto importante a ser observado. Com um consumo de 30 mL/kg de peso ideal por dia, pode-se evitar a formação de cálculos biliares e renais.[6]

## MONITORAMENTO CONTÍNUO

O seguimento nutricional contínuo é importante, mas tende a ser reduzido após os 2 anos, mesmo que existam protocolos de acompanhamento a longo prazo estabelecidos.[22,23] O monitoramento clínico nutricional conduzido por toda a vida possibilita tratar precocemente deficiências nutricionais e a recidiva da obesidade e das doenças metabólicas que podem ocorrer em médio e longo prazos.[23]

A Sociedade Britânica de Obesidade e Cirurgia Metabólica publicou, em agosto de 2020, diretrizes sobre monitoramento bioquímico pós-operatório e reposição de micronutrientes para pacientes submetidos à cirurgia metabólica. No Quadro 1 estão resumidos os nutrientes sugeridos e seu respectivo grau de evidência.[9]

• **QUADRO 1** Orientações gerais para cirurgia metabólica da Sociedade Britânica de Obesidade e Cirurgia Metabólica

| Cuidados pós-operatórios e monitoramento bioquímico | Grau, nível de evidência |
|---|---|
| Suporte dietético pós-operatório especializado deve ser fornecido, incluindo suplementação nutricional individualizada, apoio e orientação para alcançar perda de peso a longo prazo e manutenção de peso. | Grau D EL 4 |
| Manter o acompanhamento nos serviços da cirurgia bariátrica por um período mínimo de 2 anos. O cuidado deve incluir o monitoramento da ingestão nutricional, dietética e avaliação nutricional, aconselhamento e apoio. | Grau D EL 4 |
| Após a alta do acompanhamento do serviço de cirurgia bariátrica, o paciente deve receber monitoramento do estado nutricional pelo menos 1 vez por ano, como parte de um modelo de gestão de cuidados compartilhados. | Grau D EL 4 |
| Monitorar as dosagens de ureia e eletrólitos, testes de função renal e hepática. | GPP |
| Monitorar a função renal e hepática após 3, 6 e 12 meses e pelo menos anualmente a partir de então. | GPP |
| Verificar o hemograma completo e a ferritina sérica em intervalos regulares pós-cirurgia. | Grau B EL 2 (2+ a 2–) |
| Considerar a seguinte frequência de monitoramento de hemograma completo e níveis de ferritina: após 3, 6 e 12 meses e pelo menos anualmente a partir de então para que mudanças no *status* possam ser detectadas. | GPP |
| Verificar os níveis de folato sérico em intervalos regulares pós-cirurgia. | Grau B EL 2 (1+ a 2–) |
| Considerar a seguinte frequência de monitoramento dos níveis de folato sérico: após 3, 6 e 12 meses e pelo menos anualmente a partir de então, para que mudanças no *status* possam ser detectadas. | GPP |
| Verificar os níveis de vitamina B12 em intervalos regulares após SG, RYGB e procedimentos de má absorção, como BPD/DS. | Grau B EL 2 (2 ++ a 2–) |
| Considerar a seguinte frequência de monitoramento dos níveis de vitamina B12: após 3, 6 e 12 meses e pelo menos anualmente a partir de então, para que mudanças no *status* possam ser detectadas. | GPP |

(continua)

• **QUADRO 1** Orientações gerais para cirurgia metabólica da Sociedade Britânica de Obesidade e Cirurgia Metabólica (*continuação*)

| Cuidados pós-operatórios e monitoramento bioquímico | Grau, nível de evidência |
|---|---|
| Verificar os níveis séricos de 25-hidroxivitamina D em intervalos regulares pós-cirurgia. | Grau B EL 2 (1+ a 3) |
| Níveis séricos de 25-hidroxivitamina D de 75 mmol/L ou mais são considerados suficientes. | Grau D EL 4 |
| Garantir que 25-hidroxivitamina D total (D3 e D2) seja medido se o paciente estiver fazendo uso de suplementos de vitamina D2. | Grau D EL 4 |
| Considerar a seguinte frequência de monitoramento dos níveis de vitamina D: após 3, 6 e 12 meses e pelo menos anualmente a partir de então, para que mudanças no *status* possam ser detectadas. | GPP |
| Verificar os níveis de cálcio sérico em intervalos regulares. | GPP |
| Considerar a seguinte frequência de monitoramento dos níveis de cálcio sérico: após 3, 6 e 12 meses e depois pelo menos 1 vez por ano, para que as mudanças no *status* possam ser detectadas. | GPP |
| Verificar o hormônio da paratireoide (para excluir hiperparatireoidismo primário) se não tiver sido verificado antes da cirurgia. | GPP |
| Considerar verificar os níveis séricos de vitamina A se o paciente relatar esteatorreia ou sintomas de deficiência de vitamina A, por exemplo, cegueira noturna ou desnutrição proteica. | Grau D EL 4 (2+ a 4) |
| Verificar os níveis séricos de vitamina A em intervalos regulares após procedimentos de má absorção, como BPD/DS. | Grau B EL 2 (1+ a 2) |
| Considerar a seguinte frequência de monitoramento dos níveis séricos de vitamina A após procedimentos de má absorção como BPD/DS: a cada 3 meses no primeiro ano e depois anualmente, se níveis estáveis. | GPP |
| Verificar os níveis séricos de vitamina E em intervalos regulares após procedimentos de má absorção, como BPD/DS. | Grau B EL 2 (1+ a 2+) |
| Considerar o monitoramento dos níveis séricos de vitamina E pelo menos 1 vez ao ano após procedimentos de má absorção, como BPD/DS. | GPP |
| Verificar os níveis séricos de vitamina E se houver anemia inexplicada ou neuropatia. | Grau D EL 4 |

(continua)

• **QUADRO 1** Orientações gerais para cirurgia metabólica da Sociedade Britânica de Obesidade e Cirurgia Metabólica (*continuação*)

| Cuidados pós-operatórios e monitoramento bioquímico | Grau, nível de evidência |
|---|---|
| Verificar os níveis de vitamina K1 e PIVKA-II em intervalos regulares após procedimentos de má absorção, como BPD/DS. | Grau B EL 2 (1+ a 3) |
| Considerar monitorar os níveis séricos de vitamina K1 e PIVKA pelo menos 1 vez por ano após procedimentos de má absorção, como BPD/DS. | GPP |
| Verificar os níveis de zinco sérico/plasmático em intervalos regulares após SG, RYGB ou BPD/DS. | Grau B EL 2 (1+ a 3) |
| Considerar monitorar os níveis de zinco sérico/plasmático pelo menos 1 vez por ano após SG, RYGB ou BPD/DS. | GPP |
| Verificar os níveis de zinco sérico/plasmático em caso de anemia inexplicada, queda de cabelo ou alterações na acuidade do paladar. | GPP |
| Verificar os níveis de cobre sérico em intervalos regulares após SG, RYGB ou BPD/DS. | Grau C EL 3 (2 a 3) |
| Considerar monitorar os níveis de cobre sérico pelo menos anualmente após SG, RYGB ou BPD/DS. | GPP |
| Níveis séricos de cobre em caso de anemia inexplicada ou cura deficiente de feridas. | GPP |
| O cobre sérico deve ser monitorado em pacientes que fazem uso de suplementos de zinco e vice-versa. | GPP |
| Verificar os níveis de selênio sérico se houver diarreia crônica, doença óssea metabólica, anemia ou cardiomiopatia inexplicada. | Grau D EL 4 |
| Verificar os níveis de selênio sérico em intervalos regulares após RYGB. | Grau D EL 2 (2-) |
| Verificar os níveis de selênio sérico em intervalos regulares após procedimentos de má absorção, como BPD/DS. | D EL 2 (2-) |
| Considerar monitorar os níveis de selênio sérico pelo menos anualmente após RYGB ou procedimentos de má absorção, como BPD/DS. | Grau C EL 2 (2+) |
| Considerar monitorar os níveis de selênio sérico pelo menos anualmente após RYGB ou procedimentos de má absorção, como BPD/DS. | GPP |

(*continua*)

• **QUADRO 1** Orientações gerais para cirurgia metabólica da Sociedade Britânica de Obesidade e Cirurgia Metabólica (*continuação*)

| Cuidados pós-operatórios e monitoramento bioquímico | Grau, nível de evidência |
|---|---|
| Se o paciente apresentar rápida perda de peso, má ingestão alimentar, vômitos, abuso de álcool, edema ou sintomas de neuropatia, iniciar imediatamente o tratamento para a deficiência de tiamina. Não atrasar os resultados de sangue pendentes. | GPP |
| Monitorar HbA1c em pacientes com diabetes pré-operatório. | GPP |
| Monitorar os lipídios em pacientes com dislipidemia pré-operatória. | GPP |

AGB: *adjustable gastric band* (banda gástrica ajustável); BPD/DS: *duodenal switch* (interruptor duodenal); EL: *level of evidence and describes where most of evidences* (nível de evidência, e descreve onde está a maioria das evidências); GPP: *point of good practices* (ponto de prática); HbA1c: *glycated hemoglobina* (hemoglobina glicada); PIVKA-II: *proteib induced by absense or antagonism of vitamin K* (proteína induzida pela ausência ou antagonismo de vitamina K); RYGB: *Roux-en-Y gastric bypass* (derivação gástrica em Y de Roux); SG: *sleeve gastrectomy* (gastrectomia vertical).
Grau de recomendação de evidência: A – deve ser recomendado/indicado; é útil/benéfico/efetivo; deve ser recomendada/indicada/preferida. B – é razoável e pode provavelmente ser recomendado/indicado; pode ser útil/benéfico/efetivo. C – pode/possa ser razoável e pode/possa provavelmente ser considerado; pode ser útil/benéfico/efetivo. D – sem evidência científica.
Fonte: adaptado de O'Kane et al.[9]

## CONSIDERAÇÕES FINAIS

- A melhora do controle glicêmico após cirurgias sobre o tubo digestivo é realizada por meio de perda ponderal efetiva e duradoura e de mecanismos independentes da perda de peso.
- A DGYR é a cirurgia de primeira escolha para o tratamento de pacientes com DM tipo 2 não controlado clinicamente, com IMC entre 30 e 34,9 kg/m$^2$, e a GV é a alternativa caso haja alguma contraindicação ou desvantagem da DGYR.
- A atuação do profissional nutricionista na equipe multidisciplinar deve ser exercida em todas as etapas do processo cirúrgico.
- A emissão do parecer nutricional deve considerar o diagnóstico nutricional feito com base nas avaliações antropométrica, bioquímica e dietética.
- O controle glicêmico pré-operatório deve ser otimizado por meio de um plano de tratamento para o diabetes incluindo adequação nutricional, ajuste de medicamentos e monitorização glicêmica com alvos glicêmicos pré-operatório de 70 a 180 mg/dL.

- A importância dos exames regulares e do uso de suplemento de vitaminas e minerais deve ser enfatizada para minimizar o risco de carências nutricionais e de doenças associadas.
- O monitoramento clínico nutricional conduzido por toda a vida possibilita tratar precocemente deficiências nutricionais e a recidiva da obesidade e das doenças metabólicas que podem ocorrer em médio e longo prazos.

## CASO CLÍNICO

AV, 36 anos, sexo feminino, solteira, 1,52 m, 93 kg. Apresentava diagnóstico há 8 anos de DM tipo 2, hipertensão arterial sistêmica controlada e hérnia de disco, sem mais doenças associadas. Foi encaminhada ao ambulatório de nutrição para a realização de *bypass* gástrico em Y de Roux.

Exames bioquímicos:

- Colesterol total 205 mg/dL.
- Triglicerídeos 182 mg/dL.
- Lipoproteína de alta densidade (HDL) 35 mg/dL.
- Glicemia de jejum 218 mg/dL.
- HbA1c 10%.
- Albumina 2,7 mg/dL.
- Hemoglobina 11,5 mg/dL.

Medicamentos usados:

- 40 UI NPH manhã e 10 UI NPH noite.
- Losartana 50m g 1 vez ao dia.
- Analgésicos de vez em quando, "quando a coluna ataca".

Anamnese alimentar:

- Não tem tempo para fazer o desjejum (sempre sai atrasada para o trabalho).
- Almoço às 11h30, sempre em *fast-food*, e jantar às 20h em casa.
- Segue "direitinho" a dieta do médico nos fins de semana.
- Esquece de beber água durante o dia, mas à noite bebe os 2 litros que o médico pediu.
- Ingestão de bebida alcóolica moderada nos fins de semana.

1. Qual seria a abordagem nutricional de prioridade na primeira consulta?

2. Quais seriam os principais pontos a serem abordados antes da liberação do parecer nutricional pré-operatório?

Aponte seu celular para o *QR Code* ao lado e assista ao vídeo com comentários sobre o caso clínico.

## REFERÊNCIAS BIBLIOGRÁFICAS


1. Buchwald H, Estok R, Fahrbach K, et al. Weight and type 2 diabetes after bariatric surgery: systematic review and meta-analysis. Am J Med. 2009;122(3):248-56.e5.
2. Rubino F, Nathan DM, Eckel RH, et al. Metabolic surgery in the treatment algorithm for type 2 diabetes: a joint statement by international diabetes organizations. Diabetes Care. 2016;39(6):861-77.
3. Batterham RL, Cummings DE. Mechanisms of diabetes improvement following bariatric/metabolic surgery. Diabetes Care. 2016;39(6):893-901.
4. National Institutes of Health Consensus Development Panel. Gastrintestinal surgery for severe obesity. Ann Intern Med. 1991;115:956-6.
5. Resolução CFM n. 2.172/2017. Publicada no Diário Oficial da União em 27/12/2017, Seção I, p.205.
6. Mechanick JI, Apovian C, Brethauer S, et al. Clinical practice guidelines for the perioperative nutrition, metabolic, and nonsurgical support of patients undergoing bariatric procedures – 2019 update: cosponsored by American Association of Clinical Endocrinologists/American College of Endocrinology, the Obesity Society, American Society for Metabolic & Bariatric Surgery, Obesity Medicine Association, and American Society of Anesthesiologists – executive summary. Endocr Pract. 2019;25(12):1346-59.
7. American Diabetes Association. 8. Obesity management for the treatment of type 2 diabetes: standards of medical care in diabetes – 2021. Diabetes Care. 2021;44(Suppl 1):S100-10.
8. Burgos MGP de A, de Lima DSC, Coelho PBP. Nutrição em cirurgia bariátrica. Rio de Janeiro: Rúbio; 2011.
9. O'Kane M, Parretti HM, Pinkney J, et al. British Obesity and Metabolic Surgery Society guidelines on perioperative and postoperative biochemical monitoring and micronutrient replacement for patients undergoing bariatric surgery – 2020 update. Obes Rev. 2020;21(11):e13087.
10. Rubino F, Nathan DM, Eckel RH, et al. Metabolic surgery in the treatment algorithm for type 2 diabetes: a joint statement by international diabetes organizations. Diabetes Care. 2016;39(6):861-77.
11. Leighton E, Sainsbury CAR, Jones GC. A practical review of C-peptide testing in diabetes. Diabetes Ther. 2017;8:475-87.
12. Estrada CA, Young JA, Nifong LW, et al. Outcomes and perioperative hyperglycemia in patients with or without diabetes mellitus undergoing coronary artery bypass grafting. Ann Thorac Surg. 2003;75(5):1392-9.
13. Marchant MH, Viens NA, Cook C, et al. The impact of glycemic control and diabetes mellitus on perioperative outcomes after total joint arthroplasty. J Bone Jt Surg – Ser A. 2009;91(7):1621-9.
14. Walid MS, Newman BF, Yelverton JC, et al. Prevalence of previously unknown elevation of glycosylated hemoglobin in spine surgery patients and impact on length of stay and total cost. J Hosp Med. 2010;5(1):10-4.

15. Hart A, Goffredo P, Carroll R, et al. Optimizing bariatric surgery outcomes: the impact of preoperative elevated hemoglobin A1c levels on composite perioperative outcome measures. Surg Endosc. 2020.
16. Perna M, Romagnuolo J, Morgan K, et al. Preoperative hemoglobin A1c and postoperative glucose control in outcomes after gastric bypass for obesity. Surg Obes Relat Dis. 2011.
17. Shukla AP, Iliescu RG, Thomas CE, et al. Food order has a significant impacto on postprandial glucose and insulin levels. Diabetes Care. 2015;38:e98-e99.
18. Chuah LL, le Roux CW. Management of patients with type 2 diabetes before and after bariatric surgery: evolution and microvascular complications. Nutr Hosp. 2013;28(Supl. 2):17-22.
19. Dagan SS, Goldenshluger A, Globus I, et al. Nutritional recommendations for adult bariatric surgery patients: clinical practice. Adv Nutr. 2017;8:382-94.
20. Cambi MPC, Baretta GAP. Bariatric diet guide: plate model template for bariatric surgery patients. Arq Bras Cir Dig. 2018;31(2):e1375.
21. Izar MC de O, Lottenberg AM, Giraldez VZR, et al. Position statement on fat consumption and cardiovascular health – 2021. Arq Bras Cardiol. 116(1):160-212.
22. Parrott J, Frank L, Rabena R, et al. American Society for Metabolic and Bariatric Surgery integrated health nutritional guidelines for the surgical weight loss patient 2016 update: micronutrients. Surg Obes Relat Dis. 2017;13(5):727-41.
23. Bosnic G. Nutritional requirements after bariatric surgery. Crit Care Nurs Clin North Am. 2014;26(2):255-62.

# 10

# Transtornos alimentares e diabetes

*Ana Carolina Pereira Costa*
*Ticiane Gonçalez Boui*

## INTRODUÇÃO

Os transtornos alimentares (TA) são caracterizados por perturbação persistente na alimentação ou no comportamento alimentar, resultando no consumo ou na absorção alterada de alimentos, os quais comprometem significativamente a saúde física ou o funcionamento psicossocial.[1] O comportamento alimentar é toda ação relacionada ao ato de comer: como, quando e o que comemos.[2] Porém, sabe-se que nos TA existem perturbações também no âmbito das atitudes alimentares, que envolvem as crenças, os sentimentos e o relacionamento de um indivíduo com a comida.[3]

Atualmente são reconhecidos seis tipos de TA:

1. Pica.
2. Transtorno de ruminação.
3. TA restritivo/evitativo.
4. Anorexia nervosa.
5. Bulimia nervosa.
6. Transtorno de compulsão alimentar.[1]

Para fins didáticos, este capítulo abordará os tipos mais prevalentes, tanto na população sem diabetes quanto na população com diabetes *mellitus* (DM): anorexia nervosa (AN), bulimia nervosa (BN) e transtorno de compulsão alimentar (TCA).

Diversos estudos indicam que a prevalência de TA na população com diabetes – em especial do tipo 1 – é maior do que na população sem diabetes, todavia os resultados são conflitantes. Tais divergências decorrem principalmente do tipo de metodologia usada para identificar TA nos diferentes estudos e da escassez de instrumentos diagnósticos adaptados para a população com diabetes.[4,5] Uma metanálise encontrou maior prevalência de BN em mulheres com diabetes *mellitus* tipo 1 (DM tipo 1) em comparação com mulheres sem a doença (1,73% *versus* 0,69%).[6] Young et al.[7] mostraram que a prevalência de TA é maior em jovens com DM tipo 1 do que em jovens saudáveis (7% *versus* 2,8%). O estudo de Colton et al.[8] encontrou uma diferença ainda maior na prevalência de TA entre o grupo com e sem diabetes: 8% *versus* 1%. Além de as pesquisas normalmente mostrarem que a prevalência de TA é maior na população com diabetes, o risco de seu desenvolvimento também tende a ser maior. Um estudo brasileiro revelou que 58,7% de uma amostra de indivíduos com DM tipo 1 apresentavam atitudes e comportamentos de risco para TA, mensurados por questionários de triagem específicos,[9] enquanto um estudo americano mostrou que adolescentes com DM tipo 1 tinham risco 2,4 vezes maior de desenvolver TA em comparação com a amostra sem DM tipo 1.[10] O aumento do risco e a maior prevalência de TA se justificariam por um modelo multifatorial apresentado na Figura 1, o qual aponta o foco terapêutico tradicional do diabetes no controle da ingestão de nutrientes e na restrição alimentar como fator iatrogênico importante.[11]

Os Quadros 1 a 3 apresentam o os principais critérios diagnósticos segundo o *Manual diagnóstico e estatístico de transtornos mentais* – 5ª edição (DSM-5) para AN, BN e TCA e os modos como eles podem se apresentar em indivíduos com diabetes. Sobre a restrição/omissão de insulina – particularmente a insulina usada como bólus – aparecer como método purgativo, a explicação é simples: ao não usar insulina (sobretudo após episódios de compulsão ou em momentos em que o indivíduo entende que comeu muito ou que comeu "errado"), o carboidrato dos alimentos é convertido em glicose, mas acaba não entrando nas células, gerando hiperglicemia. Esse quadro resulta em maior diurese e catabolismo proteico (i.e., gliconeogênese), assim o indivíduo tem a falsa sensação de que "perdeu peso" ou massa muscular, que é de extrema importância para a oxidação de substratos energéticos. Outras consequências seriam o aumento do risco de cetoacidose e a ocorrência das complicações crônicas já conhecidas, a depender do tempo de curso do TA.[11]

De modo geral, quadros comórbidos de diabetes e TA são comumente chamados de "diabulimia". Apesar de o termo ser utilizado pela mídia e por algumas literaturas, o que contribui para a promoção de conscientização de pessoas leigas e profissionais de saúde, não é um diagnóstico *per se*, não está contido em manuais diagnósticos como a Classificação Internacional de Doenças (CID) e o DSM e, portanto, é um termo que deve ser evitado.

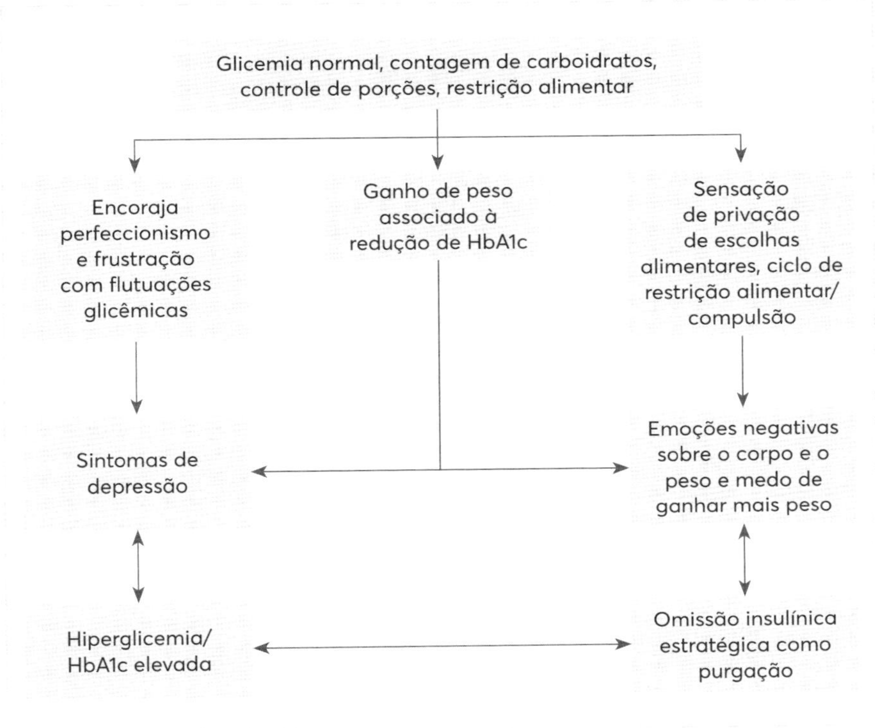


• **FIGURA 1** Modelo explicativo dos quadros comórbidos de diabetes e transtornos alimentares.

HbA1c: hemoglobina glicada.

Fonte: elaboração das autoras.

• **QUADRO 1** Critérios diagnósticos para anorexia nervosa em indivíduos com e sem diabetes

| Critérios diagnósticos segundo DSM-5 | Como se apresentam em indivíduos com DM |
|---|---|
| Restrição calórica levando a um peso corporal significativamente baixo (inferior ao peso mínimo normal) | Idem, além de controle glicêmico "perfeito" graças à restrição alimentar persistente |
| Medo intenso de ganhar peso ou engordar, ou comportamento persistente que interfira no ganho/recuperação de peso | Idem, podendo-se usar da restrição/ omissão insulínica por causa do medo de ganhar peso |

*(continua)*

• **QUADRO 1** Critérios diagnósticos para anorexia nervosa em indivíduos com e sem diabetes (*continuação*)

| Critérios diagnósticos segundo DSM-5 | Como se apresentam em indivíduos com DM |
|---|---|
| Perturbação na forma como o peso e a imagem corporal são vivenciados, influência indevida do peso e imagem corporal na autoavaliação, falta de crítica sobre a gravidade do baixo peso corporal atual | Idem |
| Subtipo restritivo: nos últimos 3 meses, ausência de episódios de compulsão e/ou purgação (vômitos, uso de laxantes e diuréticos, restrição/omissão insulínica) | Idem |
| Subtipo compulsão alimentar purgativa: nos últimos 3 meses, o indivíduo se envolveu em episódios recorrentes de compulsão alimentar purgativa | Idem |

DM: diabetes *mellitus*; DSM-5: *Manual diagnóstico e estatístico de transtornos mentais – 5.ed.*
Fonte: elaboração das autoras.

• **QUADRO 2** Critérios diagnósticos para bulimia nervosa em indivíduos com e sem diabetes

| Critérios diagnósticos segundo DSM-5 | Como se apresentam em indivíduos com DM |
|---|---|
| • Episódios recorrentes de compulsão alimentar.<br>• Compulsão alimentar: ingestão de uma quantidade de comida maior do que outras pessoas comeriam no mesmo período sob circunstâncias semelhantes, com sensação de perda de controle. | Idem, podendo o indivíduo sentir perda de controle ao comer alimentos tipicamente "proibidos" para ele por causa do diagnóstico de DM (p. ex., doces) |
| Presença de comportamentos purgativos (uso de laxantes, diuréticos e outros medicamentos; vômitos; exercício excessivo; jejuns). | Idem, podendo aparecer como purgação a restrição/omissão insulínica |
| Perturbação na forma como o peso e a imagem corporal são vivenciados, influência indevida do peso e imagem corporal na autoavaliação. | Idem |
| A compulsão alimentar e os comportamentos purgativos ocorrem, em média, no mínimo 1 vez por semana durante 3 meses. | Idem |

DM: diabetes *mellitus*; DSM-5: *Manual diagnóstico e estatístico de transtornos mentais – 5.ed.*
Fonte: elaboração das autoras.

• **QUADRO 3** Critérios diagnósticos para transtorno de compulsão alimentar em indivíduos com e sem diabetes

| Critérios diagnósticos segundo DSM-5 | Como se apresentam em indivíduos com DM |
|---|---|
| Episódios recorrentes de compulsão alimentar. | Idem, podendo o indivíduo sentir perda de controle ao comer alimentos tipicamente "proibidos" para ele por causa do diagnóstico de DM (p. ex., doces) |
| Os episódios de compulsão estão associados a três ou mais dos seguintes aspectos:<br>• Comer mais rápido do que o normal.<br>• Comer até se sentir desconfortavelmente cheio.<br>• Comer grande quantidade de comida na ausência de fome.<br>• Comer sozinho por vergonha do quanto está comendo.<br>• Sentir-se muito culpado em seguida. | Idem, sendo que a vergonha e a culpa podem aparecer não pelo medo do ganho de peso, mas pelo estigma dos alimentos "proibidos" para quem tem diabetes |
| A compulsão alimentar ocorre, em média, no mínimo 1 vez por semana durante 3 meses. | Idem |
| A compulsão alimentar não está associada ao uso de comportamentos compensatórios/purgativos. | Idem |

DM: diabetes *mellitus*; DSM-5: *Manual diagnóstico e estatístico de transtornos mentais* – 5.ed.
Fonte: elaboração das autoras.

## CARACTERÍSTICAS DA POPULAÇÃO COM TRANSTORNO ALIMENTAR E DIABETES

A relação entre TA e o diagnóstico de DM tornou-se tópico de grande interesse nas últimas décadas. Porém, ainda que a prevalência dessa associação esteja aumentando, assim como a morbidade e a mortalidade nas pessoas afetadas com essas condições, a detecção precoce, a prevenção e o estabelecimento de estratégias e abordagens de tratamento ainda não são bem definidos.[12] Segundo García-Mayor & García-Soidán,[13] a associação entre DM tipo 1 e TA é mais clara e conhecida, diferentemente do encontrado em populações com DM tipo 2, nas quais tal associação ainda é escassa.

Estudos apontam que a relação entre TA e DM tipo 2 poderia estar especialmente ligada à insatisfação corporal, uma vez que grande parcela dos indivíduos com DM tipo 2 tem sobrepeso e obesidade.[13] Herpertz et al.[14] apontam que, além da pressão social, indivíduos com DM tipo 2 são incentivados a perder peso por razões médicas, especialmente relacionadas às comorbidades crônicas da doença. Além disso, indivíduos com DM tipo 2 submetidos a dietas restritivas – assim como aqueles com sobrepeso ou obesidade – têm maior risco para desenvolvimento de TA.[13,14] A dificuldade na manutenção a longo prazo tanto de dietas restritivas quanto da perda de peso nessa população pode gerar ambições de controle de peso que aumentam a insatisfação corporal, diminuindo a autoestima e reforçando o círculo vicioso de restrição e compulsão alimentar.[14] Na população com DM tipo 1, condições específicas do manejo terapêutico como a variação do peso, vigília sobre a dieta e peso, adesão ao plano de refeições, seleção cuidadosa dos alimentos consumidos e contagem de macronutrientes (sobretudo os carboidratos) são descritos como fatores de risco para o desenvolvimento de comportamentos alimentares transtornados.[15]

Criego et al.[12] descrevem vários sinais de alerta que podem sugerir ou mesmo atuar como gatilho para a presença e desenvolvimento de um TA em indivíduos com DM. Estes incluem:

- Deterioração geral no funcionamento psicossocial, incluindo frequência e desempenho escolar, no trabalho e nas relações interpessoais.
- Aumento da negligência do controle do diabetes, incluindo monitoramento de glicose no sangue, omissão de insulina e adesão a outros medicamentos, ou ainda controle "perfeito" dos parâmetros glicêmicos, podendo indicar restrição alimentar e/ou um rígido e obsessivo controle sobre alimentação e atividade física.
- Atendimento clínico irregular.
- Ganho ou perda significativa de peso.
- Fazer dieta frequentemente, bem como aumentar a preocupação com o planejamento das refeições e a composição alimentar.
- Distúrbios de imagem corporal e baixa autoestima.
- Comportamentos purgativos, como exercícios excessivos, uso de laxantes e diuréticos ou vômito autoinduzido.
- Cetoacidose diabética recorrente/frequente.
- Comer em excesso, comer escondido.
- Sintomas depressivos, incluindo humor triste, baixa energia, falta de concentração, fadiga e sono interrompido. Importante pontuar que, embora a depressão e o TA frequentemente coexistam, o diabetes mal controlado também pode contribuir diretamente para os sintomas depressivos.

A etiologia dos TA no DM ainda é pouco compreendida. Acredita-se que o desenvolvimento dos TA provavelmente envolva uma combinação de fatores genéticos, biológicos e temperamentais que interatuam com as circunstâncias ambientais para aumentar o risco.[16] Hanlan et al.[17] revisaram os fatores de risco mais amplamente estudados, e que estão descritos no Quadro 4.

## ADOLESCÊNCIA

A adolescência é caracterizada como uma fase de constantes mudanças cognitivas e físicas. É nesse período também que o desenvolvimento de comportamentos de risco, como o uso de álcool, tabaco, assim como de comportamentos alimentares pouco saudáveis, pode acontecer.[17,18]

Dados de recentes revisões apontam que a prevalência de comportamentos alimentares transtornados foi de aproximadamente 39,3% em adolescentes com DM tipo 1 e 32,5% em adolescentes sem a doença.[19] A inserção das mídias sociais como parte do cotidiano pode aumentar o risco para o desenvolvimento do comportamento alimentar transtornado, uma vez que o valor dado à aparência propicia comparações e insatisfação da imagem corporal e o aumento do risco de desenvolvimento de TA.[17]

• **QUADRO 4** Fatores de risco e complicações para transtornos alimentares em pessoas com diabetes

| Fatores de risco | Intepretação |
|---|---|
| Adolescência | Aumento do comportamento de assumir riscos, influência dos pares |
| Gênero | Mulheres são mais propensas a desenvolver comportamentos alimentares transtornados |
| IMC | IMC mais alto pode levar a dieta, sentimentos negativos |
| Insatisfação corporal | Impulsionada pelo padrão de beleza/magreza |
| Estrutura da refeição | Refeições familiares infrequentes |
| **Complicações do DM tipo 1** | |
| • Controle glicêmico precário.<br>• Cetoacidose diabética frequente (DKA).<br>• Retinopatia.<br>• Nefropatia.<br>• Neuropatia.<br>• Edema cerebral.<br>• Falência renal.<br>• Problemas cardíacos (p. ex., arritmia, bradicardia).<br>• Morte. | |

DM tipo 1: diabetes *mellitus* tipo 1; IMC: índice de massa corporal.
Fonte: traduzido e adaptado de Hanlan et al.[17]

A Associação Americana de Diabetes (ADA, na sigla em inglês) sugere que o rastreio para o diagnóstico de TA em indivíduos com DM tipo 1 seja feito entre 10 e 12 anos de idade.[20] Recomenda-se a triagem precoce com perguntas referentes a rotina de tratamento e alimentação, a fim de identificar se o plano alimentar tem baixo valor calórico, elevações ou decréscimos bruscos e inexplicados da hemoglobina glicada (HbA1c), cetoacidose e possível amenorreia no sexo feminino, além de examinar o padrão de bólus, especialmente nas bombas de insulina. Além disso, deve ser perguntado ao paciente se ele retira a bomba, se omite ou pula bólus, prática comum com a finalidade de promover o gerenciamento do peso.[18]

## GÊNERO

Com relação ao gênero e ao diagnóstico de TA, está bem estabelecido pela literatura que as mulheres ainda apresentam maior risco de TA. A Pesquisa Nacional de Comorbidade dos Estados Unidos indicou que as meninas têm duas vezes mais probabilidade de desenvolver TA quando comparadas aos meninos (3,8 e 1,5%, respectivamente).[21] Troncone et al.[15] descrevem que em indivíduos com DM tipo 1, especialmente as mulheres, os problemas alimentares estariam ligados a padrões específicos da alimentação familiar, comportamentos de controle de peso e maiores níveis de disfunção familiar. Quanto ao sexo masculino, estudos apontam que a prevalência de comportamento alimentar transtornado é menor nessa população.[15] Entretanto, outros estudos mostram que homens com DM tipo 1 têm maior impulso pela magreza quando comparados àqueles sem diabetes,[22] e tendem a fazer mais exercícios, especialmente aqueles que enfatizam o peso ou a magreza, podendo estar em maior risco para TA.[23] A busca por corpos mais musculosos pode aumentar a insatisfação corporal, aumentando também o risco para o desenvolvimento de TA.[24]

## ÍNDICE DE MASSA CORPORAL

Um dos potenciais fatores associados ao maior risco para TA é o índice de massa corporal (IMC). Trabalhos sugerem que a insatisfação corporal, bem como pontuações mais elevadas do IMC, estariam ligadas ao aumento do desejo por magreza, que poderia resultar na adoção de dietas restritivas e em alimentação transtornada.[17] Dados semelhantes a esse são encontrados na população com DM tipo 1[17,19,24] DM tipo 2,[13] especialmente entre as mulheres.[25] Dessa forma, indivíduos com DM e elevadas pontuações de IMC devem ser acompanhados e avaliados a fim de identificar possíveis comportamentos que levem ao desenvolvimento de TA.

## ESTRUTURA DAS REFEIÇÕES FAMILIARES

Estudos sugerem que as refeições regulares em família podem ser um dos fatores de proteção mais poderosos contra os comportamentos de risco em adolescentes.[18,26] Para alguns autores,[17,18,27] as refeições regulares em família também protegem os adolescentes contra comportamentos alimentares transtornados. No DM, bem como em outras doenças crônicas, especialmente na população adolescente, estudos mostram que um ambiente familiar favorável está fortemente associado a maior adesão à terapia medicamentosa, adaptação à doença e saúde mental.[28]

Ao avaliarem a relação entre TA, diabetes e família, Maharaj et al.[29] apontaram que TA em meninas com DM foram associados a níveis mais baixos de suporte e estrutura familiar. Mellin et al.,[28] ao avaliar o papel dos padrões alimentares familiares e as preocupações relacionadas ao peso em meninas adolescentes com DM tipo 1, identificaram que famílias com "baixo nível de estrutura de refeição familiar" apresentavam as seguintes características: as famílias não se sentavam junto à mesa, comiam em horários diferentes, ou em diferentes partes da casa. Ainda segundo os mesmos autores, as refeições familiares podem ter função protetora contra a alimentação transtornada em adolescentes com DM, uma vez que a família representa o principal agente de socialização dos filhos. Pais que apresentam preocupação excessiva com o próprio peso, que se engajam com frequência em comportamentos buscando a perda de peso e/ou fazem comentários negativos a respeito da alimentação e corpo deles próprios ou dos filhos possivelmente influenciarão e reforçarão comportamentos e crenças negativas sobre comida e peso. Para os autores, em famílias nas quais o consumo alimentar é envolvido por questões emocionais fortemente influenciadas pela presença do diabetes, é de suma importância que os membros que componham o núcleo familiar se conscientizem sobre a importância e o reforço de comportamentos alimentares positivos e que considerem a alimentação como forma útil de moldar um comportamento saudável.

## A OMISSÃO DE INSULINA COMO SINTOMA DE TRANSTORNO ALIMENTAR EM INDIVÍDUOS COM DIABETES *MELLITUS* TIPO 1

Um estudo de coorte com 234 mulheres demonstrou que aquelas que omitiam regularmente o uso de insulina com finalidade de manejo de peso apresentaram risco 3 vezes maior de morte no seguimento de 11 anos, além de morrerem mais jovens.[30] Outro estudo que acompanhou a mesma coorte de mulheres identificou que aquelas que omitiam o uso de insulina, em comparação com as que já haviam omitido e deixaram de omitir com o tempo, reportavam maior medo de ganhar peso caso deixassem a glicemia sob controle e acreditavam que usar insulina as faria ganhar peso. Porém, ao longo dos 11 anos do estudo, o IMC das que pararam de restringir insulina se manteve estável, enquanto as que continuaram omitindo tiveram aumento significativo do IMC com o passar dos anos.[31]

Importante salientar que os principais preditores de omissão insulínica são medo de ganho de peso e problemas no autocuidado relacionado ao DM, oriundos muitas vezes da baixa aceitação do diagnóstico e da presença de afeto negativo em relação ao DM.[32] Dadas a seriedade e as implicações clínicas desse comportamento, como aumento do risco de morte e aumento do IMC, os profissionais de saúde devem estar atentos tanto à ocorrência desse sintoma quanto à presença dos preditores descritos anteriormente, para poder lidar de forma terapêutica com eles caso se façam presentes.

## TRATAMENTO DE QUADROS COMÓRBIDOS DE DIABETES E TRANSTORNO ALIMENTAR

Não existe ainda na literatura científica um protocolo padronizado de tratamento para casos comórbidos de DM e TA. Entende-se, porém, a necessidade de tratamento em equipe interdisciplinar com psiquiatra, endócrino, nutricionista, psicólogo e outros profissionais de saúde que se façam necessários a cada caso (professor de educação física, enfermeiro, terapeuta familiar, entre outros). Já se sabe que pacientes com DM e TA tendem a apresentar altos níveis de *diabetes distress*, isto é, altos níveis de medo e preocupação associados ao diagnóstico de diabetes e ao convívio com a doença, reforçando a importância de uma equipe de saúde integrada e que entenda profundamente de ambos os quadros.[33] Assim como ocorre em casos clássicos de TA, quanto mais precoce a identificação, melhor o prognóstico.

Após o diagnóstico, o foco inicial da equipe deve ser garantir a segurança do paciente, em especial nos quadros de TA e DM tipo 1. Isso significa tirar o paciente de um possível estado crítico, como a internação em quadro de cetoacidose por omissão do uso de insulina, e combinar com o paciente que, em casos de purgação por meio da restrição insulínica, ele deve se comprometer a pelo menos manter a aplicação regular da insulina basal.[34]

Estratégias de tratamento que envolvam chantagem e ameaça, enfatizando por exemplo as complicações crônicas do DM quando não há bom manejo glicêmico, parecem ser pouco eficazes, pois os pacientes racionalmente sabem disso. É necessário investir na criação de vínculo, na compreensão empática e não julgadora do paciente e na construção de uma relação terapêutica não hierarquizada, envolvendo escuta ativa, análise de possibilidades e tomada de decisão conjunta a respeito das metas e condutas. Em estudo qualitativo, pacientes referem que tratamentos que levaram em conta um processo gradual de recuperação, com a adoção de metas terapêuticas graduais e realistas, foram fundamentais no processo de remissão do TA.[33]

O papel do nutricionista é sobretudo ajudar os pacientes a melhorar suas atitudes alimentares e sua relação com a comida, o que constitui um processo longo e gradual. Não é possível fazer avanços na terapêutica e no manejo do DM sem começar pelo tratamento dos comportamentos do TA. É essencial que o nutricionista tenha amplo conhecimento de estratégias de aconselhamento nutricional e nutrição não prescritiva, tais quais as propostas pela abordagem da nutrição comportamental.[2]

O uso do diário alimentar como ferramenta de automonitoramento é bastante bem-vindo (Figura 2). Por meio do preenchimento em tempo real do

| Data | Hora | Alimento/ quantidade | Fome S ou N | Saciedade S ou N | Compulsão/ purgação | Sentimentos/ pensamentos |
|---|---|---|---|---|---|---|
| | | | | | | |
| | | | | | | |
| | | | | | | |
| | | | | | | |
| | | | | | | |
| | | | | | | |
| | | | | | | |
| | | | | | | |
| | | | | | | |
| | | | | | | |
| | | | | | | |
| | | | | | | |
| | | | | | | |
| | | | | | | |
| | | | | | | |
| | | | | | | |
| | | | | | | |
| | | | | | | |
| | | | | | | |

• **FIGURA 2** Modelo básico de diário alimentar.

S: sim; N: não.

Fonte: elaboração das autoras.

diário, os pacientes conseguem tomar mais consciência do processo de decisão e escolha alimentar, da necessidade e dos gatilhos de compulsão e/ou purgação, além de entrar em contato com pensamentos, emoções e crenças/regras que aparecem ao comer. O nutricionista pode então explorar com o paciente as diferentes situações que aparecerem no diário, pensar em como elas poderiam ter sido diferentes e combinar metas comportamentais realistas, mensuráveis e graduais.

Dentro do contexto de uma alimentação saudável e do ponto de vista biopsicossocial, todos os alimentos e comidas têm seu espaço e podem ser consumidos. O ato de dicotomizar e vilanizar alimentos contribui para a manutenção do TA e a perpetuação da má relação com a comida. Consensos internacionais enfatizam a importância de incentivar o prazer em comer, ressaltando que o nutricionista traga mensagens positivas sobre as escolhas alimentares e restrinja alimentos específicos apenas quando de fato houver respaldo científico.[35,36]

Técnicas de *mindfulness* (atenção plena) e *mindful eating* (comer com atenção plena) podem ser incorporadas ao tratamento dos pacientes com DM e TA. Estudos já demonstraram que exercitar a atenção plena diminui a reatividade a emoções negativas, melhorando a regulação emocional e reduzindo níveis de estresse e cortisol.[37,38] Comer com atenção plena favorece a percepção dos sinais de fome e saciedade, dos gatilhos emocionais que podem aumentar a ingestão de comida e também das sensações corporais que auxiliam na percepção de estados de hiper ou hipoglicemia.[38]

## CONSIDERAÇÕES FINAIS

Quadros comórbidos de DM e TA constituem entidade clínica grave e com alto risco de morbidade e mortalidade. Assim, é necessário investigar precocemente sinais e sintomas de atitudes alimentares transtornadas a fim de antecipar condutas e de otimizar o prognóstico. O tratamento interdisciplinar especializado é essencial, e os nutricionistas precisam estar aptos à utilização da nutrição não prescritiva e de aconselhamento nutricional.

## REFERÊNCIAS BIBLIOGRÁFICAS

1. American Psychiatric Association. Manual diagnóstico e estatístico de transtornos mentais – 5 edição (DSM-5). 5.ed. Porto Alegre: Artmed; 2014.
2. Alvarenga M, Figueiredo M, Timerman F, et al. Nutrição comportamental. 2.ed. Barueri: Manole; 2018.
3. Alvarenga M, Dunker KLL, Phillippi ST. Transtornos alimentares e nutrição: da prevenção ao tratamento. Barueri: Manole; 2019.

4. Markowitz JT, Butler DA, Volkening LK, et al. Brief screening tool for disordered eating in diabetes: internal consistency and external validity in a contemporary sample of pediatric patients with type 1 diabetes. Diabetes Care. 2010;33(3):495-500.
5. Powers MA, Richter S, Ackard D, et al. Determining the Influence of type 1 diabetes on two common eating disorder questionnaires. Diabetes Educ. 2013;39(3):387-96.
6. Mannucci E, Rotella F, Ricca V, et al. Eating disorders in patients with type 1 diabetes: a meta-analysis. J Endocrinol Invest. 2005;28(7):417-9.
7. Young V, Eiser C, Johnson B, et al. Eating problems in adolescents with type 1 diabetes: a systematic review with meta-analysis. Diabet Med. 2013;30(2):189-98.
8. Colton P, Olmsted M, Daneman D, et al. Disturbed eating behavior and eating disorders in preteen and early teenage girls with type 1 diabetes: a case-controlled study. Diabetes Care. 2004;27(7):1654-9.
9. Philippi ST, Cardoso MGL, Koritar P, et al. Risk behaviors for eating disorder in adolescents and adults with type 1 diabetes. Rev Bras Psiquiatr. 2013;35(2):150-6.
10. Jones JM, Lawson ML, Daneman D, et al. Eating disorders in adolescent females with and without type 1 diabetes: cross sectional study. Br Med J. 2000;320(7249):1563-6.
11. Goebel-Fabbri AE, Fikkan J, Connell A, et al. Identification and treatment of eating disorders in women with type 1 diabetes mellitus. Treat Endocrinol. 2002;1(3):155-62.
12. Criego A, Crow S, Goebel-Fabbri AE, et al. Eating disorders and diabetes: screening and detection. Diabetes Spectr. 2009;22(3):143-6.
13. García-Mayor RV, García-Soidán FJ. Eating disoders in type 2 diabetic people: brief review. Diabetes Metab Syndr Clin Res Rev. 2017;11(3):221-4. Disponível em: http://dx.doi.org/10.1016/j.dsx.2016.08.004. Acesso em: 15 mar. 2022.
14. Herpertz S, Albus C, Kielmann R, et al. Comorbidity of diabetes mellitus and eating disorders: a follow-up study. J Psychosom Res. 2001;51(5):673-8.
15. Troncone A, Chianese A, Zanfardino A, et al. Disordered eating behaviors among Italian adolescents with type 1 diabetes: exploring relationships with parents' eating disorder symptoms, externalizing and internalizing behaviors, and body image problems. J Clin Psychol Med Settings. 2020;27(4):727-45. Disponível em: https://doi.org/10.1007/s10880-019-09665-9. Acesso em: 15 mar. 2022.
16. Stice E, South K, Shaw H. Future directions in etiologic, prevention, and treatment research for eating disorders. J Clin Child Adolesc Psychol. 2012;41(6):845-55.
17. Hanlan ME, Griffith J, Patel N, et al. Eating disorders and disordered eating in type 1 diabetes: prevalence, screening, and treatment options. Curr Diab Rep. 2015;1183-93. Disponível em: https://doi.org/10.1016/j.jdiacomp.2020.107522. Acesso em: 15 mar. 2022.
18. Jaser SS, Yates H, Dumser S, et al. Risk behaviors in adolescents with type 1 diabetes. Commun Int. 2001;28(2):21.
19. Pinhas-Hamiel O. Eating disorders in adolescents with type 1 diabetes: CChallenges in diagnosis and treatment. World J Diabetes. 2015;6(3):517.
20. Standards of medical care in diabetes – 2022. The Journal of Clinical and Applied Research and Education. Diabetes Care. 2021;45.
21. Eaton DK, Kann L, Kinchen S, et al. Youth risk behavior surveillance – United States, 2009. Morb Mortal Wkly Rep. 2010;59(SS-5):1-142.
22. Svensson M, Engström I, Åman J. Higher drive for thinness in adolescent males with insulin-dependent diabetes mellitus compared with healthy controls. Acta Paediatr Int J Paediatr. 2003;92(1):114-7.
23. Ricciardelli LA, McCabe MP. A biopsychosocial model of disordered eating and the pursuit of muscularity in adolescent boys. Psychol Bull. 2004;130(2):179-205.
24. Araia E, Hendrieckx C, Skinner T, et al. Gender differences in disordered eating behaviors and body dissatisfaction among adolescents with type 1 diabetes: results from diabetes Miles youth: Australia. Int J Eat Disord. 2017;50(10):1183-93.

25. Colton PA, Olmsted MP, Daneman D, et al. Natural history and predictors of disturbed eating behaviour in girls with type 1 diabetes. Diabet Med. 2007;24(4):424-9.
26. Abuse TNC on A and S. The importance of family dinners VII. Subst Abus. 2012.
27. Neumark-Sztainer D, Larson NI, Fulkerson JA, et al. Family meals and adolescents: what have we learned from Project EAT (Eating among teens)? Public Health Nutr. 2010;13(7):1113-21.
28. Mellin AE, Neumark-Sztainer D, Patterson J, et al. Unhealthy weight management behavior among adolescent girls with type 1 diabetes mellitus: the role of familial eating patterns and weight-related concerns. J Adolesc Heal. 2004;35(4):278-89.
29. Maharaj SI, Rodin GM, Olmsted MP, et al. Eating disturbances, diabetes and the family: an empirical study. J Psychosom Res. 1998;44(3-4):479-90.
30. Goebel-Fabbri AE, Fikkan J, Franko DL, et al. Insulin restriction and associated morbidity and mortality in women with type 1 diabetes. Diabetes Care. 2008;31(3):415-9.
31. Goebel-Fabbri AE, Anderson BJ, Fikkan J, et al. Improvement and emergence of insulin restriction in women with type 1 diabetes. Diabetes Care. 2011;34(3):545-50.
32. Merwin RM, Dmitrieva NO, Honeycutt LK, et al. Momentary predictors of insulin restriction among adults with type 1 diabetes and eating disorder symptomatology. Diabetes Care. 2015;38(11):2025-32.
33. Staite E, Zaremba N, Macdonald P, et al. "Diabulima" through the lens of social media: a qualitative review and analysis of online blogs by people with type 1 diabetes mellitus and eating disorders. Diabet Med. 2018;35(10):1329-36.
34. Goebel-Fabbri AE. Disturbed eating behaviors and eating disorders in type 1 diabetes: clinical significance and treatment recommendations. Curr Diab Rep. 2009;9(2):133-9.
35. Care M. Standards of medical care in diabetes – 2020. Diabetes Care. 2020;43:S205-6.
36. Evert AB, Dennison M, Gardner CD, et al. Nutrition therapy for adults with diabetes or prediabetes: a consensus report. Diabetes Care. 2019;dci190014. Disponível em: http://care.diabetesjournals.org/lookup/doi/10.2337/dci19-0014. Acesso em: 15 mar. 2022.
37. Medina W, Wilson D, de Salvo V, et al. Effects of mindfulness on diabetes mellitus: rationale and overview. Curr Diabetes Rev. 2016;13(2):141-7.
38. Miller CK, Kristeller JL, Headings A, et al. Comparative effectiveness of a mindful eating intervention to a diabetes self-management intervention among adults with type 2 diabetes: a pilot study. J Acad Nutr Diet. 2012;112(11):1835-42.

# 11

# Pré-diabetes, hipertensão, dislipidemias e doenças cardiovasculares: o papel-chave do emagrecimento

*Marlice Silva Marques*
*Silvia Cristina Ramos Gonsales*

## INTRODUÇÃO

O excesso de peso se tornou um dos pontos mais preocupantes para o desenvolvimento de condições cardiometabólicas com impactos negativos à saúde. Uma epidemia global como a obesidade traz consequências de médio e longo prazos que culminam em condições crônicas como a hipertensão arterial e o diabetes *mellitus* (DM).

Nesse contexto, é fundamental que os profissionais da saúde tenham, além de bases sólidas com evidências científicas, ferramentas para sua prática clínica atualizadas e que considerem a realidade dos atendimentos realizados.

Este capítulo apresenta, com profundidade, os cenários do sobrepeso e da obesidade e sua inter-relação e o cuidado nutricional com o pré-diabetes, o diabetes *mellitus* tipo 2 (DM tipo 2) e complicações metabólicas cardiovasculares.

## OBESIDADE/SOBREPESO, PRÉ-DIABETES, SÍNDROME METABÓLICA

O DM tipo 2 está associado a um risco 2 a 4 vezes maior de desenvolver doenças cardiovasculares e complicações microvasculares, que podem já estar presentes antes do diagnóstico. É, portanto, essencial detectar pessoas com risco aumentado de DM tipo 2 em um estágio inicial.[1]

O rastreamento populacional visa diagnosticar o DM tipo 2 ou a condição de pré-diabetes em indivíduos assintomáticos. Para que o rastreamento tenha boa relação custo-efetividade, é aconselhável que os procedimentos de diagnóstico sejam realizados em uma população de alto risco, selecionada de acordo com escores de questionários como o *Finnish diabetes risk score* (Findrisc) ou o da Associação Americana de Diabetes (ADA, na sigla em inglês), ambos já validados. Nos pacientes identificados com pré-diabetes ou DM tipo 2, os fatores de risco cardiovasculares devem ser identificados e tratados.[2]

A hiperglicemia intermediária (IH) é caracterizada por uma ou mais medições de concentrações elevadas de glicose no sangue, como glicose em jejum, tolerância à glicose diminuída e hemoglobina glicada A1c (HbA1c) elevada. Esses níveis são mais elevados do que o normal, mas abaixo do limiar diagnóstico para DM tipo 2. O limite reduzido de 100 mg/dL de glicose plasmática em jejum para definir tolerância à glicose diminuída, introduzido pela ADA, aumentou substancialmente a prevalência de IH, tal como a redução do limite de HbA1c de 6,0% para 5,7%.[3]

Em adultos, a associação entre obesidade e doença coronariana está bem estabelecida. Essa associação levou ao aparecimento do termo "síndrome metabólica" (SM), visando classificar aqueles indivíduos com maior chance de desenvolver eventos cardiovasculares – por causa de uma base fisiopatológica comum entre os componentes da síndrome, possivelmente orquestrada pela obesidade central.[2]

A SM tem chamado a atenção da comunidade científica não só pelo impacto de cada um de seus respectivos componentes, mas sobretudo pela alta prevalência de fatores de risco cardiovascular. Segundo estimativa global, há prevalência entre 20 e 25% na população adulta, e, no Brasil, a prevalência varia em torno de 9% na população adulta e idosa, associada às seguintes variáveis: sociodemográficas (idade, escolaridade, estado civil e moradia), comportamentais (autopercepção de saúde) e comorbidades (acidente vascular cerebral, sobrepeso, depressão), de formas diferentes entre os sexos.[4]

Entre os fatores incluídos na SM estão a obesidade visceral, a dislipidemia aterogênica, a hipertensão arterial sistêmica (HAS) e a resistência à insulina. Outras comorbidades, como esteato-hepatite não alcoólica e apneia obstrutiva do sono, estão comumente associadas. Os critérios considerados para diagnóstico de SM em adultos estão descritos no Quadro 1.

Assim como no adulto, a obesidade infantil leva ao aparecimento de doenças como DM tipo 2, HAS e dislipidemia, que conferem aumento do risco de eventos cardiovasculares e têm contribuído para o aumento da incidência de DM tipo 2 e SM em crianças.[2]

A exposição intrauterina ao DM e o tamanho ao nascer são fatores de risco para DM tipo 2.[5] Uma revisão publicada no *Journal of Pediatric Endocrinology and Metabolism* em 2020 chamou a atenção para alguns conceitos estabelecidos para a SM em crianças e adolescentes.[6] Embora não haja uma definição

• **QUADRO 1** Critérios para diagnóstico de síndrome metabólica em adultos

| Parâmetros | NCEP | IDF 2006 | OMS 1999 |
|---|---|---|---|
| Obrigatório | – | CA ≥ 94 cm (homens) ou ≥ 80 cm (mulheres) 90 cm em homens asiáticos | Resistência à insulina (por *clamp*), intolerância à glicose ou DM |
| Número de alterações | ≥ 3 de | ≥ 2 de | ≥ 2 |
| Glicose | ≥ 100 mg/dL ou tratamento farmacológico | ≥ 100 mg/dL ou tratamento farmacológico | – |
| HDL | < 40 mg/dL (homens) < 50 mg/dL (mulheres) | < 40 mg/dL (homens) < 50 mg/dL (mulheres) | < 35 mg/dL (homens) < 40 mg/dL (mulheres) |
| Triglicerídeos | ≥ 150 mg/dL ou tratamento farmacológico | ≥ 150 mg/dL ou tratamento farmacológico | ≥ 150 mg/dL |
| Obesidade | CA ≥ 102 cm (homens) ou ≥ 88 cm (mulheres) | – | RCQ > 0,9 (homens) ou > 0,85 (mulheres) ou IMC ≥ 30 kg/m$^2$ |
| Pressão arterial | ≥ 130/85 mmHg ou tratamento farmacológico | ≥ 130/85 mmHg ou tratamento farmacológico | ≥ 140/90 mmHg |

CA: circunferência abdominal; DM: diabetes *mellitus*; HDL: colesterol da lipoproteína de alta densidade; IDF: Federação Internacional de Diabetes; IMC: índice de massa corporal; NCEP: National Cholesterol Educations Program; OMS: Organização Mundial da Saúde; RCQ: relação cintura-quadril.
Fonte: adaptação de SBD.[2]

comumente usada no cenário internacional para a SM em crianças e adolescentes, todas as definições incluem a obesidade como pré-condição para o desenvolvimento dessa condição clínica, mesmo em crianças. Pediatras e pesquisadores concordam que o diagnóstico precoce e as intervenções precoces da SM são importantes para melhorar a prevenção de doenças cardiovasculares e de DM tipo 2 na idade adulta. No entanto, isso requer ferramentas de triagem adequadas para crianças e adolescentes em risco de SM e suas comorbidades.

Um estudo realizado com uma amostra representativa de adolescentes estudantes de escolas públicas, na cidade de Niterói-RJ, confirma a importância do excesso de peso na presença da SM, já que só foram observadas alterações metabólicas nos jovens com sobrepeso.[7]

Para evitar conflitos quanto à definição de sobrepeso e obesidade, recomenda-se o uso da definição da OMS (sobrepeso: um desvio-padrão do índice de massa corporal para idade e sexo; e obesidade: dois desvios-padrão do índice de massa corporal para idade e sexo em crianças e adolescentes).[6]

Em 2007, a Federação Internacional de Diabetes (IDF, na sigla em inglês) desenvolveu uma nova definição de SM para crianças e adolescentes, na qual a população pediátrica foi dividida em grupos de acordo com a idade e a etapa de desenvolvimento (Quadro 2). Crianças menores de 6 anos foram excluídas em razão da falta de dados com relação a essa faixa etária. A entidade sugere que a SM não deve ser diagnosticada em crianças com menos de 10 anos. No entanto, a redução de peso deve ser fortemente recomendada para aquelas com obesidade abdominal.[2]

• **QUADRO 2** Definição de síndrome metabólica para crianças e adolescentes de acordo com a Federação Internacional de Diabetes

| Parâmetros | 6 a 9 anos | 10 a 16 anos | > 16 anos |
|---|---|---|---|
| Diagnóstico de síndrome metabólica | Não estabelecido | Sim (presença de obesidade e mais de dois critérios) | Sim (presença de obesidade abdominal e mais de dois critérios) |
| Obesidade abdominal (CA) | ≥ p 90 | ≥ p 90 | Mesmos critérios usados em adultos |
| Glicemia de jejum (mg/dL) | – | ≥ 100 | Mesmos critérios usados em adultos |
| Pressão arterial (mmHg) | – | Sistólica/diastólica ≥ 130 ou ≥ 85 | Mesmos critérios usados em adultos |
| HDL (mg/dL) | – | < 40 | Mesmos critérios usados em adultos |
| Triglicerídeos (mg/dL) | – | ≥ 150 | Mesmos critérios usados em adultos |

CA: circunferência abdominal; HDL: colesterol da lipoproteína de alta densidade; p: percentil.
Fonte: adaptação de SBD.[2]

## PRÉ-DIABETES E PERDA DE PESO

Não existe uma estratégia alimentar universal para prevenir o diabetes ou retardar seu início, uma vez que a individualidade bioquímica deve ser considerada. Incentivar a perda de peso estruturada, em um plano alimentar reduzido em calorias e associado à prática de atividade física, é de suma importância para aqueles com alto risco de desenvolver DM tipo 2 e que apresentam sobrepeso ou obesidade. Com base em estudos de intervenção, os padrões alimentares que podem ser úteis para aqueles com pré-diabetes incluem um plano alimentar mediterrâneo e um plano alimentar de baixo teor calórico.[8]

A adoção de um padrão alimentar saudável é a melhor estratégia para diminuir o risco de DM, especialmente se as recomendações dietéticas levam em conta as preferências individuais, permitindo, assim, a adesão ao tratamento nutricional a longo prazo.[9]

O estudo de Sylvetsky et al. aponta para os efeitos benéficos da perda de peso na prevenção do DM tipo 2. Os autores avaliaram as associações entre dieta e peso corporal antes da intervenção e identificaram, por meio de uma análise de regressão linear, fatores dietéticos específicos que predisseram a perda de peso nos 3.234 participantes do estudo. Após ajuste para a ingestão energética, o peso da linha de base não foi associado à ingestão de carboidratos ($p < 0{,}0001$) e fibra dietética ($p < 0{,}0001$), foi positivamente associado à gordura total ($p < 0{,}0001$) e saturada ($p < 0{,}0001$) e proteína ($p < 0{,}0001$). Os autores sugerem que há benefícios de uma dieta rica em fibras e pobre em gorduras no contexto da redução geral de calorias, levando à perda de peso, que pode prevenir o DM tipo 2.[10]

O uso de substitutos de refeição como estratégia para perda de peso apresenta resultados positivos em diversos estudos publicados.[11-14] No estudo *The look Ahead*, que incluiu 5.145 indivíduos com diabetes, o uso de substitutos de refeição foi correlacionado com a perda de peso, de maneira dose-dependente: os pacientes no quartil mais alto de consumo de substitutos de refeição apresentaram uma chance quatro vezes maior de alcançar a meta de perda de 7 ou 10% do peso inicial quando comparados com os pacientes que apresentaram menor consumo (–5,27 kg; $p < 0{,}001$). A alteração nos níveis de HbA1c (%) também foi significativa ($7{,}25 \pm 0{,}02 - 6{,}61 \pm 0{,}02$ $p < 0{,}001$).[13]

O *Why Wait weight achievement and intensive treatment* avaliou 141 indivíduos com DM tipo 2 com sobrepeso e obesidade. Nesse estudo foram fornecidas duas unidades de substitutos de refeição, sendo desjejum e almoço associados a um plano alimentar hipocalórico, atividade física e intervenção comportamental. Após 12 semanas, houve redução significativa do peso corporal e IMC ($38{,}3 \pm 0{,}69$ / $35 \pm 0{,}67 < 0{,}001$); circunferência da cintura ($117{,}18 \pm 1{,}77$ / $110{,}23 + 1{,}77$ $p < 0{,}001$) e HbA1c (%) ($7{,}26 \pm 0{,}17$ $6{,}37 \pm 0{,}11 < 0{,}001$).[15]

Intervenções comportamentais, prática de atividade física monitorada, suporte em grupo, acompanhamento constante com nutricionista e educação em diabetes agregam mais valor ao uso dos substitutos parciais de refeição.

## HIPERTENSÃO, DISLIPIDEMIAS E DOENÇA ARTERIAL CORONARIANA

A HAS e o DM coexistem com frequência na prática clínica,[16] e atualmente há um aumento da prevalência de ambas as condições, atribuído ao aumento do sobrepeso, obesidade e envelhecimento populacional. A HAS é um fator de risco maior para doença cardiovascular aterosclerótica e complicações de grandes e pequenas artérias.

Diferentes mecanismos associam o DM, especialmente o DM tipo 2, à HAS. Estes, muitas vezes, são complexos por envolverem diferentes órgãos e sistemas. Tais mecanismos incluem: resistência à insulina, disfunção endotelial, liberação de adipocinas pelo tecido adiposo, hiperatividade do sistema renina-angiotensina-aldosterona (SRAA), sistema nervoso simpático, sistema endocanabinoide, além da retenção de sódio e expansão volêmica. Em condições de obesidade e DM, os mecanismos interagem de forma isolada ou conjunta, levando à inflamação sistêmica e ao estresse oxidativo, agravando a resistência à insulina.[2,17,18]

Já com relação às dislipidemias e doenças ateroscleróticas, o controle se torna mais intensivo com o uso de estatinas para reduzir o risco cardiovascular desses pacientes considerados de alto ou muito alto risco conforme a estratificação individual.[18,19] O desenvolvimento da aterosclerose decorre de uma doença inflamatória crônica de origem multifatorial em resposta à agressão endotelial, acometendo principalmente a camada íntima de artérias de médio e grande calibre. Em geral, as lesões iniciais, denominadas estrias gordurosas, formam-se ainda na infância e caracterizam-se por acúmulo de colesterol em macrófagos ricos em gorduras.[20]

Ainda sobre a aterosclerose, os fatores de risco incluem dislipidemia, DM, HAS e tabagismo. O depósito de lipoproteínas na parede arterial, processo-chave no início da aterogênese, ocorre de maneira proporcional à concentração no plasma. Uma vez ativados, os macrófagos são, em grande parte, responsáveis pela progressão da placa aterosclerótica por meio da secreção de citocinas, que amplificam a inflamação, e de enzimas proteolíticas, capazes de degradar colágeno e outros componentes teciduais locais.[21]

## PADRÕES ALIMENTARES E MANEJO NUTRICIONAL

Dois padrões alimentares e dietéticos são mais estudados na prevenção de doenças metabólicas e no tratamento das pessoas com diabetes: o padrão mediterrâneo e o padrão *Dash* (*Dietary approaches to stop hypertension*). Estes serão abordados no contexto do DM, a seguir.

## Padrão mediterrâneo

O termo dieta mediterrânea refere-se essencialmente a uma dieta que privilegia o consumo de plantas e seus derivados, estando associada a maior sobrevivência e menor mortalidade. A dieta mediterrânea foi descrita pela primeira vez na década de 1960 por Ancel Keys, com base em sua observação dos hábitos alimentares de algumas populações da região do Mediterrâneo. Essa observação deu origem ao *Seven countries study*, concebido para avaliar o consumo alimentar e seu desfecho primário na mortalidade cardiovascular. Outros desfechos observados foram: consumo de colesterol, ácidos graxos saturados, ácidos graxos poli-insaturados (Pufa), ácidos graxos monoinsaturados (Mufa) e macronutrientes.

As características desse padrão alimentar incluem:

- Elevado consumo de produtos de origem vegetal, como frutas, vegetais, legumes, cereais (incluindo os integrais) e frutos secos.
- Azeite como principal fonte de gordura.
- Consumo moderado de peixe e aves, em detrimento da carne vermelha.
- Consumo regrado de vinho, preferencialmente às refeições.

No entanto, há adaptações do padrão de forma regionalizada entre as populações mediterrâneas. Isso decorre de diferenças sociais, políticas, religiosas e econômicas, e até do manejo do DM.

A pirâmide alimentar mediterrânea foi construída para apoiar as recomendações científicas que cercam esse padrão alimentar (Figura 1), sendo possível adaptá-la culturalmente. As recomendações são direcionadas à população adulta saudável (18 a 65 anos) e devem ser adaptadas às necessidades de pessoas com DM em diferentes idades.[22]

Junto às recomendações quanto a proporção e frequência do consumo alimentar, a incorporação de elementos culturais e de estilo de vida é uma das inovações da pirâmide. Esses conceitos representados fora da pirâmide, mas em sua base, são os seguintes: moderação, socialização, atividades culinárias, prática de atividade física, descanso adequado, sazonalidade e produtos tradicionais e sustentáveis.[22] Muito disso já está contemplado no *Guia alimentar para a população brasileira* e pode ser referência para aplicação e adesão no Brasil.[23]

### Padrão mediterrâneo e diabetes tipo 2

Há alguns anos, estudos são conduzidos para avaliar a adesão ao padrão mediterrâneo e os desfechos relacionados ao DM, especialmente no controle glicêmico e em fatores de risco cardiometabólico.

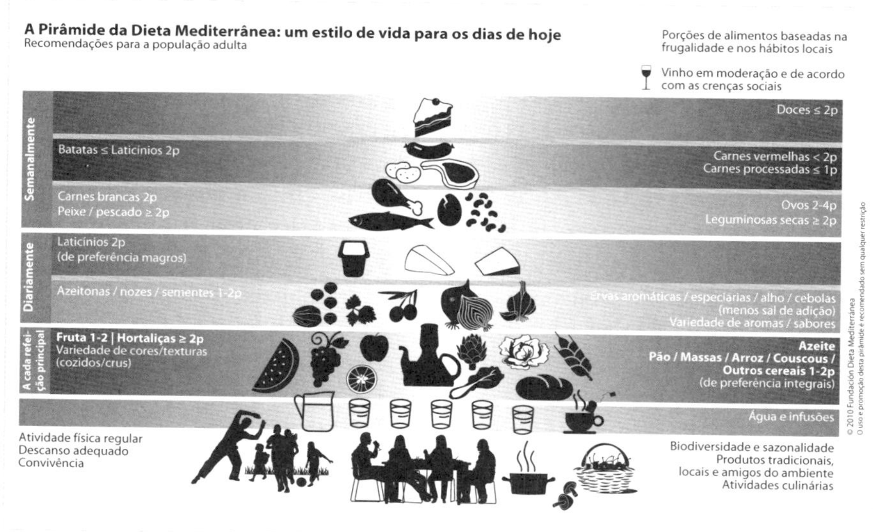


• **FIGURA 1** Pirâmide alimentar do padrão mediterrâneo.
p: porção; s: semanal.
Fonte: adaptação de Bach-Faig et al.[22]

Esposito et al.,[24] por meio de revisão sistemática, analisaram estudos com mais de 2.800 pacientes. Os achados favorecem a dieta mediterrânea, quando comparada a dietas com baixo teor de gordura, sendo identificado desfecho positivo sobre o controle glicêmico, aumento da probabilidade de remissão da SM em 49%, efeito positivo no peso corporal, colesterol total e colesterol da lipoproteína de baixa densidade (LDL). Dois dos estudos apresentaram redução de 19 a 23% no risco de desenvolver DM tipo 2.[24,25]

O *Predimed Reus*, em seguimento de 4 anos, avaliou a dieta mediterrânea acrescida de azeite de oliva ou nozes *versus* dieta hipogordurosa. O estudo identificou redução da incidência de DM em 52%, e que o aumento da adesão ao padrão mediterrâneo foi inversamente associado à incidência de DM. A redução do risco de DM ocorreu na ausência de mudanças significativas no peso corporal ou na atividade física.[26]

Todos esses achados nos remetem à importância da aplicação do padrão para a melhora da qualidade de vida, bem como a prevenção do DM tipo 2.

## Padrão alimentar *Dash*

Um ensaio clínico multicêntrico, publicado em 1997, deu origem ao que chamamos de dieta *Dash*, que em português significa "abordagens dietéticas para parar a hipertensão".[27] Esse estudo consolidou que uma dieta rica em frutas e vegetais, ou uma dieta "combinada" rica em frutas, vegetais e laticínios com baixo teor de gordura (com redução dos ácidos graxos saturados e total), na qual a ingestão de sódio e o peso corporal foram mantidos em níveis constantes, fora capaz de reduzir os níveis pressóricos de forma significativa, sendo, assim, indicada para prevenção e tratamento da HAS.[28]

Embora tal dieta tenha seus efeitos, a epidemia da HAS cresceu com o aumento da obesidade. As novas terapias medicamentosas devem ser aliadas ao padrão alimentar para uma abordagem integrativa desses pacientes.[29]

As orientações para a inclusão desse padrão alimentar incluem:

- Legumes: cerca de 5 porções por dia.
- Frutas: cerca de 5 porções por dia.
- Carboidratos: cerca de 7 porções por dia.
- Laticínios com baixo teor de gordura: cerca de 2 porções por dia.
- Produtos de carne magra: cerca de 2 ou menos porções por dia.
- Nozes e sementes: 2 a 3 vezes por semana.
- Sódio: até 1.500 mg/dia

O padrão *Dash* enfatiza o consumo de alimentos minimamente processados e frescos; dessa forma, os carboidratos devem provir de alimentos de origem integral, vegetais, frutas e leguminosas. Já as gorduras devem ser ricas em ácidos graxos mono e poli-insaturados e as proteínas de origem animal, pobres em gorduras.[28,29]

### *Dash* e diabetes tipo 2

A adoção do padrão *Dash* em indivíduos com DM tipo 2 está principalmente relacionada ao controle dos níveis pressóricos destes, em busca da redução do risco cardiovascular. Hashemi et al. (2019) avaliaram o efeito da dieta *Dash* sobre a pressão arterial e a pré-hipertensão em pacientes com DM tipo 2. Foi observada redução significativa na pressão arterial sistólica no grupo intervenção ($p = 0{,}003$), enquanto a pressão arterial diastólica não apresentou alteração significativa.[30]

No *Insulin resistance atherosclerosis study* (*Iras*), entre os participantes que completaram um questionário de frequência alimentar, também foi avaliada a associação da dieta *Dash* e a incidência de DM tipo 2. Os resultados indicaram que, em 10 anos, houve redução de novos casos de DM.[31] Na avaliação dos grupos alimentares, frutas e vegetais foram os grupos de alimentos da dieta *Dash* associados a valores reduzidos de pressão arterial em pessoas com DM tipo 2, e seu consumo pode desempenhar papel protetor contra o aumento dos valores de pressão arterial.[32]

# O PAPEL DOS MACRONUTRIENTES E MICRONUTRIENTES

## Carboidratos

A distribuição dos carboidratos na rotina alimentar deve considerar a qualidade das fontes, bem como objetivos metabólicos para determinar o melhor padrão alimentar para cada indivíduo, permitindo-lhes alcançar a maior aderência a longo prazo.[33,34]

O estudo de Drouin-Chartier et al.[35] avaliou a associação de mudanças de longo prazo no consumo de bebidas açucaradas (adoçadas com açúcar e também sucos de frutas 100%) e bebidas adoçadas artificialmente, com risco subsequente de DM tipo 2. Foram acompanhadas 2.783.210 pessoas e documentados 11.906 casos incidentes de DM tipo 2. Após o ajuste para IMC, mudanças iniciais na dieta e covariáveis de estilo de vida o aumento da ingestão total de bebidas açucaradas em meia porção/dia – durante 4 anos – foi associado a um risco maior de desenvolvimento do DM tipo 2 em 16% da amostra. Já a substituição de uma porção diária de bebida açucarada por água, café ou chá foi associada a um risco 2 a 10% menor de desenvolvimento do DM tipo 2. O aumento do consumo de bebidas artificialmente adoçadas foi associado a um risco 18% maior de DM tipo 2, mas os autores destacam que esse resultado pode ter sido afetado por efeito de causalidade reversa e viés de vigilância.[35]

## Fibras

Um estudo de revisão evidenciou que a adição de fibra solúvel à rotina alimentar auxilia no retardo do esvaziamento gástrico, contribuindo positivamente para o controle glicêmico pós-prandial e dos lipídios séricos em situações clínicas e cirúrgicas. A escolha de alimentos ou suplementos de fibras permite ao profissional decidir o melhor tipo de fibras e a forma de administração na dieta, tendo em vista a variedade do consumo alimentar da população brasileira.[36]

Sugere-se que o consumo de fibra dietética total não seja inferior a 25 a 29 g/dia, com benefícios adicionais para um consumo acima de 30 g/dia. O alcance dessa meta deve ser, entretanto, planejado individualmente, uma vez que muitos pacientes não estão habituados ao consumo de fibras, podendo ocorrer desconfortos gástricos e intestinais no processo inicial da conduta.[37]

## Gorduras

Estudos prospectivos verificaram associação positiva entre a ingestão de ácidos graxos saturados e a intolerância à glicose.[38,39] Os lipídios da dieta devem ser preferencialmente distribuídos considerando o perfil cardiometabólico do indivíduo, priorizando ácidos graxos mono e poli-insaturados. O consumo de ácidos graxos saturados deve ser reduzido, uma vez que se associam a maior mortalidade entre indivíduos com DM.[40]

A sinalização inflamatória induzida pelo consumo de ácidos graxos saturados é capaz de ativar proteínas com atividade de serina-quinase, como a JNK e o IKK. Essas proteínas interferem negativamente na transdução do sinal da insulina, por reduzirem a fosforilação em tirosina do substrato 1 do receptor de insulina (IRS-1).[41]

No *Nurses' health study*, envolvendo 84.204 mulheres com idade entre 34 e 59 anos, sem DM, doença cardiovascular ou câncer, seguidas prospectivamente por 6 anos, a ingestão de Pufa associou-se ao menor risco de DM tipo 2.[42] Em homens, em outro grande estudo prospectivo, também foi observado que a ingestão de Pufa como o ácido linoleico esteve associada ao menor risco de DM tipo 2, naqueles com idade < 65 anos e IMC < 25 kg/m$^2$.[43]

Com relação aos ácidos graxos *trans*, estudos experimentais demonstraram efeitos adversos na homeostase de glicose e no desenvolvimento de DM. Além disso, os *trans* aumentam as concentrações plasmáticas de triglicerídeos, insulina e glicemia pós-prandial e reduzem a captação de glicose pelo músculo esquelético, alterações que são acompanhadas pelo aumento de gordura visceral e hepática.

Estudo que avaliou associação entre ácidos graxos *trans* e SM, usando dados do *National Health and Nutrition Examination Survey* (Nhanes), verificou que a concentração plasmática dessas gorduras foi positivamente associada ao risco de SM e seus componentes.[41]

## Gorduras, carboidratos e aterosclerose

A relação entre dieta, metabolismo de lipoproteínas, inflamação e aterosclerose tem sido objeto de intensos estudos. As atuais diretrizes de dislipidemias trazem um panorama da proporção da distribuição de ácidos graxos e colesterol considerando a população brasileira.

A substituição na dieta de ácidos graxos saturados por carboidratos pode elevar o risco de eventos cardiovasculares. Nesse sentido, a substituição de ácidos graxos saturados e carboidratos na alimentação por ácidos graxos mono e poli-insaturados está associada ao baixo risco cardiovascular.[44] Para o tratamento da hipercolesterolemia, recomendam-se no máximo 7% das calorias na forma de ácidos graxos saturados.

A metanálise de Berger et al. mostrou que o colesterol alimentar exerce pouca influência na mortalidade cardiovascular,[45] embora nesse estudo tenha sido demonstrada a linearidade entre o consumo de colesterol alimentar e a concentração plasmática de LDL. As atuais diretrizes internacionais, sobre prevenção cardiovascular, mostram que não há evidências suficientes para o estabelecimento de um valor de corte para o consumo de colesterol.

Alguns estudos indicam que a substituição dos carboidratos por proteínas ou gorduras de origem vegetal tem menor impacto no risco cardiovascular.[46] Os carboidratos integrais devem ser incluídos na alimentação. No estudo realizado por Seidelmann et al., o consumo de 15 g de cereais integrais ou 29 g ou mais de fibras foi capaz de diminuir a mortalidade cardiovascular de pacientes com DM tipo 2.[47]

## Polifenóis

Os polifenóis podem influenciar a glicemia e o DM tipo 2 por meio de diversos mecanismos, como promover a captação de glicose nos tecidos e, portanto, melhorar a sensibilidade à insulina. As fontes incluem alimentos de origem vegetal, como frutas, vegetais, grãos inteiros, café, chá e nozes. A ingestão de polifenóis, especialmente flavan-3-ols, e suas fontes alimentares têm demonstrado efeitos benéficos na resistência à insulina e outros fatores de risco cardiometabólicos. O principal papel desses compostos bioativos está em sua capacidade antioxidante e na melhora na resposta inflamatória causada pela HAS, dislipidemias e DM.[48]

## Sódio e potássio

Apesar das boas evidências de que a redução da ingestão de sódio pode reduzir a pressão arterial, a ingestão de sal em pessoas com pré-diabetes e DM permanece alta. Gray et al. avaliaram as crenças sobre os riscos à saúde e o consumo de sal. A maioria dos participantes sabia que uma dieta rica em sal estava relacionada a pressão arterial elevada (88,1%) e acidente vascular cerebral (78,1%) e que alimentos como pizza (80,8%) e bacon (84,8%) eram ricos em sal.[49]

Com relação ao efeito do aumento da ingestão de potássio e resistência à insulina, evidências de intervenções dietéticas são extremamente limitadas, com a maioria dos achados sendo extrapolados do estudo *Dash*. A intervenção *Dash* revelou que uma dieta rica em frutas e vegetais, fibras e produtos lácteos com baixo teor de gordura, com reduções na gordura saturada (GS) e total e no sódio, pode influenciar positivamente a pressão arterial em comparação com a dieta americana média. Embora a dieta *Dash* leve a um aumento importante no consumo de potássio (+1.447 a 2.776 mg/dia) e à redução na pressão arterial, decorrentes de suas outras modificações dietéticas, esses efeitos benéficos não podem ser atribuídos ao potássio isoladamente.[50]

## CONSIDERAÇÕES FINAIS

- O rastreio do pré-diabetes é uma das principais estratégias de redução da prevalência de DM tipo 2.
- Não existe uma estratégia alimentar universal para prevenir o diabetes ou retardar seu início; a individualidade deve ser respeitada.
- Tanto a HAS quanto a dislipidemia são fatores de risco para doenças cardiovasculares e muitas vezes já coexistem em pessoas com DM.
- O padrão alimentar mediterrâneo mostra eficácia no tratamento e na prevenção do DM tipo 2.
- O padrão *Dash* foi capaz de reduzir a pressão arterial em pessoas com DM.

## CASO CLÍNICO

MJC, 35 anos, sexo feminino, 95 kg e 1,68 m, professora, compareceu ao ambulatório de Nutrição com encaminhamento do médico da Unidade Básica de Saúde (UBS).

Refere fadiga a pequenos e médios esforços, dores nas articulações, pressão arterial 150/90 mm/Hg.

Na anamnese: três refeições ao dia, alta ingestão de carnes, ovo, pão, doces, miúdos e refrigerantes. Uso de tempero pronto e banha de porco para o preparo das refeições. Uso diário de furosemida.

Exames bioquímicos: glicemia de jejum 104 mg/dL, triglicerídeos 325 mg/dL, colesterol total 230 mg/dL, ácido úrico 5,2 mg/dL, lipoproteína de muito baixa densidade (VLDL) aumentada.

Qual seria sua conduta nutricional inicial com essa paciente?

Vamos falar sobre as possibilidades?

Aponte seu celular para o *QR Code* ao lado e assista ao vídeo com comentários sobre o caso clínico.

## REFERÊNCIAS BIBLIOGRÁFICAS

1. Beulens J, Rutters F, Rydén L, et al. Risk and management of pre-diabetes. Eur J Prev Cardiol. 2019;26(Suppl 2):47-54.
2. Sociedade Brasileira de Diabetes (SBD). Diretrizes da Sociedade Brasileira de Diabetes. Rastreamento e prevenção do diabetes mellitus. 2020.
3. Richter B, Hemmingsen B, Metzendorf M-I, et al. Development of type 2 diabetes mellitus in people with intermediate hyperglycaemia. Cochrane Database Syst Rev. 2018;10:CD012661.
4. Félix ND de C, Nóbrega MML da. Metabolic syndrome: conceptual analysis in the nursing context. Rev Lat Am Enfermagem. 2019;27:e3154.
5. Boney CM, Verma A, Tucker R, et al. Metabolic syndrome in childhood: association with birth weight, maternal obesity, and gestational diabetes mellitus. Pediatrics. 2005;115(3):e290-6.
6. Flemming GCM, Bussler S, Körner A, et al. Definition and early diagnosis of metabolic syndrome in children. J Pediatr Endocrinol Metab. 2020;33(7):821-33.
7. Alvarez MM, Vieira ACR, Moura AS, et al. Insulin resistance in Brazilian adolescent girls: association with overweight and metabolic disorders. Diabetes Research and Clinical Practice. 2006;74(2):183-8.
8. American Diabetes Association (ADA). 8. Obesity management for the treatment of type 2 diabetes: standards of medical care in diabetes – 2019. Diabetes Care. 2019;42(Suppl 1):S81-9.
9. Ley SH, Hamdy O, Mohan V, et al. Prevention and management of type 2 diabetes: dietary components and nutritional strategies. Lancet. 2014;383(9933):1999-2007.
10. Sylvetsky AC, Edelstein SL, Walford G, et al. A High-carbohydrate, high-fiber, low-fat diet results in weight loss among adults at high risk of type 2 diabetes. J Nutr. 2017;147(11):2060-6.
11. Mustad VA, Hegazi RA, Hustead DS, et al. Use of a diabetes-specific nutritional shake to replace a daily breakfast and afternoon snack improves glycemic responses assessed by continuous glucose monitoring in people with type 2 diabetes: a randomized clinical pilot study. BMJ Open Diabetes Res Care. 2020;8(1).
12. Kempf K, Röhling M, Niedermeier K, et al. Individualized meal replacement therapy improves clinically relevant long-term glycemic control in poorly controlled type 2 diabetes patients. Nutrients. 2018;10(8).
13. Wadden TA, West DS, Neiberg RH, et al. One-year weight losses in the look Ahead study: factors associated with success. Obesity (Silver Spring). 2009;17(4):713-22.
14. Astbury NM, Piernas C, Hartmann-Boyce J, et al. A systematic review and meta-analysis of the effectiveness of meal replacements for weight loss. Obes Rev. 2019;20(4):569-87.
15. Hamdy O, Carver C. The why Wait program: improving clinical outcomes through weight management in type 2 diabetes. Curr Diab Rep. 2008;8(5):413-20.
16. Scheen AJ, Philips JC, Krzesinski JM. Hypertension and diabetes: about a common but complex association. Rev Med Liege. 2012;67(3):133-8.
17. Barroso WKS, Rodrigues CIS, Bortolotto LA, et al. Diretrizes brasileiras de hipertensão arterial – 2020. Arq Bras Cardiol. 2021;116(3):516-658.
18. Diabetes Canada Clinical Practice Guidelines Expert Committee; Sievenpiper JL, Chan CB, Dworatzek PD, et al. Nutrition therapy. Can J Diabetes. 2018;42(Suppl 1):S64-79.
19. MacLeod J, Franz MJ, Handu D, et al. Academy of nutrition and dietetics nutrition practice guideline for type 1 and type 2 diabetes in adults: nutrition intervention evidence reviews and recommendations. J Acad Nutr Diet. 2017;117(10):1637-58.
20. Libby P. Mechanisms of acute coronary syndromes and their implications for therapy. N Engl J Med. 2013;368(21):2004-13.
21. Hansson GK. Inflammation, atherosclerosis, and coronary artery disease. N Engl J Med. 2005;352(16):1685-95.

22. Bach-Faig A, Berry EM, Lairon D, et al. Mediterranean diet pyramid today: science and cultural updates. Public Health Nutr. 2011;14(12A):2274-84.
23. Brasil. Ministério da Saúde. Guia alimentar para população brasileira: promovendo alimentação saudável. 2.ed. Brasilia, 2014. Disponível em: https://bvsms.saude.gov.br/bvs/publicacoes/guia_alimentar_populacao_brasileira_2ed.pdf. Acesso em: 15 mar. 2022.
24. Esposito K, Maiorino MI, Bellastella G, et al. A journey into a Mediterranean diet and type 2 diabetes: a systematic review with meta-analyses. BMJ Open. 2015;5(8):e008222.
25. Esposito K, Maiorino MI, Bellastella G, et al. Mediterranean diet for type 2 diabetes: cardiometabolic benefits. Endocrine. 2017;56(1):27-32.
26. Salas-Salvadó J, Bulló M, Babio N, et al. Reduction in the incidence of type 2 diabetes with the Mediterranean diet: results of the Predimed-Reus nutrition intervention randomized trial. Diabetes Care. 2011;34(1):14-9.
27. Appel LJ, Moore TJ, Obarzanek E, et al. A clinical trial of the effects of dietary patterns on blood pressure. Dash Collaborative Research Group. N Engl J Med. 1997;336(16):1117-24.
28. Harsha DW, Lin PH, Obarzanek E, et al. Dietary approaches to stop hypertension: a summary of study results. Dash Collaborative Research Group. J Am Diet Assoc. 1999;99(8 Suppl):S35-9.
29. Challa HJ, Ameer MA, Uppaluri KR. Dash diet to stop hypertension. StatPearls. Treasure Island (FL): StatPearls Publishing; 2021.
30. Hashemi R, Rahimlou M, Baghdadian S, et al. Investigating the effect of Dash diet on blood pressure of patients with type 2 diabetes and prehypertension: randomized clinical trial. Diabetes Metab Syndr. 2019;13(1):1-4.
31. Liese AD, Nichols M, Sun X, et al. Adherence to the Dash diet is inversely associated with incidence of type 2 diabetes: the insulin resistance atherosclerosis study. Diabetes Care. 2009;32(8):1434-6.
32. de Paula TP, Steemburgo T, de Almeida JC, et al. The role of Dietary approaches to stop hypertension (Dash) diet food groups in blood pressure in type 2 diabetes. Br J Nutr. 2012;108(1):155-62.
33. Diabetes Canada Clinical Practice Guidelines Expert Committee; Sievenpiper JL, Chan CB, Dworatzek PD, et al. Nutrition therapy. Can J Diabetes. 2018;42(Suppl 1):S64-79.
34. Schwingshackl L, Chaimani A, Hoffmann G, et al. A network meta-analysis on the comparative efficacy of different dietary approaches on glycaemic control in patients with type 2 diabetes mellitus. Eur J Epidemiol. 2018;33(2):157-70.
35. Drouin-Chartier J-P, Zheng Y, Li Y, et al. Changes in consumption of sugary beverages and artificially sweetened beverages and subsequent risk of type 2 diabetes: results from three large prospective U.S. cohorts of women and men. Diabetes Care. 2019;42(12):2181-9.
36. Flesch AGT, Poziomyck AK, Damin DC. The therapeutic use of symbiotics. Arq Bras Cir Dig. 2014;27(3):206-9.
37. Franz MJ. Diabetes mellitus nutrition therapy: beyond the glycemic index. Arch Intern Med. 2012;172(21):1660-1.
38. Feskens EJ, Virtanen SM, Räsänen L, et al. Dietary factors determining diabetes and impaired glucose tolerance: a 20-year follow-up of the Finnish and Dutch cohorts of the Seven countries study. Diabetes Care. 1995;18(8):1104-12.
39. Mayer EJ, Newman B, Quesenberry CP, et al. Usual dietary fat intake and insulin concentrations in healthy women twins. Diabetes Care. 1993;16(11):1459-69.
40. Mozaffarian D. Dietary and policy priorities for cardiovascular disease, diabetes, and obesity: a comprehensive review. Circulation. 2016;133(2):187-225.
41. Izar MC de O, Lottenberg AM, Giraldez VZR, et al. Position statement on fat consumption and cardiovascular health – 2021. Arq Bras Cardiol. 2021; 116(1):160-212.
42. Salmerón J, Hu FB, Manson JE, et al. Dietary fat intake and risk of type 2 diabetes in women. Am J Clin Nutr. 2001;73(6):1019-26.

43. van Dam RM, Willett WC, Rimm EB, et al. Dietary fat and meat intake in relation to risk of type 2 diabetes in men. Diabetes Care. 2002;25(3):417-24.
44. Faludi AA, Izar MC de O, Saraiva JFK, et al. Atualização da diretriz brasileira de dislipidemias e prevenção da aterosclerose – 2017. Arq Bras Cardiol. 2017;109(2 Supl 1):1-76.
45. Berger S, Raman G, Vishwanathan R, et al. Dietary cholesterol and cardiovascular disease: a systematic review and meta-analysis. Am J Clin Nutr. 2015;102(2):276-94.
46. Papamichou D, Panagiotakos DB, Itsiopoulos C. Dietary patterns and management of type 2 diabetes: a systematic review of randomised clinical trials. Nutr Metab Cardiovasc Dis. 2019;29(6):531-43.
47. Seidelmann SB, Claggett B, Cheng S, et al. Dietary carbohydrate intake and mortality: a prospective cohort study and meta-analysis. Lancet Public Health. 2018;3(9):e419-28.
48. Guasch-Ferré M, Merino J, Sun Q, et al. Dietary polyphenols, mediterranean diet, prediabetes, and type 2 diabetes: a narrative review of the evidence. Oxid Med Cell Longev. 2017;2017:6723931.
49. Gray KL, Petersen KS, Clifton PM, et al. Attitudes and beliefs of health risks associated with sodium intake in diabetes. Appetite. 2014;83:97-103.
50. Stone MS, Martyn L, Weaver CM. Potassium intake, bioavailability, hypertension, and glucose control. Nutrients. 2016;8(7).

# Parte 4

## Nutrição e diabetes *mellitus* na prática clínica

# 12

# Estratégias comportamentais para adesão ao plano alimentar

*Silvia Cristina Ramos Gonsales*

## INTRODUÇÃO

A adesão ao tratamento pode ser definida como a correspondência entre o tratamento prescrito pelos profissionais de saúde e a emissão desses comportamentos de autocuidado pelo paciente. Regras e metas prescritas devem ser definidas em comum acordo com o paciente, demonstrando o papel de protagonismo em que ele pode se enxergar como participante ativo e empoderado de seu tratamento.[1]

A adesão ao tratamento nutricional é indispensável para melhorar a qualidade de vida de pessoas com diabetes, mas o tratamento envolve um alto custo de resposta, visto que requer a emissão de comportamentos de autocuidado diariamente. Além disso, a adesão pode ser influenciada por vários fatores e tende a não se prolongar se não houver estímulos reforçadores.[2] Portanto, a maneira de lidar com a alimentação torna-se um fator importante para a adesão ao tratamento, pois o comportamento alimentar vai influenciar nas escolhas alimentares e na relação da pessoa com os alimentos, já que existem diversos tabus e restrições relacionados à comida para pessoas com diabetes.

Mas o comportamento alimentar, antes visto apenas como "o que se come", hoje já tem diferentes dimensões e significados. Abrange o entendimento sobre como comemos, como escolhemos os alimentos, a percepção de fome e saciedade, pensamentos e crenças que temos com a comida, a utilização da comida para aliviar emoções, como o cérebro se condiciona em relação a determinados alimentos.[3,4] Nesse contexto, algumas técnicas vêm sendo cada vez mais utilizadas como reforçadores do comportamento desejado. O objetivo é buscar a motivação intrínseca por meio de práticas e estratégias como a entrevista motivacional (EM), a categorização em estágios de prontidão para mudança de comportamento por meio do modelo transteórico (MT), a terapia cognitivo-comportamental

(TCC), o *coaching* em saúde, o *mindfulness* e o *mindful eating* e mais recentemente a terapia nutricional especializada. Todas essas técnicas serão abordadas a seguir, juntamente com a aplicação para pessoas com diabetes.

## MOTIVAÇÃO E ENTREVISTA MOTIVACIONAL

Motivação é um impulso, um sentimento que faz as pessoas agirem para atingir seus objetivos. A motivação é essencial para a vida, para entender o comportamento humano e para compreender atitudes. Nesse contexto, o processo a ser atingido é a automotivação ou motivação intrínseca, isso porque cada indivíduo tem a capacidade de se motivar ou desmotivar, situação que acontece por meio de forças internas ou ações externas. O profissional de saúde pode evocar a motivação do paciente.

A EM pode ser utilizada como técnica de aconselhamento em saúde e, seu principal objetivo é trazer à tona as motivações intrínsecas por meio de uma comunicação colaborativa.[4]

Na prática, na EM, o mais importante é a metodologia OARS,[5] representando o básico das habilidades de interação e técnicas (Quadro 1).

## ENTREVISTA MOTIVACIONAL E DIABETES

Em uma revisão sistemática seguida de metanálise, a EM resultou em melhora significativa do nível médio de HbA1c. No mesmo estudo foi testada a eficácia para depressão e o resultado não foi consistente.[6] Chen et al.[7] randomizaram 250 pacientes com diabetes tipo 2 (DM tipo 2) para um ensaio clínico com a metodologia da EM por 3 meses. A taxa de retenção no grupo de intervenção foi de 83% (n = 104). A EM melhorou significativamente os parâmetros de autocuidado, autoeficácia, qualidade de vida e HbA1c, mas não na depres-

• **QUADRO 1** Metodologia OARS para entrevista motivacional

| | |
|---|---|
| **O** Questões abertas (*Open-ended questions*) | Promover uma discussão mais ampla das perspectivas, questões, esperanças e preocupações dos pacientes, em vez de focar estritamente a agenda do profissional |
| **A** Afirmações (*Affirmations*) | Reconhecer e comemorar comportamentos e declarações positivos pelo paciente, mostrar apreciação, expressar esperança |
| **R** Escuta reflexiva (*Reflective listening*) | Entender o que o paciente está pensando e sentindo ao parafrasear de volta em um tom sem julgamento |
| **S** Resumo (*Summary*) | Reflexão mais longa, que liga várias declarações do paciente a uma narrativa mais completa |

Fonte: adaptação de Rollnick e Miller.[5]

são, ansiedade e estresse em comparação ao grupo controle. Resultados relacionados a comportamentos alimentares foram bem-sucedidos, especialmente aqueles que necessitavam de controle de peso para pessoas com DM tipo 2.[8]

Em adolescentes com diabetes tipo 1 (DM tipo 1) mal controlados, o uso da EM para melhorar a saúde cardiovascular desse grupo não obteve eficácia. Os autores indicam o tempo de diagnóstico/duração do diabetes como limitador para os desfechos esperados.[9]

## ESTÁGIOS DE PRONTIDÃO PARA MUDANÇA

O MT vem sendo aplicado desde o início da década de 1980 no combate ao tabagismo,[10] e tem sido amplamente utilizado na avaliação e/ou intervenção de comportamentos de risco, como os hábitos alimentares inadequados e o sedentarismo. A vantagem da utilização do MT é que este considera que as mudanças ocorrem em etapas, dentro de um equilíbrio decisional, buscando autoeficácia no processo de mudança, em vez de considerar que os indivíduos estão prontos para a ação, para a mudança de comportamento (Quadro 2).[11]

A aplicação do MT auxilia na categorização/diagnóstico situacional individual, o que permite a seleção e aplicação adequada de estratégias de acordo com o estágio do cliente de mudança. Algumas ferramentas que podem ser utilizadas após essa categorização são:

- Entrevista motivacional.
- Treinamento e *coaching* para o desenvolvimento de habilidades.
- Demonstração e modelagem.
- Reforço.

• **QUADRO 2** Estágios de prontidão de mudança segundo o modelo transteórico

| Estágios | Características |
|---|---|
| Pré-contemplação | O indivíduo não tem a intenção de mudar seu comportamento nos próximos seis meses |
| Contemplação | O indivíduo tem a séria intenção de mudar seu comportamento nos próximos 6 meses |
| Preparação | O indivíduo pretende agir em um futuro próximo (em geral no próximo mês) |
| Ação | O comportamento já foi incorporado por menos de 6 meses |
| Manutenção | A ação já acontece há mais de 6 meses e as chances de retorno ao antigo comportamento são mínimas |

Fonte: adaptação de Souza et al.[12]

- Automonitoramento.
- Definição de metas e contratação comportamental.
- Suporte social.
- Controle de estímulo.

Em geral, o MT é o diagnóstico para a escolha da ferramenta para o atendimento em saúde. Conhecer o estágio de prontidão para mudança auxilia o profissional a planejar, alinhar expectativas e metas do tratamento.

Em um estudo conduzido por Arafat et al.[13] que avaliou a adesão à medicação, foram utilizados dois questionários, sendo um de adesão e outro para entender a classificação da prontidão. Em relação à adesão medicamentosa, a maioria dos pacientes encontrava-se na fase de manutenção (76,7%), seguida da fase de preparação (14,7%), da fase de ação (3,9%), da fase de contemplação (3,4%) e da fase de pré-contemplação (1,3%). Outro estudo tradicional para avaliação da adesão de medicamentos e perda de peso em DM tipo 2 foi o estudo *The shield* (*Study to help improve early evaluation and management of risk factors leading to diabetes*). Os respondedores com perda de peso tiveram adesão à medicação significativamente melhor e eram menos propensos a estar em regimes de tratamento que aumentam o peso. Esses achados sugerem que as estratégias que levam à perda de peso, incluindo o uso de medicamentos para diabetes associados à perda de peso, podem melhorar a adesão ao medicamento.[14] Já o DCCT (*Diabetes control and complications trial*), estudo referência para cuidados em DM tipo 1, pacientes com maior tempo de seguimento tiveram maior adesão à terapia intensiva, além de maior flexibilidade e eficácia em longo prazo.[15]

Essa revisão traz uma visão sobre a amplitude do MT na adesão à dieta. Em relação aos pacientes com DM tipo 2 em intervenção maior que 6 meses, a combinação de TCC com EM foi altamente eficaz. Além disso, os achados incluem que estratégias de recompensa não são eficazes e que a definição de metas, o auxílio na resolução de problemas e o apoio social são eficazes.[16]

Vallis et al.[17] conduziram um estudo com o objetivo de identificar as características relacionadas ao diabetes em indivíduos em diferentes estágios de prontidão para aderir a uma alimentação saudável e com baixo teor de gordura. Foram 768 indivíduos com diabetes e com sobrepeso – índice de massa corporal (IMC) > 27 kg/m$^2$ – inscritos em um estudo comportamental randomizado de intervenção. Os pacientes com DM tipo 1 dessa amostra tinham, em média, 47,5 anos de idade, IMC médio de 32,8 kg/m$^2$ e tempo médio de diagnóstico de 15,5 anos. Aqueles com DM tipo 2 eram mais velhos (média = 56,4; $p < 0{,}001$) e mais pesados (IMC = 34,3 kg/m$^2$ $p < 0{,}015$) e tinham menor tempo de diagnóstico (média = 8,75 anos; $p < 0{,}001$).

As pessoas com DM tipo 1 tiveram redução do consumo energético proveniente de gorduras (p = 0,02) e aumento do consumo de vegetais (p = 0,007). Já os indivíduos com DM tipo 2, tanto em uso de insulina como em uso de medicamentos orais, formaram um grupo muito heterogêneo quanto à classificação do estágio de mudança. O IMC foi maior para aqueles no estágio de contemplação e significativamente menor para aqueles nos estágios de pré-contemplação e manutenção. A porcentagem de calorias provenientes da gordura diminuiu ao longo dos estágios, com aqueles nos estágios de ação e manutenção. Porções diárias de vegetais e frutas aumentaram significativamente ao longo da progressão dos estágios, com pontuações no estágio de manutenção sendo significativamente mais altas do que em todos os estágios de pré-ação.[17] A aplicação do MT ajuda a categorizar os indivíduos para aplicação de estratégias, no entanto o grupo de pré-contemplação é muito heterogêneo, apresenta grande ambivalência e deve ser avaliado individualmente.

Outra revisão, conduzida por Andrés et al.,[18] analisou diferentes parâmetros clínicos em pessoas DM tipo 2 após a aplicação do MT. A avaliação se concentrou na efetividade e na melhora de parâmetros como IMC, atividade física, glicose, hemoglobina glicada (HbA1c), pressão arterial, LDL e qualidade de vida. Os resultados indicaram que a aplicação de estratégias baseadas no MT melhorou todos os parâmetros em graus variados e entre as diferentes fases de prontidão para a mudança.

Investigar os principais fatores que promovem a mudança de comportamento em DM tipo 2 por meio do MT foi objetivo do ensaio clínico de Lin e Wang.[19] Foram utilizados questionários autoaplicáveis na coleta de dados relacionados às etapas de mudança de comportamento. Os valores de HbA1c foram medidos para avaliar o controle glicêmico. O manejo rotineiro do diabetes foi um fator-chave na mudança de comportamento, que se correlacionou indiretamente com os valores de HbA1c. Além disso, o enfraquecimento do apoio da família ou dos amigos foi diretamente associado à HbA1c. Com base em fatores que influenciam os estágios de mudança de comportamento nesses pacientes, adaptar um programa para ajudar os pacientes a equilibrar o estilo de vida com o diabetes, fortalecendo a confiança, auxiliar no gerenciamento de rotina e estabelecendo um ambiente amigável, bem como sistemas de apoio, pode ser promissor para mudar os comportamentos em todos os pacientes com diabetes.

O MT já é usado há vários anos como ferramenta de categorização contínua, sendo chave para a adoção de estratégias interventivas e educativas. Dessa forma, a implementação desta em protocolos de atendimento às pessoas com diabetes é fundamental para a geração de resultados.

## TERAPIA COGNITIVO-COMPORTAMENTAL

O diagnóstico de diabetes carrega consigo imposições de mudanças no estilo de vida uma vez que são necessárias modificações na rotina, no planejamento alimentar, no tratamento medicamentoso e no aumento da frequência de idas às consultas médicas, fatores que podem resultar em sobrecarga para o paciente e, até mesmo, para sua família.

Essa transformação na rotina diária afeta a qualidade de vida do indivíduo, que é modificada não somente pela condição médica em si, mas também devido ao tratamento rigoroso que é necessário para o adequado manejo. A TCC contribui para o aumento da aceitabilidade e da adesão dos pacientes ao tratamento. Nesse contexto, o terapeuta deverá avaliar possíveis barreiras à adesão e pensar conjuntamente estratégias para enfrentá-las visando a melhores resultados. É possível também auxiliar o paciente a flexibilizar pensamentos automáticos e crenças disfuncionais relativas à doença e ao tratamento.[20]

A TCC é um tipo de terapia breve e estruturada, voltada para o presente, direcionada para a solução de problemas atuais e a modificação de pensamentos e comportamento disfuncionais (inadequados e/ou inúteis). O tratamento é baseado no conceito de que cada paciente deverá desenvolver compreensão sobre crenças específicas e padrões de comportamento. Já o terapeuta procura produzir mudanças cognitivas que levem à modificação no pensamento e no sistema de crenças do paciente, para produzir uma mudança emocional e comportamental duradoura.[21]

Alguns recursos da TCC estão sendo utilizados na nutrição de forma a auxiliar o paciente com suas crenças e pensamentos disfuncionais em relação à alimentação, o que se justifica pelas estratégias preciosas para o trabalho na mudança de comportamento.[4]

Algumas técnicas da TCC abordadas na nutrição comportamental utilizam uma diretiva orientada para a ação. A abordagem ensina a pessoa a explorar, identificar e analisar padrões disfuncionais de pensamento e ações. Como agimos (comportamento), pensamos (cognição) e como nos sentimos (emoção), de forma que todos interajam entre si. Ambos, os cognitivos e as estratégias de mudança de comportamento, são usados para efetuar a mudança.[16] A seguir estão descritas as estratégias utilizadas na TCC que podem ser trazidas para a nutrição e para o cuidado em diabetes:

- Automonitoramento (p. ex., pensamentos, emoções, ingestão de alimentos, comportamento).
- Resolução de problemas (você já passou por algo semelhante? Como aconteceu e como resolveu?).

- Definição de metas (metas Smart).
- Recompensas e gerenciamento de contingências (entender as recompensas que ajudam na motivação intrínseca).
- Reestruturação cognitiva (auxiliar na formação de conhecimento sobre o assunto).
- Suporte social (como colocar a família e os amigos dentro do tratamento).
- Gerenciamento de estresse (quais situações geram estresse e como lidar com elas).
- Controle de estímulos.
- Prevenção de recaída.

Na revisão sistemática de Uchendu e Blake,[22] a TCC foi eficaz no controle glicêmico de curto e médio prazo, melhorou a ansiedade e a depressão de curto e médio prazo e a depressão de longo prazo.

Kenardy et al.[23] estudaram a eficácia da TCC em pacientes obesos com DM tipo 2 que apresentavam compulsão pelo menos 1 vez por semana. Comparando a TCC com um tratamento baseado nos princípios de autoconhecimento e autoaceitação, foi demonstrado que ambos os tratamentos foram eficazes na redução da frequência da compulsão alimentar, com uma taxa de remissão de 47% no final da TCC e de 29% no tratamento alternativo. Adicionalmente, observaram que a melhora na compulsão alimentar foi associada a melhora do controle glicêmico.

A atuação em interdisciplinaridade com atuação do terapeuta aplicando a TCC é fundamental para complementar outras ferramentas para adesão à dieta de pessoas com DM tipo 2. Embora hoje os nutricionistas utilizem ferramentas da teoria cognitivo-comportamental, isso não substitui a presença do psicólogo no atendimento em diabetes para que os demais métodos tenham resultados.

## *COACHING* EM DIABETES

Nos últimos anos, o *coaching* ou "treinamento" em saúde surgiu como uma intervenção promissora para iniciar mudanças comportamentais e melhorar a saúde.[24] O *coaching* pode ser definido como um processo de aprendizagem e de desenvolvimento de competências comportamentais, no qual se cria um contexto de transformação para alcançar um estado desejado. O método utiliza conceitos, ferramentas e técnicas de diversas ciências e volta-se para a solução dos problemas em vez de analisar a origem deles. Essa abordagem focada na solução é um modo efetivo de produzir mudanças e propicia a aceleração do processo.[25] O *coaching* de saúde está associado a um método de educação centrado no paciente que visa motivar os indivíduos a melhorar sua saúde e promover o autogerenciamento.[24] Além disso, é parte integrante da medicina do estilo de vida e pode ser usado para facilitar a mudança de comportamento em áreas-chave da vida.[26]

Em 2018, a Associação Americana de Diabetes (ADA, na sigla em inglês) e a European Association for the Study of Diabetes (Easd) publicaram um consenso reforçando técnicas para o manejo do DM tipo 2 que sejam centradas no paciente. Isso porque prevenir ou retardar complicações e manter a qualidade de vida são objetivos primários do tratamento e requerem controle da glicemia, gerenciamento dos fatores de risco cardiovascular e acompanhamento regular. Destacam que uma abordagem centrada no paciente pode aumentar seu envolvimento nas atividades de autocuidado.[27] A Figura 1 apresenta o modelo proposto para o tratamento e descreve o ciclo de decisão para gerenciamento glicêmico centrado no paciente com DM tipo 2. Essa abordagem se soma ao consenso de que todas as pessoas com DM tipo 2 devem ter acesso aos programas contínuos de DSMES (*Diabetes self-management education and support*).

Dentro do processo de *coaching*, a conceituação da etapa é importante para o manejo e a seleção de ferramentas adequadas, assim como em teorias da administração, por exemplo, o PDCA (*Plan-do-check-act*), o 5S, entre outros. No *coaching*, a metodologia Farm (foco – ação – resultados – melhoria contínua) é utilizada e se relaciona fortemente com os estágios de prontidão para a ação de Prochaska.[10] O Farm é um ciclo contínuo de ação que inclui quatro elementos, apresentados no Quadro 3. Algumas ferramentas propostas pela metodologia Farm serão apresentadas na sequência para melhor compreensão e aplicação.

## Roda de satisfação com a vida aplicada ao autocuidado em diabetes

A roda da vida adaptada para o autocuidado em diabetes é uma ferramenta diagnóstica do *coaching*. Nela é possível identificar as áreas que necessitam de maior atenção para a definição de metas Smart e as que já estão mais bem estabelecidas. A Figura 2 traz a representação da roda da vida, adaptada por Magalhães et al.[25] Nessa ferramenta, o indivíduo deverá ser questionado sobre o nível de satisfação com os resultados que tem obtido em cada uma das áreas indicadas no círculo. Para a definição de área prioritária ou de alavanca, a questão deverá ser: "Qual dessas áreas, ao receber um pouco mais de foco, irá influenciar positivamente nas demais?".

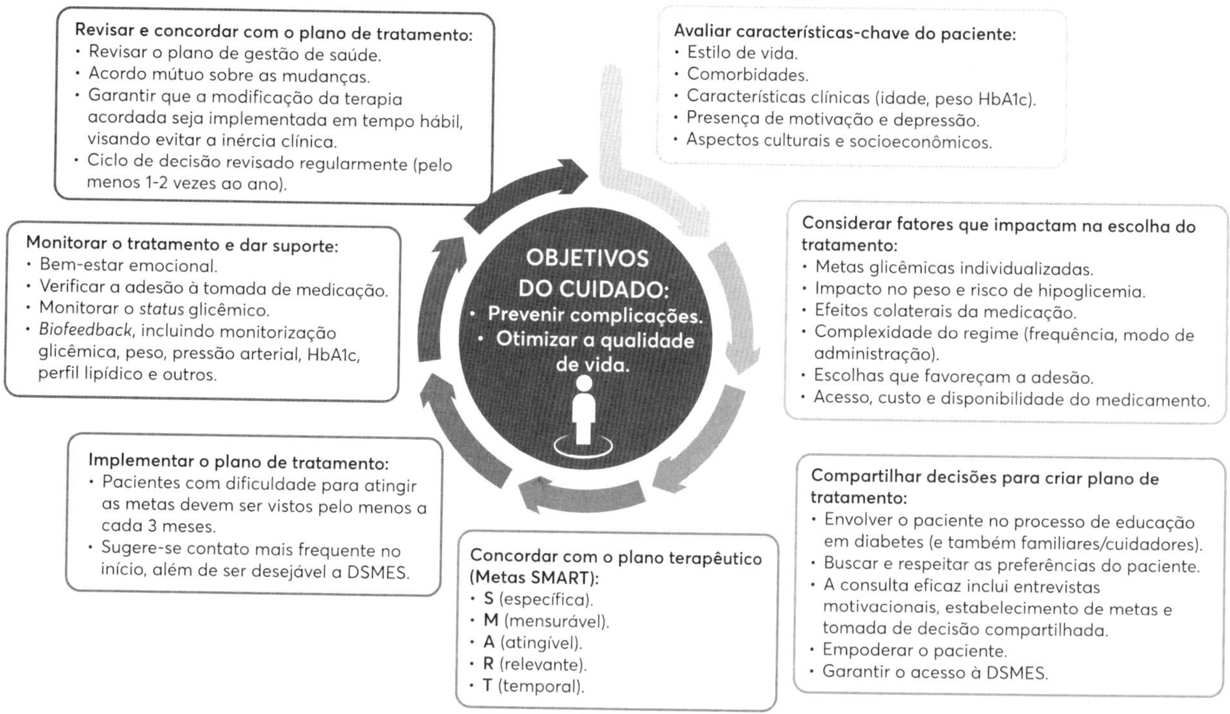


• **FIGURA 1** Ciclo de decisão centrado no paciente.

DSMES: diabetes self-management education and support; HbA1c: hemoglobina glicada.

Fonte: Davies et al.[27]

• **QUADRO 3** Ciclo Farm para o processo de *coaching*

| | |
|---|---|
| **F**<br>**Foco** | Aonde você quer chegar? O que deseja alcançar? Qual é o aspecto da sua vida que, se for trabalhado primeiro, poderá alavancar o desenvolvimento de todos os outros? |
| **A**<br>**Ação** | A ênfase na ação é uma das principais características para você gerar os resultados. Embora o foco traga clareza e direcionamento, é a ação que fará você realmente caminhar em direção aos seus objetivos. |
| **R**<br>**Resultados** | A medição de resultados tem justamente como base o estabelecimento de objetivos e a verificação de que esses objetivos foram atingidos, seguindo um processo que consiste em esclarecer expectativas, estabelecer objetivos e medir os resultados. |
| **M**<br>**Melhoria contínua** | O que você sabe agora e que não conhecia antes? Quais foram seus *insights*, conclusões e aprendizados? De que forma você pode utilizar esse conhecimento para continuar gerando melhorias? Quais são os próximos passos? |

Fonte: adaptação de Sociedade Brasileira de *Coaching*.[28]

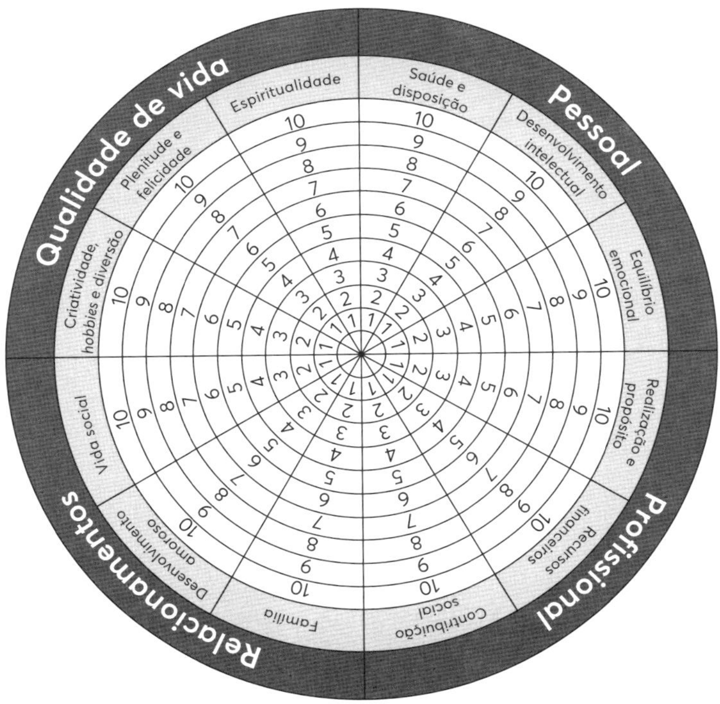


• **FIGURA 2** Roda do autocuidado em diabetes.

Fonte: adaptação de Magalhães et al.[25]

## Metas Smart

As metas Smart são bastante conhecidas e utilizadas como forma de apoiar e estruturar os objetivos do *coachee* ou paciente. Elas servem para aqueles que já estão no estágio de ação.[26]

| | |
|---|---|
| S | Específica |
| M | Mensurável |
| A | Atingível |
| R | Relevante |
| T | Temporal (contém tempo definido) |

Este é um modelo de como escrever uma meta Smart juntamente com uma pessoa com diabetes, em um programa educativo:

**"Caminhar por 40 minutos na segunda-feira pela manhã, das 9 às 9h40, e fazer Pilates às terças e quintas, das 8 às 9h"**

- Avaliar se a meta é possível. Caso não seja, refazê-la.
- Se a meta for possível, analisar o grau de confiança de que o paciente conseguirá atingi-la.
- Caso seja menor que 7, refazer a meta.
- Caso seja ≥ 7, avaliar os recursos disponíveis, a antecipação de obstáculos e como superá-los.

Analisar pontos como a confiança, o desejo, a prontidão e a vontade de realizar aquela meta. Nessa etapa, as réguas são ferramentas que podem ser utilizadas na avaliação da prontidão para o prosseguimento, conforme demonstrado na Figura 3.

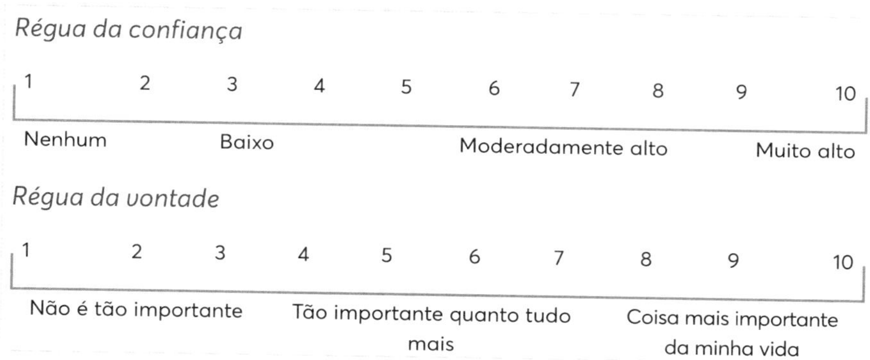


- **FIGURA 3** Régua da confiança e régua da vontade.

Fonte: elaboração das autoras.

## Balanço decisório

Esta ferramenta tem como objetivo trazer a comparação entre os benefícios de mudar e não mudar, auxiliando na tomada de decisão.[29]

| Razões para não mudar (permanecer no mesmo comportamento) | Razões para mudar o comportamento |
|---|---|
| Quais os benefícios de não mudar? | Quais os benefícios da mudança? |
| Grau de resistência: | Grau de motivação: |

Estudos utilizando o *coaching* em saúde estão sendo conduzidos, e muitos deles utilizam o telefone ou a internet para manter o acompanhamento contínuo. Em uma pesquisa com 138 pacientes, avaliou-se se a estratégia de *coaching* com e sem uso de acompanhamento pelo celular obteve diferentes resultados no controle da glicemia para pessoas com DM tipo 2. Os pacientes foram randomizados para intervenção com ou sem acompanhamento pelo celular durante 6 meses. Como resultados, ambos os grupos tiveram melhoras na glicemia. Entretanto, o grupo intervenção que teve o uso do celular como ferramenta de treinamento obteve resultados mais rapidamente.[30]

Para pacientes com pré-diabetes, monitorar a glicemia com sensor CGM (*continuous glucose monitoring*) e manter uma dieta baixa em carboidratos (< 100 g/d) foi o objetivo do treinamento em saúde. Para os participantes, as visitas foram estruturadas em 3 encontros, e a cada um delas foram utilizadas diferentes estratégias de *coaching*. Embora seja um estudo piloto, ele trouxe contribuições importantes, como não haver barreiras para o uso do monitor de glicose CGM, o que, combinado a uma dieta, produziu melhores efeitos além de permitir ao paciente o conhecimento de suas escolhas alimentares.[31]

Swoboda et al.[32] fizeram um treinamento de 16 semanas em um estudo do tipo caso controle com intervenção baseada em *coaching* para pessoas com DM tipo 2. Os participantes do grupo de intervenção completaram uma entrevista pessoal motivacional e uma sessão de apoio à decisão seguida por 7 ligações telefônicas quinzenais de *coaching*. Os participantes do grupo de controle receberam informações sobre os recursos locais de saúde. Houve diferença significativa entre os grupos para o empoderamento do diabetes ($p = 0{,}045$). Um aumento significativo na qualidade da dieta, na autoeficácia do diabetes e no empoderamento do diabetes, e uma diminuição significativa na angústia com diabetes e em sintomas depressivos (todos $p \leq 0,05$) ocorreram no grupo de intervenção. A confiança na decisão para atingir os objetivos relacionados à dieta melhorou significativamente desde o início até a semana 8, mas depois diminuiu no final do estudo (ambos $p \leq 0,05$). O treinamento por telefone ajuda na promoção da autoeficácia; entretanto, para a dieta, alguns outros aspectos devem ser considerados para a manutenção dos ganhos obtidos.

## *MINDFULNESS* E *MINDFUL EATING*

O *mindfulness* é simples: trata-se de parar e estar presente, e pode ser traduzido como atenção plena. Já o *mindful eating* pode ser traduzido como comer com atenção plena. No contexto da alimentação, recorrer a essa habilidade é estar presente, sem julgamentos. É essencial para que se tenha uma relação saudável, que atenda aos sinais internos do corpo, especialmente de fome e saciedade.[4]

O relacionamento com a comida é um fator importante na percepção da autoimagem das pessoas, as quais sentem uma preocupação excessiva quanto aos alimentos ingeridos e sua relação com o peso corporal, podendo levá-las a diferentes quadros de comportamentos alimentares, como compulsão alimentar e até o desencadeamento de transtornos alimentares. Os protocolos de *mindful eating* existentes atualmente com embasamento científico são: *mindfulness-based eating awareness training* (treinamento de consciência alimentar baseada em *mindfulness*, MB-EAT); *mindful eating-conscious living* (vida consciente da alimentação consciente, ME-CL); *mindful restaurant eating* e *eat for life* (comer para vida). A Figura 4 traz componentes-chave do *mindfulness* que são aplicados com frequência nos protocolos de *mindful eating*.

A alimentação consciente ajuda os indivíduos a cultivar a consciência dos gatilhos internos e externos para comer, interromper a alimentação automática e comer em resposta aos sinais fisiológicos naturais de fome e saciedade. A inclusão do *mindful eating* como parte do DSMES é importante e possível dentro dos programas educativos.[33]

A avaliação da *mindful eating versus* um programa de gerenciamento alimentar baseado no DSMES obteve resultados similares para pessoas com DM tipo 2.[34] Aqui se deve avaliar a sinergia se fossem aplicados em conjunto e não isoladamente.

Esse estudo controlado randomizado foi realizado para investigar o efeito do *mindful eating* e dos exercícios de ioga na glicemia de gestantes com diabetes gestacional (DG). Os resultados indicaram que o grupo de intervenção

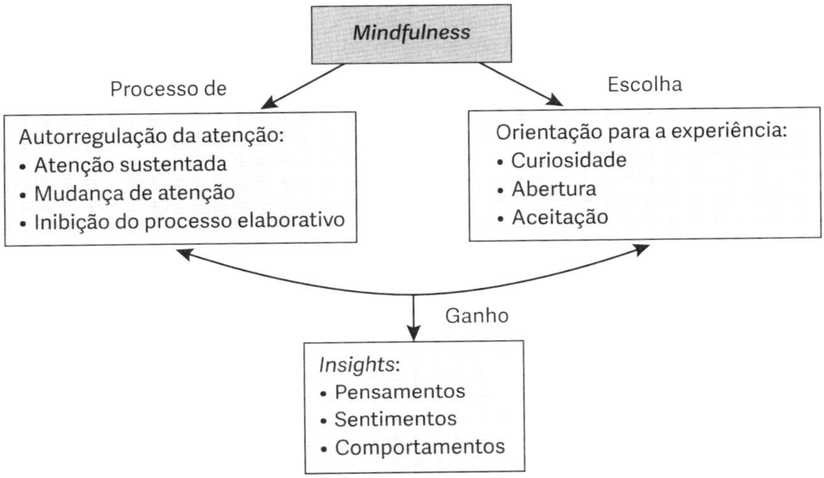
Mindfulness
Processo de
Escolha
Autorregulação da atenção:
• Atenção sustentada
• Mudança de atenção
• Inibição do processo elaborativo
Orientação para a experiência:
• Curiosidade
• Abertura
• Aceitação
Ganho
Insights:
• Pensamentos
• Sentimentos
• Comportamentos

• **FIGURA 4** Componentes-chave do *mindfulness*.
Fonte: adaptação de Miller.[33]

apresentou redução significativa da glicemia de jejum, glicemia pós-prandial de 2 horas e HbA1c ($p < 0,05$).[35] Ambas as estratégias, *mindful eating* e ioga, requerem atenção para o momento presente, e a sinergia entre ambas refletiu nos resultados desse grupo.

Tanto o *mindfullness* quanto o *mindful eating* estão associados à neuroplasticidade, que consiste na mudança adaptativa da morfologia e das funções do sistema nervoso, diante de determinado estímulo físico (interno ou externo), permitindo uma reorganização morfofuncional (memória, aprendizado) e o surgimento de novos padrões comportamentais. Indivíduos que praticam a meditação ou o comer consciente conseguem ter maior aceitação de si mesmos, de seu corpo, do controle do consumo alimentar e de seu peso, por meio de maior controle emocional e comportamental, necessários para o tratamento.[36,37]

## TERAPIA NUTRICIONAL ESPECIALIZADA

A terapia nutricional especializada (MNT), uma intervenção dentro do processo e modelo de cuidado nutricional, foi definida na legislação americana em 2001 como "serviços de diagnóstico nutricional, terapia e aconselhamento para fins de gerenciamento de doenças", fornecido por nutricionista especializado e registrado.[38] A MNT é parte de um plano individualizado projetado para tratar um diagnóstico nutricional derivado dos resultados de uma avaliação nutricional detalhada. Embora a MNT seja pouco conhecida como estratégia no Brasil, e muitas vezes denominada *medical nutrition therapy*, ela cada vez tem sido mais discutida entre especialistas em diabetes, já em utilização por esses profissionais.

A Academia Americana de Nutrição e Dietética, em posicionamento no ano de 2018, coloca as seguintes informações: para adultos com pré-diabetes ou DM tipo 2, a MNT é eficaz na melhoria dos resultados médicos e na qualidade de vida e econômica. Além disso, é essencial para prevenir a progressão de pré-diabetes e obesidade para DM tipo 2.[39]

O Quadro 4 apresenta as funções e responsabilidades do nutricionista que atua com o MNT, sendo essencial que haja planejamento estratégico de programas, aliado ao DSMES.

• **QUADRO 4** Funções e responsabilidades de nutricionistas especialistas que fornecem MNT para pessoas com pré-diabetes e diabetes tipo 2

| |
|---|
| **Triagem e encaminhamento:**<br>• Todos os adultos com sobrepeso/obesos em risco são examinados para DM tipo 2.<br>• Indivíduos com diabetes tipo 2 são encaminhados para MNT. |
| **Encontros MNT:**<br>• Um mínimo de 3 a 6 encontros MNT durante os primeiros 6 meses; determinar encontros adicionais se necessário.<br>• Um mínimo de 1 encontro anual de acompanhamento MNT. |
| **Avaliação nutricional:**<br>• Dados bioquímicos, testes médicos e uso de medicamentos.<br>• Achados físicos focados na nutrição.<br>• Antecedentes pessoais.<br>• História relacionada à alimentação/nutrição, incluindo comportamento e hábitos alimentares.<br>• Suplementação alimentar e práticas de medicina complementar e alternativa.<br>• Situação psicológica e social do cliente. |
| **Intervenção nutricional:**<br>• Individualizar a prescrição nutricional e implementar diretrizes baseadas em evidências em colaboração com o paciente.<br>• Um plano alimentar saudável é encorajado para pessoas com peso adequado com diabetes; uma alimentação saudável e com redução calórica é indicada para pessoas com diabetes e sobrepeso/obesidade.<br>• Individualizar a composição da ingestão de macronutrientes dentro da ingestão de energia apropriada.<br>• Educar sobre estratégias de gestão de carboidratos, incluindo fibras, índice glicêmico e adoçantes.<br>• Educar sobre o papel da ingestão de proteínas no controle do diabetes. |

*(continua)*

• **QUADRO 4** Funções e responsabilidades de nutricionistas especialistas que fornecem MNT para pessoas com pré-diabetes e diabetes tipo 2 (*continuação*)

| |
|---|
| • Incentivar o consumo de um padrão alimentar cardioprotetor dentro da ingestão energética recomendada.<br>• Aconselhar no sentido de que não há evidências claras de benefícios da suplementação de vitaminas, minerais e/ou ervas em pessoas que não têm deficiências subjacentes.<br>• Se a opção for beber álcool, deve ser feito com moderação (uma bebida/dia ou menos para mulheres adultas e duas bebidas/dia ou menos em homens adultos).<br>• Incentivar um plano de atividade física individualizado.<br>• Educar sobre o automonitoramento de glicose no sangue e o uso de dados para ajustar a terapia. |
| **Coordenação de cuidados:**<br>• Os sistemas de cuidados devem apoiar os cuidados baseados na equipe e o envolvimento da comunidade para atender às necessidades da pessoa.<br>• Implementar e coordenar o atendimento com uma equipe interdisciplinar de saúde, a pessoa com diabetes e a família. |
| **Monitoramento e avaliação nutricional:**<br>• Monitorar e avaliar para determinar a eficácia do MNT conforme dados levantados na avaliação nutricional. |
| **Generalista:**<br>• Implementar as Diretrizes de prática de nutrição para diabetes tipo 1 e tipo 2 usando o processo de cuidado nutricional. |
| **Especialista (proficiente):**<br>• Implementar educação e treinamento em tarefas/habilidades/tópicos de autocuidado com diabetes, como instruções sobre automonitoramento de glicose no sangue.<br>• Reconhecimento e tratamento de hipoglicemia; alvos de glicose no sangue; avalia os resultados do monitoramento da glicose no sangue e as necessidades de MNT e ajustes de medicação; calcula as razões de insulina para carboidratos e fatores de sensibilidade à insulina; avalia outros resultados metabólicos. |

DM tipo 2: diabetes *mellitus* tipo 2; MNT: terapia nutricional especializada.
Fonte: adaptação de Early e Stanley.[39]

## APLICAÇÕES DO MNT NA ADESÃO À DIETA EM DIABETES

No ambiente hospitalar, a MNT é um componente essencial para o manejo da glicemia de pacientes internados e na gestão em pacientes com diabetes e hiperglicemia. Embora não haja muitos estudos randomizados controlados que compararam diferentes estratégias nutricionais em hospitais, o uso de planejamento alimentar consistente para diabetes tem se mostrado eficaz em facilitar a glicemia controle no ambiente hospitalar.[40] Em mulheres com DG, o objetivo do MNT é garantir desfechos adequados para mães e bebês. Isso porque tem a capacidade de modular a hiperglicemia com resultados perinatais benéficos. A abordagem do MNT se baseia na aplicação da dieta saudável com alimentos de baixo índice glicêmico, maior conteúdo de carboidratos complexos e alta ingestão de fibras, controle da ingestão de açúcar e gordura saturada (GS).[41]

Na Índia, em pacientes crianças com DM tipo 1, a aplicação do MNT inclui que a todos, independentemente do histórico econômico e educacional, devem ser ensinados os princípios gerais de alimentação saudável, dieta balanceada e contagem de carboidratos. Mesmo com o conhecimento das diversas barreiras para o cumprimento da dieta, incluindo sistema familiar, mudanças no estilo de vida e outros fatores que precisam ser tratados, é necessário personalizar o manejo alimentar de acordo com as características e necessidades individuais e desenvolver material educacional que seja culturalmente adaptado.[42]

A integração entre DSMES e MNT aplicados por nutricionistas especializados demonstra superioridade nos resultados clínicos e laboratoriais quando comparados a outras metodologias, segundo revisão feita por Marincic et al.[43] Além disso, outro dado que chama a atenção é a manutenção dos resultados por 1 ano ou mais após o término do programa, algo muitas vezes difícil de ser alcançado em programas tradicionais. Paralelamente, a redução do risco para o desenvolvimento de comorbidades relacionadas ao diabetes também reduziu.

Essas informações são de extrema relevância e trazem a importância do nutricionista na atenção ao diabetes. O profissional deve ser valorizado tanto no âmbito da pesquisa como pelos gestores em saúde, para sua inclusão e valorização em todas as áreas de atendimento de pessoas com diabetes.

Todas as técnicas de adesão apresentadas neste capítulo podem ser desenvolvidas por profissionais treinados para sua aplicação e que sejam especializados em cuidados em diabetes. A empatia, sem dúvida, é algo que permeia todas as estratégias e deve estar presente no nutricionista que escolher essa área de trabalho.

## CONSIDERAÇÕES FINAIS

- Os profissionais de saúde precisam entender a importância de manter os pacientes motivados, mas podem não estar cientes de como suas palavras podem ter efeitos negativos indesejados na vida de seus pacientes.
- A EM é aplicada em todas as técnicas, e a escuta é sua principal característica.
- O MT é base para o diagnóstico e a seleção de ferramentas e técnicas de adesão aos novos comportamentos e à dieta.
- A TCC possui técnicas que podem ser aplicadas pelo nutricionista, mas é indispensável a presença do psicólogo no tratamento.

- O *coaching* ajuda no estabelecimento de metas e prioriza a resolução, mas é importante conhecer o estágio de prontidão para mudança a fim de não causar frustrações.
- Todas as abordagens, quando incluídas em um programa educativo como DSMES, são muito mais bem aproveitadas e devem ser referência para a escolha e a montagem de novos programas.

## REFERÊNCIAS BIBLIOGRÁFICAS


1. World Health Organization (WHO). Adherence to long-term therapies: evidence for action. World Health Organization, 2003. Disponível em: http://www.who.int/chp/knowledge/publications/adherence_full_report.pdf. Disponível em: 27 fev. 2021.
2. American Diabetes Association Professional Practice Committee. 5. Facilitating behavior change and well-being to improve health outcomes: standards of medical care in diabetes – 2022. Diabetes Care. 2022;45(Suppl 1):S60-S82.
3. Damé P. Comportamento alimentar do adulto. In: IPGS ES (ed.). Manejo do comportamento alimentar. Porto Alegre: IPGS; 2018. p.15-38.
4. Alvarenga M, Figueiredo M, Timerman F, et al. Nutrição comportamental. 2.ed. Barueri: Manole; 2019.
5. Rollnick S, Miller W. What is motivational interviewing? Behavioural and Cognitive Psychotherapy. 1995;23(4):325-34.
6. Berhe KK, Gebru HB, Kahsay HB. Effect of motivational interviewing intervention on HgbA1C and depression in people with type 2 diabetes mellitus (systematic review and meta-analysis). PLoS One. 2020;15(10):e0240839.
7. Chen SM, Creedy D, Lin H-S, et al. Effects of motivational interviewing intervention on self-management, psychological and glycemic outcomes in type 2 diabetes: a randomized controlled trial. Int J Nurs Stud. 2012;49(6):637-44.
8. Ekong G, Kavookjian J. Motivational interviewing and outcomes in adults with type 2 diabetes: a systematic review. Patient Educ Couns. 2016;99(6):944-52.
9. Pulkkinen M-A, Tuomaala A-K, Hero M, et al. Motivational Interview to improve vascular health in adolescents with poorly controlled type 1 diabetes (Miad): a randomized controlled trial. BMJ Open Diabetes Res Care. 2020;8(1).
10. Prochaska JO, DiClemente CC. Stages and processes of self-change of smoking: toward an integrative model of change. J Consult Clin Psychol. 1983;51(3):390-5.
11. Toral N, Slater B. Abordagem do modelo transteórico no comportamento alimentar. Ciênc Saúde Coletiva. 2007;12(6):1641-50.
12. Souza GS, Duarte MFS. Estágios de mudança de comportamento relacionados à atividade física em adolescentes. Rev Bras Med Esporte. 2005;11(2):104-8.
13. Arafat Y, Mohamed Ibrahim MI, Awaisu A, et al. Using the transtheoretical model's stages of change to predict medication adherence in patients with type 2 diabetes mellitus in a primary health care setting. Daru. 2019;27(1):91-9.
14. Grandy S, Fox KM, Hardy E, Shield study group. Association of weight loss and medication adherence among adults with type 2 diabetes mellitus: Shield (Study to help improve early evaluation and management of risk factors leading to diabetes). Curr Ther Res Clin Exp. 2013;75:77-82.
15. White NH, Cleary PA, Dahms W, et al. Beneficial effects of intensive therapy of diabetes during adolescence: outcomes after the conclusion of the Diabetes control and complications trial (DCCT). J Pediatr. 2001;139(6):804-12.

16. Spahn JM, Reeves RS, Keim KS, et al. State of the evidence regarding behavior change theories and strategies in nutrition counseling to facilitate health and food behavior change. J Am Diet Assoc. 2010;110(6):879-91.
17. Vallis M, Ruggiero L, Greene G, et al. Stages of change for healthy eating in diabetes: relation to demographic, eating-related, health care utilization, and psychosocial factors. Diabetes Care. 2003;26(5):1468-74.
18. Andrés A, Gómez J, Saldaña C. Challenges and applications of the transtheoretical model in patients with diabetes mellitus. Disease Management & Health Outcomes. 2008;16(1):31-46.
19. Lin S-P, Wang M-J. Applying the transtheoretical model to investigate behavioural change in type 2 diabetic patients. Health Educ J. 2013;72(2):189-202.
20. Assumpção AA, Neufeld CB, Teodoro MLM. Cognitive-behavioral therapy for treatment of diabetes. Revista Brasileira de Terapias Cognitivas. 2016;12(2).
21. Beck J. Terapia cognitivo-comportamental: teoria e prática. Porto Alegre: Artmed; 2013.
22. Uchendu C, Blake H. Effectiveness of cognitive-behavioural therapy on glycaemic control and psychological outcomes in adults with diabetes mellitus: a systematic review and meta-analysis of randomized controlled trials. Diabet Med. 2017;34(3):328-39.
23. Kenardy J, Mensch M, Bowen K, et al. Group therapy for binge eating in type 2 diabetes: a randomized trial. Diabet Med. 2002;19(3):234-9.
24. Dejonghe LAL, Becker J, Froboese I, et al. Long-term effectiveness of health coaching in rehabilitation and prevention: a systematic review. Patient Educ Couns. 2017;100(9):1643-53.
25. Magalhães TPC, Fóscolo RB, Soares AN, et al. Type 1 diabetes mellitus: can coaching improve health outcomes? Arch Endocrinol Metab. 2018;62(4):485-9.
26. Conn S, Curtain S. Health coaching as a lifestyle medicine process in primary care. Aust J Gen Pract. 2019;48(10):677-80.
27. Davies MJ, D'Alessio DA, Fradkin J, et al. Management of hyperglycemia in type 2 diabetes, 2018: a consensus report by the American Diabetes Association (ADA) and the European Association for the Study of Diabetes (Easd). Diabetes Care. 2018;41(12):2669-701.
28. Sociedade Brasileira de Coaching. É hora de planejar o seu 2020 – Sbcoaching. Disponível em: https://www.sbcoaching.com.br/e-hora-de-planejar-o-seu-2020/. Acesso em: 7 mar. 2021.
29. Souza G. A fórmula do sucesso. Rio de Janeiro: Instituto Souza Training; Ed. Clube de Autores; 2015.
30. Wayne N, Perez DF, Kaplan DM, et al. Health coaching reduces HbA1c in type 2 diabetic patients from a lower-socioeconomic status community: a randomized controlled trial. J Med Internet Res. 2015;17(10):e224.
31. Yost O, DeJonckheere M, Stonebraker S, et al. Continuous glucose monitoring with low-carbohydrate diet coaching in adults with prediabetes: mixed methods pilot study. JMIR Diabetes. 2020;5(4):e21551.
32. Swoboda CM, Miller CK, Wills CE. Impact of a goal setting and decision support telephone coaching intervention on diet, psychosocial, and decision outcomes among people with type 2 diabetes. Patient Educ Couns. 2017;100(7):1367-73.
33. Miller CK. Mindful eating with diabetes. Diabetes Spectr. 2017;30(2):89-94.
34. Miller CK, Kristeller JL, Headings A, et al. Comparison of a mindful eating intervention to a diabetes self-management intervention among adults with type 2 diabetes: a randomized controlled trial. Health Educ Behav. 2014;41(2):145-54.
35. Youngwanichsetha S, Phumdoung S, Ingkathawornwong T. The effects of mindfulness eating and yoga exercise on blood sugar levels of pregnant women with gestational diabetes mellitus. Appl Nurs Res. 2014;27(4):227-30.
36. Phelps CH. Chapter 1: Neural plasticity in aging and Alzheimer's disease: some selected comments. In: The developing brain. Elsevier; 1990. p.3-9.

37. Rawal A. A mindful approach to eating disorders. Healthcare Counselling & Psychotherapy Journal. 2009;9:8.
38. McCabe-Sellers BJ, Skipper A, American Dietetic Association. Position of the American Dietetic Association: integration of medical nutrition therapy and pharmacotherapy. J Am Diet Assoc. 2010;110(6):950-6.
39. Early KB, Stanley K. Position of the academy of nutrition and dietetics: the role of medical nutrition therapy and registered dietitian nutritionists in the prevention and treatment of prediabetes and type 2 diabetes. J Acad Nutr Diet. 2018;118(2):343-53.
40. Gosmanov AR, Umpierrez GE. Medical nutrition therapy in hospitalized patients with diabetes. Curr Diab Rep. 2012;12(1):93-100.
41. Moreno-Castilla C, Mauricio D, Hernandez M. Role of medical nutrition therapy in the management of gestational diabetes mellitus. Curr Diab Rep. 2016;16(4):22.
42. Salis S, Joseph M, Agarwala A, et al. Medical nutrition therapy of pediatric type 1 diabetes mellitus in India: unique aspects and challenges. Pediatr Diabetes. 2021;22(1):93-100.
43. Marincic PZ, Hardin A, Salazar MV, et al. Diabetes Self-management education and medical nutrition therapy improve patient outcomes: a pilot study documenting the efficacy of registered dietitian nutritionist interventions through retrospective chart review. J Acad Nutr Diet. 2017;117(8):1254-64.

# 13

# Aplicabilidade da contagem de carboidratos, proteínas e gorduras na prática clínica

*Débora Bohnen Guimarães*

## INTRODUÇÃO

A terapia nutricional (TN) em diabetes evoluiu muito com o passar dos anos. A estratégia de contagem de carboidratos foi recebida como libertação e alento para muitos pacientes que viviam grandes restrições para se obter um controle glicêmico razoável.

Durante anos, a palavra "dieta" foi usada com significado distorcido e aplicada aos pacientes com diabetes associada a um sentido negativo. Até 1921, antes da descoberta da insulina, pacientes com diabetes *mellitus* tipo 1 (DM tipo 1) eram tratados com "dietas de fome", chegando a falecer por inanição. O DM tipo 1 representava uma doença relacionada à incapacidade de o organismo utilizar o carboidrato como fonte de energia. Assim, o tratamento lógico seria eliminar o carboidrato da dieta.[1] Após essa data, a recomendação para ingestão de carboidratos passou a ser de um terço do total calórico diário,[1] e a partir desse momento foi evoluindo até as recomendações atuais que seguem padrões semelhantes aos da população geral.[2]

## CONTAGEM DE CARBOIDRATOS

A contagem de carboidratos é uma estratégia nutricional que oferece à pessoa com diabetes maior flexibilidade em sua alimentação, de acordo com seu estilo de vida. Além disso, está associada à melhora do controle glicêmico e prioriza o carboidrato como o nutriente primário, considerando que afeta a glicose sanguínea pós-prandial diretamente. O efeito desse macronutriente é imediato e total, com 100% de conversão de glicose em 15 minutos a 2 horas após a ingestão do alimento. O objetivo maior é encontrar o equilíbrio entre a glicemia, a quantidade de carboidratos ingerida e a quantidade de insulina necessária.[3]

A contagem de carboidratos é utilizada desde 1935 na Europa e foi uma das estratégias utilizadas no *Diabetes control and complications trial*, publicado em 1993,[4] um estudo marcante na temática do diabetes *mellitus* tipo 1 (DM tipo 1), que demonstrou que a terapia intensiva, com múltiplas injeções diárias de insulina ou bomba de insulina, reduz os riscos e diminui a progressão de complicações crônicas do diabetes. Iniciava-se aí o conceito do tratamento basal-bólus, o qual simula a secreção fisiológica do pâncreas de quem não tem diabetes, com o uso de insulina basal ou de longa duração, para cobrir o entre refeições e a madrugada, e várias aplicações de insulina rápida para cobrir as refeições, o que foi chamado de bólus. A contagem de carboidratos foi uma das intervenções que estiveram associadas de maneira independente à melhora do controle glicêmico, além de permitir maior flexibilidade nas escolhas alimentares.[4] A partir do relatório da Associação Americana de Diabetes (ADA, na sigla em inglês), em 1994,[5] a contagem de carboidratos passou a ser recomendada como mais uma ferramenta nutricional e como TN de escolha para quem tem DM. No Brasil, começou a ser utilizada de forma isolada em 1997, e hoje vários grupos têm utilizado a contagem de carboidratos de forma sistemática.[6]

A contagem de carboidratos, como já mencionado, não é um conceito novo. Desde a descoberta da insulina, referências apareceram na literatura mostrando que a contagem de carboidratos foi utilizada no planejamento alimentar de pessoas com diabetes na Europa e nos Estados Unidos. Joslin et al.[7,8] relataram testes em que administravam quantidades similares de insulina para diferentes fontes de carboidratos a fim de comparar os resultados glicêmicos para dextrose (açúcar) ou amido. Nenhuma diferença significativa foi encontrada usando várias refeições teste. Com relação ao efeito dos macronutrientes na glicemia, eles observaram que o valor de "glicose total", ou seja, a taxa de conversão de glicose para carboidratos, foi de 100%, para proteínas foi em média 58% e para gorduras, 10%.[7-9]

Os macronutrientes, como geradores de energia, são as fontes exógenas de produção de glicose. Dessa forma, influenciam diretamente a elevação da glicemia.[10] Contudo, eles não são todos absorvidos e utilizados em sua totalidade ou na mesma velocidade. Entre 30 e 60% das proteínas são convertidas em glicose em 3 a 4 horas e somente 10% das gorduras em aproximadamente 5 horas ou mais[11] (Figura 1).

Muitos estudos foram realizados sobre a correlação entre a natureza e a quantidade de carboidratos na ingestão de refeições e a administração de insulina por um pâncreas artificial em pacientes com DM tipo 1, demonstrando que os carboidratos simples não necessitam ser tão restringidos como no passado.[12-15]

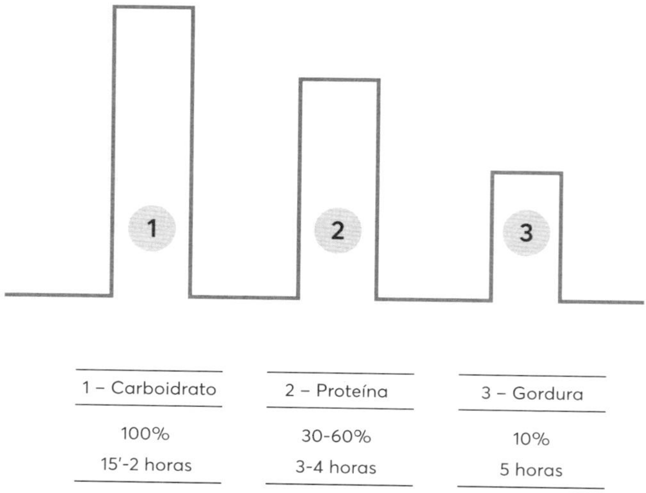


• **FIGURA 1** Macronutrientes e impacto glicêmico.
Fonte: SBD.[11]

As variações de glicose no sangue foram estudadas após a ingestão de quantidades de carboidratos, como carboidratos complexos em uma refeição mista ou como açúcar simples (dextrose). Conforme observado em indivíduos normais, a glicose no sangue aumentou a níveis mais elevados, mas por um período mais curto, após a carga de dextrose do que após as refeições mistas. Da mesma forma, a cinética geral da secreção de insulina pelo pâncreas artificial também era comparável àquela observada em veias periféricas em indivíduos normais após uma refeição de dextrose. Com a adição de gordura, proteína e fibra dietética para o carboidrato complexo nas refeições, a excursão de glicose no sangue acima do valor basal e a entrega de insulina pelo pâncreas artificial foi atrasada, mas não diminuiu em uma base geral. O total de insulina infundida pelo pâncreas artificial para restaurar a glicose sanguínea basal não diferiu, para determinada quantidade de carboidratos, após uma carga de dextrose ou de refeição mista, mesmo que a cinética da infusão de insulina fosse diferente[12] (Figuras 2 e 3). A quantidade total de insulina correlaciona-se linearmente com a quantidade total de carboidrato da refeição, mas não com a natureza do carboidrato.[13]

O grupo de estudo do Reino Unido Dafne (*Dose adjustment for normal eating* ou ajuste de dose para alimentação normal) demonstrou evidências de que um programa de educação intensiva em contagem de carboidratos e ajuste da dose de insulina para pessoas adultas com DM tipo 1 resultou em melho-

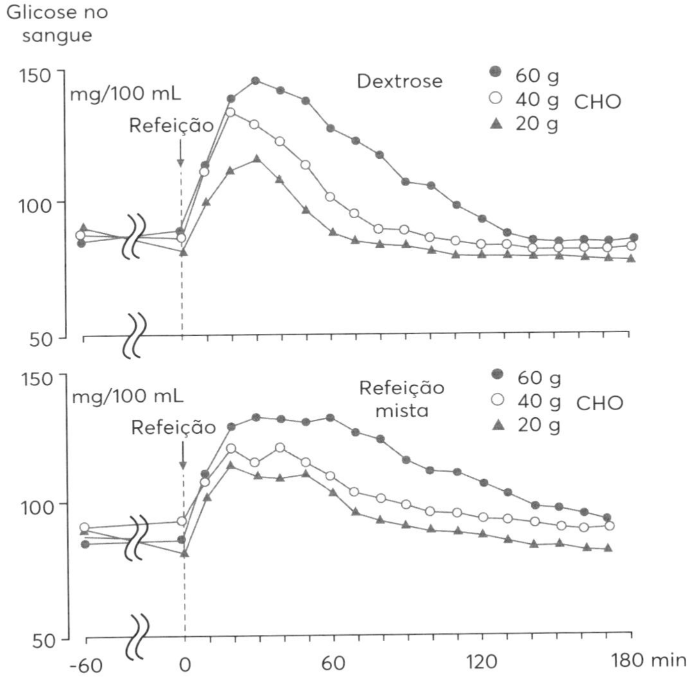


• **FIGURA 2** Variação média de glicose no sangue observada após dextrose e refeições mistas em pacientes com DM tipo 1 controlados por um sistema de pâncreas artificial e recebendo 20 g (triângulo), 40 g (círculo aberto) e 60 g (círculo fechado) de carboidrato.

CHO: carboidrato: DM tipo 1: diabetes *mellitus* tipo 1.

Fonte: Walsh e Roberts.[16]

rias significativas no controle glicêmico, habilidades de autogestão do diabetes, qualidade de vida e liberdade alimentar.[17] Outro estudo que avaliou a TN de contagem de carboidratos em crianças e adolescentes com DM tipo 1 demonstrou que a precisão nessa contagem e o aumento da monitorização da glicose no sangue foram associados a menor hemoglobina glicada (HbA1c).[18]

Uma revisão sistemática e metanálise publicada em 2014 avaliou a eficácia da contagem de carboidratos no controle glicêmico em adultos e crianças com DM tipo 1, com estudos com grande heterogeneidade, demonstrando evidências na melhora do controle glicêmico que apoiam a recomendação da contagem de carboidratos em relação a aconselhamentos alternativos ou cuidados habituais em adultos com DM tipo 1.[19]

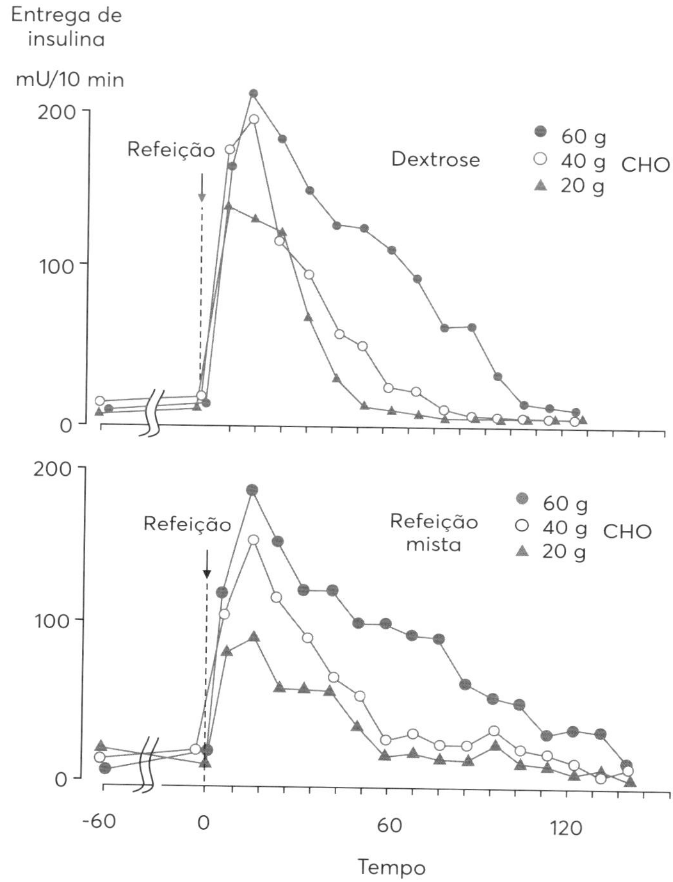


• **FIGURA 3** Insulina média fornecida a cada 10 minutos pelo pâncreas artificial após a dextrose e refeições mistas nos mesmos pacientes com DM tipo 1.
CHO: carboidrato.
Fonte: Walsh e Roberts.[16]

A contagem de carboidratos é um procedimento muito bem aceito pelos pacientes, o que aumenta a adesão ao plano alimentar, permitindo melhor qualidade de vida. Em estudo para avaliar o grau de satisfação dos pacientes com a terapia, a maioria respondeu favoravelmente a quesitos relacionados à escolha do número de refeições, comer fora de casa, horário das refeições, planejamento das atividades sociais e diárias, realização de glicemia e leitura de rótulos dos alimentos, escolha do tipo e da quantidade de alimento, consumo de alimentos ricos em açúcar e participação de atividades de última hora.[20]

A contagem de carboidratos pode ser usada em todos os tipos de diabetes e tratamentos, a depender do nível da terapia, e não somente para quem tem DM tipo 1. Três níveis de contagem de carboidratos têm sido abordados: nível 1 ou básico, nível 2 ou intermediário e nível 3 ou avançado.

- Nível 1: introduz conceitos de contagem de carboidratos e encoraja a inclusão de quantidades consistentes de carboidratos nas refeições ou lanches.
- Nível 2: enfatiza a relação entre alimento, medicação, atividade e glicose no sangue e introduz o conceito de como fazer ajustes baseados no padrão de glicose.
- Nível 3: orientado a pacientes em uso de múltiplas injeções diárias de insulina ou terapia de infusão contínua de insulina (bomba de insulina), como ajustar a dose de insulina rápida nas refeições de acordo com a ingestão de carboidratos usando uma relação insulina para carboidrato.

Destaca-se que os níveis 1 e 2 podem ser utilizados por quem tem DM tipo 1, DM tipo 2, diabetes gestacional (DG) e outros tipos de diabetes. Já o nível 3 foi desenvolvido primariamente para pessoas com DM tipo 1 em terapia intensiva, podendo ser utilizado também em outros tipos de diabetes, que utilizem múltiplas doses diárias de insulina.[3]

Todos os três níveis enfatizam o controle da porção. É recomendado o uso de ferramentas para tal porcionamento, incluindo medidas de copos, colheres e balança de alimentos para pesagem em gramas da parte comestível (Figura 4). O grande desafio é engajar e convencer o paciente sobre a importância de desenvolver habilidades no controle das porções, ou seja, "treinar o olho" nas medidas e porções para garantir uma boa acurácia na contagem de carboidratos e obter, assim, os resultados esperados da terapia.[3]

Para o método de contagem de carboidratos é importante levar em conta o total de carboidratos consumido por refeição. A distribuição deverá obedecer às necessidades diárias, previamente definidas, desse nutriente associadas com a anamnese do indivíduo, na qual se identifica o consumo real por refeição. Entre os métodos de contagem de carboidratos existem dois que são mais amplamente utilizados: o método de substituição e o método de contagem de gramas.[6]

## Método de substituição de carboidratos

No método de substituição ou escolhas de carboidratos, os alimentos são agrupados em uma lista de substituições de tal forma que cada porção de alimento escolhido pelo paciente corresponda a 15 g de carboidratos em média, podendo variar entre 8 e 22 g (Tabela 1). Os alimentos são classificados em categorias (grupos de alimentos), com base na função nutricional e na composição

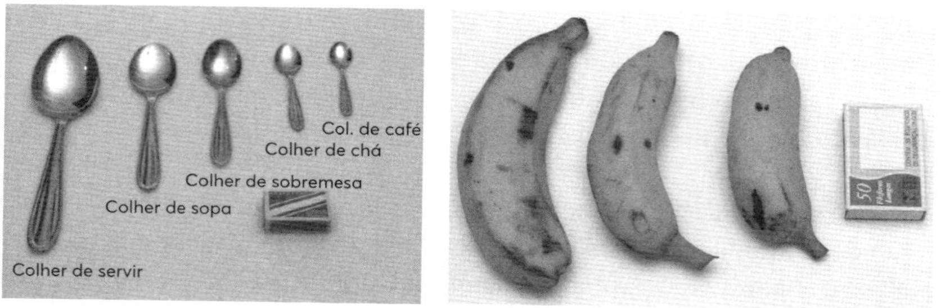
Col. de café
Colher de chá
Colher de sobremesa
Colher de sopa
Colher de servir
1 colher de servir (ou colher de arroz) = 2 colheres de sopa
Banana grande: Sem casca: 88 g Com casca: 130 g
Banana média: Sem casca: 55 g Com casca: 80 g
Banana pequena: Sem casca: 40 g Com casca: 55 g

• **FIGURA 4** Exemplos de treinamento do tamanho das porções com medidas caseiras ou pesagem dos alimentos. A caixa de fósforo é uma medida de referência de tamanho ao lado das medidas caseiras e de alimentos.
Fonte: elaboração da autora.

química, e em porções de uso habitual de nossa realidade. Usar a lista de equivalentes, trocas, substitutos ou escolhas no plano alimentar facilita a contagem de carboidratos, tornando a estratégia mais simples, porém se trata de um método menos preciso em gramas de carboidratos por trabalhar com intervalos.[6]

É possível trocar alimentos entre grupos mantendo a quantidade média de carboidratos de 15 g, ou seja, pode ser trocada uma porção de fruta por 1 porção de amido ou cereal, ou até por uma porção de doce (Figura 5).

O método de substituição pode ser usado por qualquer pessoa com diabetes, não requer uso de insulina, trabalha com equivalentes de carboidratos, valoriza os grupos de alimentos e seu valor nutricional, requer uma meta de carboidratos por refeição e mantém um valor calórico médio. O paciente é

• **TABELA 1** Exemplos de alimentos de diferentes grupos com quantidades de carboidratos variando entre 8 e 22 g, o que classifica 1 porção ou escolha

| Alimento | Gramas de carboidrato | Substituição |
|---|---|---|
| 1/2 pão francês | 14 | 1 |
| 3 biscoitos água e sal | 15 | 1 |
| Arroz – 3 colheres de sopa | 15 | 1 |
| 1 banana | 13 | 1 |
| 3 balas | 12 | 1 |
| 1 bombom Alpino® | 8 | 1 |
| 1 copo duplo de leite | 12 | 1 |

Fonte: elaboração da autora.

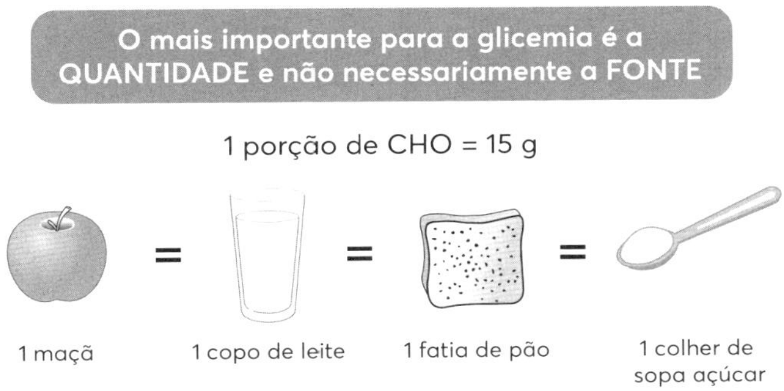


• **FIGURA 5** Exemplos de alimentos de diferentes grupos com a mesma quantidade de carboidratos, contendo 1 porção ou escolha de 15 g.
Fonte: Lamounier e Guimarães.[21]

gerenciador de suas escolhas de qualidade, mas não da quantidade de carboidratos, pois é necessário manter uma consistência (meta) em quantidade de carboidratos por refeição e lanche para manter o bom controle glicêmico.

O nutricionista educador em diabetes pode prescrever, conforme as necessidades nutricionais, a quantidade de substituições de carboidratos que o paciente pode escolher junto ao plano de alimentos ou somente em número de escolhas, conforme a Tabela 2 e o exemplo da Tabela 3.

## Método de gramas de carboidratos

O método de gramas consiste em somar os gramas de carboidratos de cada alimento por refeição, obtendo informações em tabelas e rótulos de alimentos. Pode-se, de acordo com a preferência do paciente, utilizar qualquer alimento,

• **TABELA 2** Intervalos de quantidades de carboidratos e suas correspondências em número de escolhas ou substituições*

| Nº de substituições | Intervalo de carboidratos (g) | Média de carboidratos (g) |
|---|---|---|
| 1/2 | 6 a 7 | 6 a 7 |
| 1 | 8 a 22 | 15 |
| 2 | 23 a 37 | 30 |
| 3 | 38 a 52 | 45 |
| 4 | 53 a 67 | 60 |

* Seguindo as proporções múltiplas de 15 g cu 1 substituição que pode variar entre 8 e 22 g.
Fonte: elaboração da autora.

• **TABELA 3** Exemplo de prescrição de quantidade de carboidratos por substituições

| Refeição | N° de substituições |
|---|---|
| Desjejum | 3 |
| Colação | 1 |
| Almoço | 3 |
| Lanche | 2 |
| Jantar | 3 |
| Ceia | 1 |

Fonte: elaboração da autora.

variar a quantidade de carboidratos e calcular a quantidade de insulina rápida ou ultrarrápida a ser aplicada em cada refeição de acordo com a ingestão alimentar e a glicemia. Contudo, deve ser inserida no contexto de uma alimentação saudável, a fim de manter o aporte calórico e de nutrientes adequados, favorecendo a manutenção de um peso ideal e da saúde como um todo.[10] A contagem de carboidratos pelo método de gramas tem o objetivo de evitar a hiperglicemia sustentada, evitar episódios recorrentes de hipoglicemia, reduzir a variabilidade glicêmica e aumentar o tempo no alvo de glicemia.

O método de contar carboidratos por gramas oferece informações mais precisas por considerar a quantidade real de carboidrato do alimento, porém mais trabalhosas, pois para o bom ajuste é importante pesar e medir os alimentos, utilizando informações nutricionais encontradas nos rótulos, tabelas de composição de alimentos, manuais de contagem e/ou aplicativos de referência (Tabela 4), além da monitoração da glicemia com maior frequência.[3,10]

As doses de insulina para cobrir os gramas de carboidratos são denominadas bólus de alimentação ou bólus alimentar (BA). Existem formas de estabelecer a razão insulina para carboidrato, e algumas regras podem ser utilizadas como ponto de partida. Na regra geral para adultos, por exemplo, 1 unidade internacional (UI) de insulina rápida ou ultrarrápida cobre 15 g de carboidrato. Pode-se também utilizar o peso corporal para estimar a relação insulina:carboidrato, conforme demonstrado na Tabela 5.

Para crianças, a relação da regra geral é de 1 UI de insulina rápida ou ultrarrápida para cada 20 a 30 g de carboidrato, ou pode-se utilizar a regra de 500, segundo a qual se divide 500 pela dose total diária de insulina previamente utilizada.[6]

Apesar de existirem tais pontos de partida, a forma mais assertiva para estabelecer a relação insulina:carboidrato é a partir da observação da monitorização, considerando a rotina de ingestão de carboidratos do paciente e as doses fixas de insulina, anteriormente utilizadas. Exemplo: se no desjejum o paciente

• **TABELA 4** Exemplo de como encontrar as informações de gramas de carboidratos (CHO) em tabelas de contagem de carboidratos

| Alimento | Medida usual | g ou mL | CHO (g) | Caloria (kcal) |
|---|---|---|---|---|
| Bolo simples | Fatia média | 60 | 33 | 263 |
| Bombom Alpino® | Unidade | 13 | 8 | 70 |
| Bombom banana Caribe Garoto® | Unidade | 17 | 12 | 65 |
| Bombom Charge Nestlé® | Unidade | 40 | 24 | 187 |
| Bombom Copinho de Torrone | Unidade | 10 | 6 | 54 |
| Bombom de brigadeiro | Unidade | 10 | 6 | 48 |
| Bombom *diet* Cacau Show® | Unidade | 13 | 7 | 56 |
| Bombom Ferrero Rocher® | Unidade | 12 | 6 | 72 |
| Bombom It Coco Garoto® | Unidade | 17 | 11 | 80 |
| Bombom Ouro Branco® | Unidade | 22 | 13 | 117 |
| Bombom Prestígio Nestlé® | Unidade | 33 | 21 | 154 |
| Bombom Sonho de Valsa® | Unidade | 22 | 13 | 113 |
| Bombom trufa de cereja | Unidade | 10 | 6 | 45 |
| Bombom trufa de creme de cereja Cacau Show® | Unidade | 25 | 12 | 123 |
| Brezel (pretzel) | 17 unidades pequenas | 28 | 23 | 110 |
| Brigadeiro | 1 unidade média | 30 | 16 | 103 |
| Brigadeiro de flocos | Unidade | 15 | 9 | 60 |
| Brigadeiro de morango | Unidade | 15 | 9 | 60 |
| Broa de milho | Unidade | 50 | 25 | 128 |
| Brócolis com cottage (Baked Potato®) | Concha | 80 | 3 | 31 |
| Brócolis cozido (picado) | Colher de sopa cheia | 10 | 0 | 4 |

Fonte: SBD.[11]

come em média 40 g de carboidratos e aplica 4 UI de insulina rápida ou ultrarrápida para essa refeição, apresentando uma glicemia pós-prandial dentro da meta, a relação insulina:carboidrato dessa refeição deve ser em torno de 1 UI para cada 10 g de carboidratos. Lembrando que as relações podem ser diferentes em cada refeição, por conta das mudanças da sensibilidade à insulina no decorrer do dia.

Além da razão insulina para carboidrato, outro conceito importante para a terapia de contagem de carboidratos é o bólus de correção (BC), que é o cálculo para determinar a dose necessária de insulina rápida ou ultrarrápida para cor-

• **TABELA 5** Estimativa da relação insulina:carboidrato de acordo com o peso corporal

| Peso (kg) | Insulina (U):CHO (g) |
|---|---|
| 45 a 49 | 1:16 |
| 49,5 a 58 | 1:15 |
| 58,5 a 62,5 | 1:14 |
| 63 a 67 | 1:13 |
| 67,5 a 76 | 1:12 |
| 76,5 a 80,5 | 1:11 |
| 81 a 85 | 1:10 |
| 85,5 a 89,5 | 1:9 |
| 90 a 98,5 | 1:8 |
| 99 a 107,5 | 1:7 |
| ≥ 108 | 1:6 |

CHO: carboidrato.
Fonte: adaptação de SBD.[10]

rigir uma hiperglicemia. Para o cálculo do BC é preciso ter a prescrição médica da meta de glicemia e do fator sensibilidade (FS). O FS representa o quanto, aproximadamente, 1 UI de insulina rápida ou ultrarrápida pode abaixar na glicemia. Por exemplo, o FS de 50 significa que 1 UI de insulina rápida ou ultrarrápida é capaz de reduzir, em média, 50 mg/dL na glicemia.[10]

A estrutura do cálculo do BC está ilustrada na fórmula a seguir. O bólus de insulina total a ser aplicado na refeição será a soma do bólus alimentar com o bólus de correção (Quadro 1).

$$\mathbf{BC} = \frac{\text{Glicemia do momento} - \text{meta de glicemia}}{\text{FS}}$$

Em que, BC é o bólus de correção e FS, o fator de sensibilidade.

Em resumo, o método de gramas fornece maior flexibilidade alimentar, possibilita ajuste de doses de insulina conforme a alimentação e exige capacidade e prontidão para a realização de cálculos, além de motivação e disciplina, uma vez que o paciente é o gerenciador do tratamento insulínico, juntamente com suas escolhas de quantidade e qualidade de carboidratos.

Para avaliar e adequar a contagem de carboidratos, é importante a realização da monitorização glicêmica constante, antes e após as refeições, com o objetivo de verificar necessidades de ajustes nas relações de insulina para carboidrato. O paciente em contagem de carboidratos deve receber treinamen-

• **QUADRO 1** Exemplo de refeição e glicemia pré-refeição para o cálculo do bólus total de insulina rápida ou ultrarrápida*

| Refeição | Alimento | Quantidade | Carboidratos |
|---|---|---|---|
| Desjejum | Café sem açúcar | 1 xícara – 200 mL | 0 g |
| | Leite desnatado | 1 copo – 200 mL | 10 g |
| | Pão integral | 2 fatias – 50 g | 22 g |
| | Manteiga | 2 pontas de faca | 0 g |
| | Mamão | 1 fatia de 120 g | 12 g |
| **Total de carboidratos** | | | **44 g** |
| Razão insulina:carboidrato | 1 UI : 12 g CHO | 44 g / 12 g = | **BA = 3,7 UI** |
| Glicemia atual | 221 mg/dL | meta glic: 120 mg/dL | FS: 40 |
| Cálculo do BC | 221 – 120 = 101 | 101 / FS 40 = | **BC = 2,5 UI** |
| **Total do bólus** | **BA + BC** | **3,7 + 2,5 UI =** | **6,2 = 6 UI** |

* Conforme razão insulina:carboidrato, fator sensibilidade e meta glicêmica prescritos.
BA: bólus de alimentação; BC: bólus de correção; CHO: carboidrato; FS: fator sensibilidade.
Fonte: elaboração da autora.

to e educação em diabetes contínuos.[2] O educador em diabetes deve avaliar constantemente a aderência à terapia, tanto no início quanto a cada consulta. Um diário alimentar e glicêmico com os cálculos dos carboidratos e doses de insulina das refeições é uma boa ferramenta para essa avaliação.

Um estudo avaliou a acurácia da contagem de carboidratos em adolescentes de 12 a 18 anos com DM tipo 1 e identificou que somente 23% dos indivíduos estimaram corretamente o conteúdo de carboidratos dos alimentos, 46% estimaram acima do esperado, 31% subestimaram e os adolescentes com maior acurácia apresentavam menores índices de HbA1c.[22] Outro estudo avaliando a acurácia da contagem de carboidratos, dessa vez em adultos, achou uma pontuação média de 59% de acertos nas respostas de um questionário alimentar de contagem de carboidratos com alimentos comumente utilizados pelos pacientes, e encontrou-se também uma relação positiva para aqueles que obtiveram melhores pontuações sobre menores níveis de A1c.[23] Tais resultados demonstram a necessidade de disciplina dos pacientes, visando conseguir maior precisão na terapia, além de treinamento constante por uma equipe de saúde especializada em diabetes. A imprecisão na contagem de carboidratos pode levar a níveis elevados de glicose pós-prandial ou hipoglicemia, ajustes inadequados nas relações insulina:carboidrato, além de contribuir para níveis mais elevados de HbA1c.[24]

## CONTAGEM DE PROTEÍNAS E GORDURAS

Para pessoas com DM tipo 1 em programa de terapia insulínica flexível, a educação sobre o impacto glicêmico dos carboidratos, gorduras e proteínas deve ser adaptada às necessidades e preferências e usada para otimizar a dosagem de insulina na hora das refeições.[2] Embora o carboidrato seja o macronutriente predominante que impacta a glicemia pós-prandial, diversos estudos têm demonstrado que a gordura e a proteína da dieta também podem afetar significativamente o perfil glicêmico pós-prandial. O excesso desses nutrientes pode influenciar a glicemia, aumentando o risco de hiperglicemia tardia, ou seja, após 2 horas da ingestão da refeição.[25-27] Dessa forma, ajustar a dose de insulina prandial para esses macronutrientes pode ser benéfico.

Ensaios clínicos randomizados em indivíduos com DM tipo 1 mostraram que a proteína e a gordura consumidas em refeições com carboidratos reduzem o aumento glicêmico pós-prandial precoce (1 a 2 horas após a refeição) e contribui para a hiperglicemia pós-prandial tardia (3 a 6 horas após a refeição).[28,29] Na prática clínica, o monitoramento contínuo da glicose destaca os efeitos glicêmicos de diferentes tipos de refeições, demonstrando que estratégias de dosagem de insulina das refeições baseadas somente em contagem de carboidratos apresentam limitações. Desde 2017, a ADA[30] recomenda a consideração das proteínas e gorduras da refeição, além da contagem de carboidratos, para ajustes das doses de insulinas prandiais, a fim de melhorar o controle glicêmico pós-prandial. Porém, conforme ampla discussão abordada na Nota Técnica da Sociedade Brasileira de Diabetes de 2019[31] sobre a conversão de ingestão de proteínas e gorduras para bólus alimentar, não há, até o momento, um algoritmo único e seguro para consideração desses macronutrientes na dose de insulina. São necessários mais estudos para o desenvolvimento de método prático e assertivo para a prescrição de ajustes de insulina em refeições com alto teor de gorduras e proteínas.

Tal nota técnica cita um artigo de revisão sistemática[28] com análise de vários estudos bem conduzidos nessa temática, sendo sugerido como algoritmo um adicional de cerca de 30 a 35% da dose de insulina calculada pela contagem de carboidratos em refeições que apresentem maior quantidade de proteínas e gorduras. Outro algoritmo citado considera o teor calórico da refeição proveniente das proteínas e gorduras; a cada 100 kcal de proteínas e gorduras, considera-se mais 10 g de carboidratos na refeição.[25] Na prática clínica, a grande preocupação é que o adicional dessa dose, se aplicada previamente ou no momento da refeição, possa gerar maior risco de hipoglicemia precoce (até 120 minutos após a refeição), uma vez que o esvaziamento gástrico de refeições com essa natureza tende a ser mais lento, além do fato de esses macronutrientes apresentarem efeito de conversão de glicose mais tardio. Essa adição é sugerida em torno de 1 hora após a refeição, quando em terapia de múltiplas doses de insulina; em bomba de insulina, é possível ativar o uso de bólus duplo (sendo disponibilizada 50% da dose de insulina imediatamente antes da refeição e 50% em bólus estendido, após 2 a 2,5 horas do início da refeição).[28]

Para pessoas em uso de sistema de infusão contínua de insulina, as doses extras para a contagem de proteínas e gorduras tornam-se mais seguras. Isso porque existe a possibilidade do uso de bólus diferenciados, como o estendido ou duplo. Esses bólus podem ser programados para que a insulina adicional seja liberada em um tempo determinado e não somente imediato, coincidindo com o padrão tardio de conversão de glicose proveniente desses nutrientes e, assim, diminuindo o risco de hipoglicemias.

Quando pessoas com DM tipo 1 consomem proteínas, há um aumento da glicemia pós-prandial tardia, e tal efeito parece ser diferente ao ingerir carboidratos conjuntamente ou somente proteínas de forma isolada. Peters e Davidson[26] constataram que a adição de aproximadamente 50 g de proteína a uma refeição contendo 50 g de carboidratos provocou maior aumento da glicemia do que a adição de 24 g de gordura, principalmente como resposta glicêmica tardia (2,5 a 5 horas). Smart et al.[27] descobriram que 35 g de proteína adicionada a uma refeição contendo 30 g de carboidratos aumentou a glicemia em 47 mg/dL após 5 horas. Na ausência de carboidratos, uma porção de 12,5 a 50 g de proteínas não aumentou a glicemia, enquanto a adição de 75 a 100 g promoveu aumento da glicose plasmática semelhante à produzida por 20 g de carboidratos.[28] Em relação à ingestão de gorduras, a adição de 50 g desse macronutriente à refeição pode aumentar as necessidades de insulina em mais de duas vezes.[32]

A revisão sistemática de Bell, de 2015, foi conduzida para identificar pesquisas sobre os efeitos da gordura e da proteína dietética no controle da glicose pós-prandial em DM tipo 1 e estratégias de dosagem de insulina para esses fatores dietéticos. Todos os estudos que examinam o efeito da gordura (n = 7) e da proteína (n = 7) indicaram que esses fatores dietéticos modificam a glicemia pós-prandial. A hiperglicemia pós-prandial tardia foi o efeito predominante da gordura na dieta; no entanto, em alguns estudos, as concentrações de glicose foram reduzidas nas primeiras 2 a 3 horas, possivelmente devido ao atraso no esvaziamento gástrico. Dez estudos que examinaram a dose de insulina em bólus e os padrões de administração necessários para refeições com alto teor de gordura e/ou proteína foram identificados. Por causa das diferenças metodológicas e limitações no projeto experimental, os resultados foram inconsistentes em relação ao padrão ideal de administração de bólus; no entanto, os estudos indicaram que as refeições com alto teor de gordura e/ou proteína requerem mais insulina do que as com baixo teor desses nutrientes nas refeições com teor idêntico de carboidratos.[28]

Um estudo de Bell et al. publicado em 2020[29] objetivou estimar o efeito da quantidade e do tipo de gordura dietética na glicemia e tentar estabelecer a necessidade de insulina para essas refeições. Adultos com DM tipo 1 que fazem uso de terapia com bomba de insulina consumiram refeições contendo 45 g de carboidrato com 0, 20, 40 ou 60 g de gorduras, saturadas, monoinsaturadas ou poli-insaturadas. A insulina foi dosada com a proporção individual de insulina para carboidrato e administrada em onda dupla 50/50% ao longo de 2 horas. Nas visitas subsequentes, os participantes repetiram as refeições de 20 a 60 g de gordura com a dose de insulina estimada usando um modelo preditivo de bólus, até duas vezes por refeição, até que o controle glicêmico fosse alcançado. Corroborando os achados anteriores, com a mesma dose de insulina, o aumento da quantidade de gordura resultou em uma significativa redução na área incremental sob a curva para glicose (iAUCglicose), ou seja, aumento da glicose no sangue no período pós-prandial inicial e aumento na iAUCglicose no período pós-prandial tardio. O tipo de gordura não fez diferença significativa para o iAUCglucose em 5 horas. Para alcançar o controle glicêmico, em média os participantes necessitaram de bólus de insulina de onda dupla: para 20 g de gordura, + 6% de insulina, com a distribuição de 74% imediato e 26% em 73 minutos; 40 g de gordura, + 6% de insulina, 63/37% ao longo de 75 minutos; e 60 g de gordura, + 21% de insulina, 49/51% em 105 minutos. Além disso, foi demonstrado que o efeito da ingestão de gorduras na glicemia é variável em cada indivíduo, com alguns pacientes não precisando de adicional de insulina para alguns teores de gorduras e outros precisando de até o dobro da dose, o que torna a questão ainda mais cautelosa e com a necessidade de ajustes individualizados.[29]

Contudo, destaca-se que, apesar de todos os avanços sobre o conhecimento do efeito da proteína e da gordura em refeições mistas na glicemia pós-prandial, até o momento não está estabelecido o algoritmo mais seguro e de fácil utilização para definição da dose do bólus prandial. Logo, definir metas realistas, estimular a monitoração da glicemia e avaliar cada situação de forma individual, além de contabilizar o carboidrato consumido, parece ser o caminho mais seguro.

## CASO CLÍNICO DE CONTAGEM DE CARBOIDRATOS – MÉTODO DE GRAMAS

Paciente RGBM, 18 anos, sexo masculino, estudante, DM tipo 1 há 9 anos. Em uso de monitoração contínua de glicose e glicemias capilares esporadicamente. O último exame demonstrou um controle glicêmico inadequado com A1c de 9,7%. Em uso de Glargina 2 vezes ao dia e Asparte para as refeições. Foi prescrita a terapia de contagem de carboidratos com ajustes de doses de insulina. Segue prescrição médica para insulina rápida (Asparte):

- 1 U para 10 g de carboidratos no café, almoço, lanche e jantar.
- Fator de sensibilidade: 40. Meta glicêmica: 140 mg/dL.

O paciente tem peso adequado para a idade e altura e quer manter o peso (65 kg e 1,72 m). Atividade física sem regularidade, caminhada com corrida em torno de 2 vezes na semana. Alimentação irregular em horários, com hábitos de doces esporadicamente sem ajustes na insulina, poucos vegetais e frutas e excesso de alimentos industrializados.

Como você poderia ajudar esse paciente com a terapia de contagem de carboidratos? O que você orientaria como nutricionista?

Aponte seu celular para o *QR Code* ao lado e assista ao vídeo com comentários sobre o caso clínico.

## REFERÊNCIAS BIBLIOGRÁFICAS


1. Hill JVC, Beaser RS. Medical nutrition therapy. In: Beaser RS (ed.). Joslin's diabetes deskbook for primary care providers. Boston: Joslin Diabetes Center; 2001. p.63-97.
2. American Diabetes Association (ADA). Standards of medical care in diabetes – 2022. Diabetes Care. 2022;45(Suppl 1).
3. Gillespie SJ, Kulkarni KD, Daly AE. Using carbohydrate counting in diabetes clinical practice. Journal of the American Dietetic Association. 1998;98(8)897-905.
4. The Diabetes Control and Complications Trial Research Group. The effect of intensive treatment of diabetes on the development and progression of long-term complications in insulin-treated diabetes mellitus. N Engl J Med. 1993;329:977-86.
5. American Diabetes Association (ADA). Nutrition recommendations and principles for people with diabetes mellitus. Diabetes Care. 1994;17:519-22.
6. Sociedade Brasileira de Diabetes (SBD). Manual oficial de contagem de carboidratos Josefina Bressan R. Monteiro et al. (orgs.). Rio de Janeiro: Diagraphic; 2003.
7. Joslin EP. The diabetic diet. J Am Diet Assoc. 1927;3:89-92.
8. Joslin EP, Root HF, White P, et al. The treatment of diabetes mellitus. Philadelphia: Lea & Febiger; 1935.
9. Woodyatt RT. Objects and method of diet adjustment in diabetes. Arch Intern Med. 1921;28:125-42.

10. Sociedade Brasileira de Diabetes (SBD). Departamento de Nutrição. Manual oficial de contagem de carboidratos para profissionais de saúde. Rio de Janeiro: SBD; 2009.
11. Sociedade Brasileira de Diabetes (SBD). Departamento de Nutrição. Manual de contagem de carboidratos para pessoas com diabetes. São Paulo: SBD; 2016.
12. Slama G, Klein JC, Delage A, et al. Correlation between the nature and amount of carbohydrate in meal intake and insulin delivery by artificial pancreas in 24 insulin-dependent diabetics. Diabetes. 1981;30:101-5.
13. Halfon P, Belkhadir J, Slama G. Correlation between amount of carbohydrate in mixed meals and insulin delivery by artificial pancreas in seven IDDM subjects. Diabetes Care. 1989:12:427-9.
14. Kelley DE. Sugar and starch in the nutritional management of diabetes mellitus. Am J Clin Nutr. 2003:78(Suppl.):8585-91.
15. Kawamura T. The importance of carbohydrate counting in the treatment of children with diabetes. Pediatric Diabetes. 2007:8(Suppl 6):57-62.
16. Walsh J, Roberts R. Pumping insulin. 4.ed. San Diego: Torrey Pines Press; 2000.
17. Dafne Study Group. Training in flexible, intensive insulin management to enable dietary freedom in people with type 1 diabetes: dose adjustment for normal eating (Dafne) randomized controlled trial. Br Med J. 2002:325:746.
18. Mehta SNM, Quinn N, Volkening LK, et al. Impact of carbohydrate counting on glycemic control in children with type 1 diabetes. Diabetes Care. 2009;32:1014-6.
19. Bell KJ, Barclay AW, Petocz P, et al. Efficacy of carbohydrate counting in type 1 diabetes: a systematic review and meta-analysis. Lancet Diabetes Endocrinol. 2014;2(2):133-40.
20. Hissa ASR, Albuquerque LL, Hissa MN. Avaliação do grau de satisfação da contagem de carboidratos em diabetes mellitus tipo 1. Arq Bras Endocrinol Metab. 2004;48/3:394-7.
21. Lamounier RN, Guimarães DB. Manual de contagem de carboidratos CDBH (Centro de Diabetes de Belo Horizonte). 2014.
22. Bishop FK, Maahs DM, Spiegel G, et al. The carbohydrate counting in adolescents with type 1 diabetes (CCAT) study. Diabetes Spectrum. 2009;22:56-62.
23. Meade LT, Rushton WE. Accuracy of carbohydrate counting in adults. Clinical Diabetes Journals. 2016;34(3).
24. American Diabetes Association (ADA). Glycemic targets. Sec. 5 in Standards of medical care in diabetes – 2016. Diabetes Care. 2016;39(Suppl 1):S39-S46.
25. Pankowska E, Blazik M, Groele L. Does the fat-protein meal increase postprandial glucose level in type 1 diabetes patients on insulin pump: the conclusion of a randomized study. DiabetesTechnol Ther. 2012;14(1):16-22.
26. Peters AL, Davidson MB. Protein and fat effects on glucose responses and insulin requirements in subjects with insulindependent diabetes mellitus. Am J Clin Nutr. 1993;58(4):555-60.
27. Smart CE, Evans M, O'Connell SM, et al. Both dietary protein and fat increase postprandial glucose excursions in children with type 1 diabetes, and the effect is additive. Diabetes Care. 2013;36(12):3897-902.
28. Bell KJ, Smart CE, Steil GM, et al. Impact of fat, protein, and glycemic index on postprandial glucose control in type 1 diabetes: implications for intensive diabetes management in the continuous glucose monitoring era. Diabetes Care. 2015.
29. Bell KJ, Fio CZ, Twigg S, et al. Amount and Type of dietary fat, postprandial glycemia, and insulin requirements in type 1 diabetes: a randomized within-subject trial. Diabetes Care. 2020;43:59-66.
30. American Diabetes Association (ADA). Standards of medical care in diabetes – 2017. Diabetes Care. 2017;40(Suppl 1).
31. Nota Técnica da SBD 2019 – Sociedade Brasileira de Diabetes. Terapêutica nutricional no diabetes – Conversão de ingestão de proteínas e gorduras para bólus alimentar. Departamento de Nutrição da SBD – Gestão 2018-2019.

32. Wolpert HA, Atakov-Castillo A, Smith SA, et al. Dietary fat acutely increases glucose concentrations and insulin requirements in patients with type 1 diabetes: implications for carbohydrate--based bolus dose calculation and intensive diabetes management. Diabetes Care. 2013;36:810-6.

# 14

# Produtos industrializados: processados, *diet*, *light* e edulcorantes

*Débora Lopes Souto*
*Marlene Merino Alvarez*

## INTRODUÇÃO

A industrialização dos alimentos possivelmente auxiliou no combate à fome mundial, especialmente por facilitar o acesso da população a alimentos com custo mais reduzido, pela possibilidade de maior tempo de estocagem com menor risco de perecibilidade. Ademais, a descoberta dos aditivos alimentares, tais como conservantes, acentuadores de sabores e antioxidantes, revolucionou a indústria de alimentos, com a ampliação do mercado para diversos setores, além do desenvolvimento de novos produtos.

Na área do diabetes *mellitus* (DM) vale destacar a importância da regulamentação dos produtos alimentares para fins especiais, como os produtos *diet, light*, edulcorantes, entre outros, os quais têm sido amplamente utilizados na prática clínica, além de poder auxiliar na terapêutica nutricional para DM, tendo como necessária a orientação prévia do profissional nutricionista.

Embora se reconheçam as vantagens dos produtos industrializados no mundo moderno, no qual a praticidade é relevante na vida da grande parte das pessoas, há de se ter cautela em seu uso no cotidiano, pois em excesso podem trazer prejuízos à saúde, especialmente os produtos ultraprocessados.[1-3]

O Ministério da Saúde, em seu *Guia alimentar para a população brasileira*,[4] faz um alerta para que esses produtos não substituam os alimentos *in natura*, já que podem alterar o perfil lipídico e contribuir para a instalação das doenças cardiovasculares.[3] O *Guia* é comumente utilizado na atenção básica como proposta para alimentação saudável para toda a população brasileira, inclusive para as pessoas com DM, obesidade e hipertensão arterial.

A segunda edição do *Guia*[4] teve participação ativa dos profissionais de saúde e da sociedade civil para a produção de um conteúdo realístico, considerando aspectos biológicos e socioculturais da população brasileira, além de incentivar a autonomia nas escolhas alimentares, resultando em diretrizes alimentares acessíveis, com informações úteis sobre preparações saudáveis para manter a saúde.[5]

## ALIMENTOS PROCESSADOS

O *Guia alimentar para a população brasileira*[4] apresenta uma maneira inovadora de classificar os alimentos segundo o efeito nocivo do tipo de processamento industrial aplicado. Os alimentos foram classificados em três categorias de processamento. Os alimentos minimamente processados são os alimentos *in natura* que sofreram processo de limpeza, remoção de partes não comestíveis ou indesejáveis, fracionamento, moagem, secagem, fermentação, pasteurização, congelamento e processos similares que não envolvam a agregação de sal, açúcar, óleos, gorduras ou outras substâncias que alterem pouco o perfil nutricional do alimento original. Já os alimentos processados apresentam ingredientes ou derivam de outros alimentos que sofrem processamento que altera de modo desfavorável a composição nutricional. Embora apresentem maior restrição para seu consumo do que os alimentos minimamente processados, podem ser incluídos no plano alimentar, desde que considerados o perfil metabólico do indivíduo e comorbidades associadas.[4,6]

Por outro lado, os alimentos ultraprocessados devem ser evitados no cotidiano, visto que sua confecção envolve diversas etapas e técnicas de processamento que podem trazer prejuízos à saúde do consumidor, mesmo com consumo moderado. São definidos como formulações industriais feitas inteira ou majoritariamente de substâncias extraídas de alimentos, derivadas de constituintes de alimentos ou sintetizadas em laboratório com base em matérias orgânicas como petróleo e carvão.[4,6] As técnicas de processamento desses alimentos incluem extrusão, moldagem, pré-processamento por fritura ou cozimento, e, em geral, os produtos ultraprocessados contêm muitos ingredientes, incluindo sal, açúcar, óleos e gorduras e substâncias de uso exclusivamente industrial, como os aditivos alimentares para tornar os alimentos extremamente atraentes.[4]

Nos EUA verificou-se elevada contribuição dos alimentos ultraprocessados no consumo total do açúcar de adição por meio de um estudo transversal com 9.317 participantes do Exame Nacional de Saúde e Nutrição (2009-2010).[7] Os autores utilizaram na metodologia o recordatório de 24 horas e modelos de regressão, com pesos amostrais e ajustes para idade, sexo, raça/etnia, renda familiar e escolaridade. Verificou-se que alimentos ultraprocessados representaram 57,9% do consumo de energia e contribuíram com 89,7% da ingestão de energia proveniente de açúcares adicionados. O teor de açúcares adicionados em alimentos ultraprocessados (21,1% de calorias) foi 8 vezes maior do que em alimentos processados (2,4%) e 5 vezes maior do que em alimentos não processados ou minimamente processados. Vale ressaltar que a Organização Mundial da Saúde recomenda que a ingestão da sacarose não deve ultrapassar 10% do valor energético da dieta para população em geral e apenas restringir a 5% para casos específicos.[8]

Os produtos ultraprocessados incluem alimentos amplamente utilizados para adultos e crianças, por isso a atenção ao consumo e a leitura do rótulo são fundamentais. Os ingredientes desses produtos, em geral, apresentam um número elevado de substâncias, como óleos interesterificados, gordura vegetal hidrogenada, xarope de frutose, isolados proteicos, agentes de massa, espessantes, emulsificantes, corantes, aromatizantes, realçadores de sabor ou outros aditivos,[4] os quais são pouco conhecidos da população e por esse motivo podem confundir o consumidor.

O Quadro 1 apresenta um detalhamento dos produtos processados.

## PRODUTOS ULTRAPROCESSADOS E DIABETES *MELLITUS*

O consumo de alimentos ultraprocessados tem sido associado ao aumento dos riscos de mortalidade por todas as causas e por doenças crônicas, como câncer, doenças cardiovasculares, hipertensão e diabetes *mellitus* tipo 2 (DM2 tipo 2).[1,2] Os alimentos ultraprocessados representam mais de 50% das calorias consumidas diariamente nos países com renda elevada. Com a globalização, o uso desses alimentos vem se expandindo, atingindo outros mercados consumidores, tais como o de países com renda média.[1]

**QUADRO 1** Alimentos de acordo com seu processamento industrial

- Alimentos minimamente processados: legumes embalados ou resfriados, cogumelos secos, especiarias, arroz parboilizado, farinhas, macarrão, carnes resfriadas, ovos, chá, entre outros.
- Alimentos processados: conservas de legumes, compota de frutas, queijos e pães.
- Alimentos ultraprocessados: guloseimas, bebidas adoçadas com açúcar ou adoçantes artificiais, pós para refrescos, embutidos e outros produtos derivados de carne e gordura animal, produtos congelados para aquecer, produtos desidratados, "salgadinhos" de pacote, cereais matinais, barras de cereal, bebidas energéticas, entre outros.

Fonte: adaptação de Brasil.[4]

Embora a literatura apresente poucos estudos de base populacional referente à associação entre os produtos ultraprocessados com a DM, estudos realizados na Europa apresentam resultados robustos da associação com DM tipo 2. No Reino Unido foi realizado, em 2021, um estudo de coorte prospectivo (2007-2019)[1] com pessoas de 40 a 69 anos sem DM. Por meio do recordatório de 24 horas, verificaram-se associações entre o consumo de alimentos ultraprocessados e o risco de DM tipo 2, mesmo após ajuste para as características sociodemográficas, antropométricas e de estilo de vida. Na linha de base do estudo foram incluídos 21.730 indivíduos com idade média de 55,8 anos e ingestão média de alimentos ultraprocessados de 22,1%. Durante acompanhamento médio de 5,4 anos (116.956 pessoas/ano) foram identificados 305 casos de DM tipo 2 incidentes. No modelo ajustado, comparado com o grupo no quartil mais baixo da ingestão de alimentos ultraprocessados, a razão de risco para DM tipo 2 foi de 1,44, e de 1,04 a 2,02 no grupo com maior quartil de consumo de alimentos ultraprocessados ($p < 0{,}028$). Os autores concluíram que uma dieta rica em alimentos ultraprocessados está associada a um risco clinicamente importante de desenvolver DM tipo 2.

Em outro estudo[2] prospectivo observacional de base populacional, realizado na França, observou-se maior proporção de alimentos ultraprocessados na dieta das pessoas com maior risco de desenvolver DM tipo 2. O estudo foi realizado com 104.707 adultos (2009-2019), para verificar o consumo habitual de alimentos ultraprocessados, utilizando-se de vários registros alimentares de 24 horas dos participantes. As associações entre o consumo de alimentos ultraprocessados e o risco de DM tipo 2 foram ajustadas por fatores de risco sociodemográficos, antropométricos, estilo de vida, história médica e nutricional. Verificou-se que o consumo de ultraprocessados (gramas por dia) esteve significativamente associado ao risco de DM tipo 2, mesmo após o ajuste para o consumo de alimentos não processados ou minimamente processados (OR para um aumento de 100 g/d, 1,05 – IC 95%, 1,02 a 1,08). Os autores acreditam que a pesquisa forneceu importantes evidências para apoiar as políticas públicas relacionadas à limitação do consumo dos alimentos ultraprocessados.[2]

Já em estudo transversal realizado com 785 mulheres adultas brasileiras com gestação única para investigar a relação do consumo de alimentos (não processados, minimamente e ultraprocessados), por meio dos recordatórios de 24 horas, não foi encontrada associação com morbidades. Foi utilizada regressão logística multinomial para avaliar a contribuição energética dos alimentos para o desenvolvimento do sobrepeso e da obesidade, bem como foram aplicados modelos de regressão logística, ajustados para avaliar a associação com DM gestacional. Nesse estudo os autores não encontraram associação do papel do processamento de alimentos na obesidade e na DM durante a gestação, mas sugerem pesquisas adicionais para fornecer evidências mais robustas.[9]

A associação dos alimentos ultraprocessados com morbidades pode estar relacionada ao tempo de exposição e à frequência do consumo, sobretudo em relação às doenças crônicas. No Brasil as políticas públicas para limitar o consumo de alimentos ultraprocessados têm como base a campanha "comida de verdade" do *Guia alimentar para a população brasileira* do Ministério da Saúde,[4] com a volta da cocção das refeições pela família, que, embora difícil de atingir a todos, tem apoio do Ministério da Saúde e dos profissionais da saúde, para o incentivo de uma alimentação mais saudável. Ademais, diante das evidências científicas de investigações robustas sobre os efeitos deletérios[1-3,7] do consumo de alimentos ultraprocessados, vale ressaltar a importância da recomendação de evitar esses alimentos no cotidiano, sobretudo para prevenção de DM, na população em geral.

## ALIMENTOS *DIET*

Segundo a Agência Nacional de Vigilância Sanitária (Anvisa), o termo *diet* somente pode ser utilizado em algumas categorias de alimentos para fins especiais, estabelecidas na Portaria n. 29/98 – Regulamento Técnico Referente a Alimentos para Fins Especiais: alimentos para dietas com restrição de nutrientes, alimentos para controle de peso e alimentos para ingestão controlada de açúcares.[10] *Diet* caracteriza alimentos que têm formulação especial para atender pessoas com alguma necessidade específica (p. ex., DM, hipertensão, doença celíaca), devendo esse termo ser empregado quando o produto apresenta total ausência de determinado ingrediente.

Alimentos dietéticos são considerados alimentos para dietas de restrição de açúcares, gorduras, colesterol, sódio, aminoácidos ou proteínas; alimentos para dietas de controle de peso (p. ex., pós para o preparo de bebidas para substituição parcial das refeições) e alimentos para dietas enterais. Dessa forma, o termo *diet* nas embalagens não necessariamente significa que o produto não contém açúcar ou que apresenta valor calórico reduzido, mas sim a ausência de um componente. Um exemplo é o chocolate *diet*, que, comparado ao tradicional, pode ter mais calorias e gorduras. Como esse alimento não possui adição de açúcares, há maior adição de gorduras e/ou sódio, o que faz com que seu valor calórico se assemelhe ao do chocolate tradicional. O ideal é que o consumidor fique atento à tabela de informação nutricional e aos ingredientes.

Algumas dicas para identificar diferentes tipos de açúcares em alimentos são:

- Nomes considerados "óbvios" (açúcar de beterraba, açúcar de coco, açúcar de tâmara, açúcar demerara, açúcar granulado, açúcar invertido, açúcar mascavo, açúcar refinado, cana-de-açúcar, caramelo, mel, melaço, melado e rapadura).
- Tanto o sufixo "-ídeo" como o sufixo "-ose" estão presentes na nomenclatura da maioria dos mono e dissacarídeos (p. ex., monossacarídeo, dissacarídeo, dextrose, frutose, galactose, glicose, glucose, lactose, maltose, ribose, sacarose).
- Qualquer ingrediente começando por "xarope", mesmo parecendo natural, certamente possui açúcares na composição (p. ex., xarope de agave, xarope de alfarroba, xarope de arroz, xarope de bordo, xarope de frutose, xarope de guaraná, xarope de malte, xarope de milho, xarope de tapioca).
- Mesmo ingredientes considerados "naturais" ou "inofensivos" possuem açúcares, como "suco de fruta desidratada" (a frutose está concentrada, ao contrário da frutose presente naturalmente nas frutas), "amido" (polissacarídeo formado pela união de moléculas de alfa-glicose da amilose e da amilopectina, sendo armazenado em diferentes órgãos vegetais), "néctar" (pode ser um tipo de adoçante ou bebida não fermentada que contém 20 a 30% de polpa de fruta, além de o néctar poder conter outros tipos de açúcar adicionados), "malte" (fonte de amido usada na fermentação pelas leveduras; podemos exemplificar com a cerveja "puro malte", que não possui adição de açúcares, mas é feita à base de lúpulo, água, fermento e malte, e o malte faz o papel do açúcar) e "maltodextrina" (carboidrato complexo de alto índice glicêmico, obtido a partir do amido de milho, mandioca e/ou arroz. Sua absorção pelo organismo é gradativa e lenta, pois contém polímeros de dextrose; porém, como também possui moléculas de glicose na composição, promove elevação glicêmica como qualquer outra fonte de carboidrato).

## ALIMENTOS *LIGHT*

O termo *light* é considerado informação nutricional complementar, podendo ser usado "opcionalmente" pelos fabricantes para ressaltar o conteúdo de determinados nutrientes de acordo com a Resolução de Diretoria Colegiada (RDC) n. 54/2012.[2] Para um alimento ser considerado *light* é necessário redução de, no mínimo, 25% no valor energético ou no conteúdo do nutriente objeto da alegação, comparado com o produto tradicional ou similar de marcas diferentes. O rótulo com a alegação *light* deve apresentar de quanto foi a redução e a qual nutriente a informação se refere[11] (p. ex., 50% menos açúcares ou 20% menos colesterol). Dessa forma, o termo *light* não necessariamente significa que o produto é reduzido em gordura, açúcares ou calorias. Como exemplo, o sal *light,* que é reduzido em sódio, mas não apresenta diferença nas calorias ou carboidratos. Outro exemplo é o de alguns achocolatados *light* que são produzidos com leite desnatado, mas possuem açúcar na composição.

## NOVAS REGRAS PARA A ROTULAGEM NUTRICIONAL

A Diretoria Colegiada da Anvisa aprovou em 08/10/2020, e publicou no *Diário Oficial da União*, a nova norma sobre rotulagem nutricional de alimentos embalados, a Instrução Normativa n. 75, que estabelece a rotulagem nutricional frontal, ou seja, na parte frontal da embalagem. É necessário que haja avisos em caso de excesso de açúcar, gordura saturada (GS) e sódio em sua composição. Dessa forma, a empresa deve inserir o alerta quando ultrapassados os limites de cada um dos seguintes ingredientes, considerando cada 100 mL ou 100 g do produto: 15 g para sólidos e 7,5 g para líquidos em relação aos açúcares adicionados; 6 g para sólidos e 3 g para líquidos para GS; e 600 mg para sólidos e 300 g para líquidos para sódio.[12]

O alerta usa o formato de lupa seguido da frase "alto em ... sódio e/ou GS e/ou açúcar adicionado", e os alimentos que tiverem rotulagem frontal também não poderão ter alegações referentes a "*light*", "alimento reduzido em gorduras, gorduras *trans*, colesterol, açúcares e/ou sódio". Além disso, a tabela nutricional não poderá ficar em locais "escondidos", exceto em produtos com área de rotulagem inferior a 100 cm. Também passa a ser obrigatória a quantidade de açúcares totais e adicionados, a declaração do valor nutricional por 100 g ou 100 mL para permitir comparações e a inclusão do número de porções por embalagem a fim de evitar facilitar ao consumidor o cálculo da porção consumida. A norma entrou em vigor em outubro de 2022, considerando o prazo fornecido de 24 meses após a publicação no *Diário Oficial da União* por meio de uma Resolução da Diretoria Colegiada (RDC) e de uma Instrução Normativa (IN) (n. 75, de 8/10/2020. Edição 195, seção 1, p.113).[12]

Apesar de facilitar ao consumidor a leitura dos rótulos, ressalta-se que tanto os produtos *diet* quanto os *light* podem apresentar composições nutricionais variáveis, devendo ser observados atentamente a informação nutricional e os ingredientes presentes obrigatoriamente no rótulo para se decidir qual produto se enquadra melhor no seu plano alimentar.

De acordo com o exposto, o uso de produtos *diet, light* e/ou dos adoçantes por indivíduos com DM pode ser considerado parte do plano alimentar tendo em vista os menores efeitos glicêmicos e o auxílio no menor consumo de carboidratos e calorias.[13,14] No entanto, ressalta-se que esses produtos não são essenciais no dia a dia porque o indivíduo deve tentar acostumar o paladar a sentir o sabor natural dos alimentos. Além disso, preparações que contêm alguns tipos de adoçantes podem alterar os mecanismos de controle do apetite, desencadeando o aumento do consumo de alimentos ricos em lipídios.[14]

## ADOÇANTES E EDULCORANTES

Adoçantes são substâncias que conferem sabor doce aos alimentos, enquanto edulcorantes são a matéria-prima dos adoçantes, de acordo com a Anvisa. Os edulcorantes podem ser classificados de acordo com sua origem (natural ou artificial/sintético) ou pela presença de calorias (calóricos ou não calóricos).[15] Os edulcorantes naturais são obtidos a partir de plantas ou de alimentos de origem animal, enquanto os edulcorantes artificiais/sintéticos são obtidos também de produtos naturais ou não, porém por meio de reações químicas. Os edulcorantes considerados naturais atualmente aprovados para o consumo são a estévia e os classificados como polióis (sorbitol, manitol, isomaltitol, maltitol, xilitol, eritritol e lactitol).[15,16]

Com relação à classificação conforme a presença de calorias, os edulcorantes não nutritivos (ou não calóricos) são caracterizados por não fornecer ou conferir quantidades insignificantes de calorias. Eles compartilham com a sacarose a propriedade de interagir com receptores gustativos e produzem a percepção do sabor doce, fornecendo apenas doçura, mas nenhuma outra função no produto final. Aditivos alimentares e realçadores de sabor são usados para conferir doçura aos alimentos e bebidas.[15] As características dos edulcorantes não calóricos atualmente aprovados estão listadas no Quadro 2.

Para que haja liberação no Brasil, e aceitação por parte dos consumidores, é necessário que os edulcorantes apresentem as seguintes características:

- Comprovação de segurança pela agência federal do Departamento de Saúde e Serviços Humanos dos Estados Unidos, o Food and Drug Administration (FDA), e pela agência brasileira, a Anvisa.
- Poder adoçante igual ou superior ao da sacarose.
- Ausência de cor e de odor.
- Facilidade de diluição.
- Compatibilidade química com outros aditivos e demais componentes dos alimentos.
- Custo competitivo em relação a outros edulcorantes.
- Estabilidade química e térmica.
- Características sensoriais agradáveis.[15,17]

• **QUADRO 2** Edulcorantes não nutritivos (não calóricos) aprovados pela Anvisa e pelo FDA

| Edulcorante | Origem e características | Poder adoçante* | Estabilidade térmica | Sabor residual | IDA |
|---|---|---|---|---|---|
| Acessulfame-k | • Origem sintética (artificial).<br>• Derivado de ácido acético. | 200 | Sim | Não | 9 a 15 |
| Aspartame | • Origem sintética (artificial), combinando L-aspartato e L-fenilalanina.<br>• Contraindicado para fenilcetonúricos. | 200 | Sim | Não | 40 |
| Ciclamato | • Origem sintética (artificial), sendo derivado do petróleo.<br>• Contraindicado para hipertensos. | 30 | Sim | Sim | 11 |
| Esteviosídeo | • Origem natural, extraído da *Stevia rebaudiana*. | 300 | Sim | Sim | 5,5 |
| Neotame | • Origem sintética (artificial), derivado da fenilalanina e do ácido aspártico.<br>• Inclui manitol, sorbitol e xilitol. | < 0,45 | Sim | Não | 2 |
| Sacarina | • Origem sintética (artificial), sendo derivada do petróleo.<br>• Contraindicada para hipertensos. | 400 | Sim | Sim | 5 |
| Sucralose | • Origem sintética (artificial), feita a partir da sacarose.<br>• Não indicada para pacientes com alterações tiroidianas porque possui cloro na composição, o que pode afetar a absorção de iodo pela tiroide. | 600 | Sim | Não | 15 |
| Taumatina | Origem natural, extraída da planta *Thaumatococcus daniellii*. | 2.000 a 3.000 | Sim | Sim | Não especificado |

Anvisa: Agência Nacional de Vigilância Sanitária; FDA: Food and Drug Administration; IDA: ingestão diária aceitável (mg/kg de peso corporal/dia).

* Poder adoçante comparado à sacarose.

Fonte: adaptação de JEFCA/FAO/WHO;[16] Gardner et al.;[17] Institute NC.[18]

## Sacarina

A sacarina é o mais antigo edulcorante, tendo sido descoberta em 1879 pelo químico Constantin Fahlberg e sendo comumente utilizada em diversos produtos em virtude de seu baixo custo.[16] Esse edulcorante não possui calorias, não é metabolizado no sistema digestivo humano (85 a 95% é rapidamente excretado na urina)[19] e não afeta a secreção de insulina.[20] Apesar de ser estável ao calor, apresenta sabor residual metálico/amargo, sendo utilizada, quase sempre, associada a outros edulcorantes (por exemplo ciclamato) para reduzir esse inconveniente.[21]

A sacarina foi associada ao desenvolvimento de câncer em ratos de laboratório na década de 1980,[22] sendo também descrita ação transplacentária e transmamária,[23] porém esses estudos expuseram os animais a quantidades excessivas de sacarina (5 a 7,5% das calorias totais da dieta). Como foram realizados diversos estudos em humanos e não foi constatado nenhum efeito deletério,[16-18] julga-se que esses efeitos nos animais de laboratório ocorreram por causa de variações toxigenéticas. Dessa forma, tanto a Anvisa como a FDA relatam que a sacarina é segura para o consumo humano, autorizando seu uso por crianças, adultos e gestantes.[15-16] A ingestão diária aceitável (IDA) de sacarina é de 5 mg/kg de peso corporal/dia para adultos.[16]

## Aspartame

O aspartame, apesar de fornecer 4 kcal/g, é cerca de 200 vezes mais doce que a sacarose, sendo necessárias quantidades muito pequenas para atingir o sabor desejado.[4,5,15,16] O edulcorante é obtido a partir de dois aminoácidos (L-aspartato e L-fenilalanina), existindo preocupação quando o aspartame é estocado ou adicionado a produtos e preparações que sejam submetidos à cocção. Também não pode ser submetido a meio ácido, nem usado em alimentos que necessitem de longos períodos de armazenamento. Isso porque o aspartame é rapidamente hidrolisado pela esterase no intestino delgado humano, dando origem ao ácido aspártico, à fenilalanina e ao metanol.[15]

O metanol é oxidado no organismo em ácido fórmico, sendo o acúmulo deste associado a acidose metabólica, linfoma, lesões neurológicas e oculares em animais de laboratório.[24] Porém, depois de revisar e identificar muitas deficiências nesses estudos, foi constatado que não há associação consistente entre o uso de aspartame e o risco de câncer ou quaisquer outros efeitos deletérios ao organismo.[25] Dessa forma, o FDA não alterou sua conclusão anterior de que o aspartame é seguro se consumido na dose diária correta (IDA de 40 mg/kg de peso corporal/dia).[16]

Em relação à gestação, não existem evidências de que a molécula de aspartame atravesse a placenta. Contudo, Levy e Waisbren afirmam que o sangue materno deve ter concentrações de fenilalanina séricas de 600 mcmol/L[26] e sugerem que as gestantes que consomem aspartame apresentam concentração elevada de fenilalanina, o que pode estar associado a variações do quociente de inteligência (QI) de seus bebês.[27] Dessa forma, recomenda-se que o uso de aspartame por gestantes e nutrizes deve ser restrito a 34 mg/kg de peso corporal/dia.[28] Por outro lado, ressalta-se que o aspartame não deve ser usado por pacientes com fenilcetonúria, porque a deficiência da enzima hepática fenilalanina-hidroxilase ocasiona a não metabolização da fenilalanina.[15]

## Ciclamato

O ciclamato foi descoberto no ano de 1937 pelo químico Michael Sveda, trabalhando em um laboratório com compostos derivados do petróleo. Esse edulcorante não perde o poder de adoçar em alta temperatura, além de ser 30 a 40 vezes mais doce que a sacarose. Em 1970, a FDA baniu o ciclamato dos EUA porque um estudo mostrou associação com risco de câncer de bexiga em ratos.[29] No entanto, a metodologia desse estudo foi bastante criticada. Após o reexame da carcinogenicidade do ciclamato e a avaliação de dados adicionais, os cientistas concluíram que o ciclamato não é cancerígeno e uma petição de aditivo alimentar foi protocolada junto ao FDA para a reaprovação do ciclamato, mas essa petição está sendo suspensa.[16] Dessa forma, apesar de ainda estar proibido pela FDA nos Estados Unidos,[16] a European Food Safety Authority (EFSA) autorizou o uso do ciclamato na Europa em alimentos e bebidas.[30] A Anvisa autoriza o uso do ciclamato no Brasil como aditivo alimentar,[15] sendo seu limite de IDA de 11 mg/kg de peso corporal/dia para adultos.[16]

Existem poucas informações sobre o uso do ciclamato na gestação de humanos, tendo seu efeito transplacentário e teratogênico comprovado em estudos experimentais com ratas grávidas.[31] Dessa forma, por causa das limitadas informações disponíveis e de seu potencial carcinogênico em animais, o ciclamato deve ser evitado durante a gestação.

## Acessulfame-K

Esse edulcorante é um sal constituído de carbono, nitrogênio, oxigênio, hidrogênio, enxofre e potássio. Possui estabilidade ao calor e é cerca de 200 vezes mais doce que a sacarose, sendo encontrado em combinação com outros edulcorantes graças a seu sabor metálico e residual amargo. O acesulfame-K não é metabolizado pelo organismo humano, sendo eliminado totalmente pela urina. Um dos subprodutos de sua degradação no organismo é a acetoacetamida, tóxica em altas doses, mas, como a quantidade de acessulfame-K usada para adoçar é muito pequena, não representa um risco à segurança.[32] O acessulfame-K não é carcinogênico, mutagênico ou teratogênico, mesmo quando utilizado por gestantes, sendo aprovado nos Estados Unidos pelo FDA.[16] Na Europa tem aprovação da EFSA,[27,30] e no Brasil, da Anvisa.[15] A ingestão diária recomendada de acessulfame-K é de 15 mg/kg de peso corporal/dia.[16]

## Estévia

Extraída naturalmente das folhas da planta *Stevia Rebaudiana Bertoni*, originária da América Latina, é cerca de 300 vezes mais doce do que a sacarose, porém, quando usada isoladamente, apresenta sabor residual amargo de mentol. É empregada em associação com outros edulcorantes para melhorar o paladar final e diminuir o sabor residual.

Um dos primeiros países a produzir e comercializar a estévia foi o Japão, sendo utilizada tanto como substituto da sacarose como chá medicinal. Nesse país foram relatados dois casos de crianças com 1 a 2 anos de idade que tiveram eczema atópico após mastigar folhas e usar o pó da estévia como adoçante.[33] Porém, a estévia foi objeto de investigação por mais de 50 anos e nenhum estudo conseguiu comprovar efeitos tóxicos. Isso porque os compostos que proporcionam o sabor doce à planta são os "glicosídeos de esteviol", que passam pelo trato gastrointestinal intactos e são hidrolisados pelas bactérias do cólon do intestino grosso, que deixam apenas o esteviol. A molécula de esteviol é excretada totalmente na urina.[19] Em resumo, a estévia não é metabolizada pelo organismo humano, sendo totalmente excretada na urina. Seu consumo é seguro para adultos, crianças e não há evidências sobre ação deletéria na gestação (deve ser evitada por gestantes quando associada com o ciclamato), segundo o FDA,[16] a EFSA[30] e a Anvisa.[15] É recomendado o limite de consumo em 4 mg/kg de peso corporal/ dia.

## Taumatina

A taumatina é uma mistura de compostos proteicos extraídos naturalmente da planta de origem africana chamada Katemfe (*Thaumatococcus daniellii*). Esse edulcorante possui boa estabilidade ao calor e poder adoçante de 2 mil a 3 mil vezes maior do que o da sacarose. Apesar de possuir sabor residual de alcaçuz, é utilizada em quantidades muito pequenas em combinação com outros edulcorantes a fim de se conseguir o efeito desejado na indústria. Por se tratar de uma proteína, ela é digerida pelo organismo humano da mesma maneira que outras proteínas vegetais. Dessa forma, a EFSA[30] e a Anvisa[15] consideram a taumatina segura para o consumo, embora não seja permitida nos Estados Unidos e sua ingestão diária recomendada ainda não esteja completamente estabelecida.

## Neotame

Composto de dois aminoácidos (ácido aspártico e fenilalanina) juntos ao 3,3-dimetil-butil-aldeído. Ao contrário do aspartame, o neotame é parcialmente absorvido no intestino delgado e rapidamente metabolizado e excretado nas fezes e na urina. Uma quantidade insignificante de metanol é liberada durante a metabolização do neotame, e menos de 20% da fenilalanina originada da ingestão deste é liberada no plasma, o que permite a utilização por indivíduos fenilcetonúricos.[34] O edulcorante é estável em altas temperaturas, tendo poder adoçante de 7 mil a 13 mil vezes maior que a sacarose. Por ser um edulcorante muito doce, o neotame pode ser combinado vantajosamente com outros edulcorantes, com o objetivo de melhorar o sabor dos produtos.

O neotame é aprovado como edulcorante e realçador de sabor em alimentos (exceto em carnes e aves) pela Anvisa[15] e pelo FDA,[16] que revisaram centenas de estudos que comprovaram sua segurança. Não foram constatados efeitos tóxicos em humanos, considerando a IDA de 2 mg/kg de peso corporal/dia.

## Sucralose

A sucralose é um derivado da sacarose, obtido pela substituição de 3 grupos hidrogênio-oxigênio por 3 átomos de cloro na molécula da sacarose. Foi descoberta no ano de 1976 e aprovada pelo FDA como agente adoçante para tipos de alimentos específicos em 1998, seguida pela aprovação como adoçante de uso geral em 1999. Utilizada em comidas, bebidas e produtos de panificação.[16]

A sucralose tem um poder adoçante 400 a 800 vezes maior do que a sacarose, não possui gosto residual amargo ou sabor metálico e é estável ao calor, o que significa que permanece doce mesmo quando usada em altas temperaturas durante o cozimento. Essa propriedade a torna adequada como substituta do açúcar em produtos que necessitem de cocção.[16] Entretanto, pesquisadores questionaram sobre a segurança da sucralose quando aquecida, e sugerem que ela sofre degradação térmica quando submetida a temperaturas acima de 100 a 119 °C,[35] gerando compostos tóxicos ao organismo principalmente quando é aquecida em utensílios de aço inoxidável ou na presença de utensílios que apresentem algum tipo de oxidação.[36] Além disso, um grupo de contaminantes relacionados ao processamento de alimentos (cloropropanóis) foi gerado quando a sucralose foi aquecida na presença de glicerol.[35] Apesar disso, Keen et al. observaram, em estudo com metodologia mais adequada, que a sucralose pode ser, sim, usada como um composto seguro para consumo humano, mesmo quando aquecida.[37]

Nota-se que Sharma et al. mostraram que não há formação de radicais hidroxila ou produtos de oxidação avançada quando ocorre oxidação da sucralose.[38] Em 2016, outro estudo mostrou aumento na incidência de tumores de células sanguíneas em camundongos alimentados com altas doses de sucralose.[24] No entanto, o FDA identificou lacunas científicas em relação aos resultados desse estudo.

A sucralose foi estudada extensivamente pela EFSA,[30] Anvisa[15] e FDA,[16] que revisaram mais de cem estudos e continuam aprovando a sucralose como adoçante. Como a sucralose não é hidrolisada, a pequena parcela absorvida é rapidamente eliminada por via urinária, sendo excretada praticamente inalterada nas fezes e não possuindo efeito cancerígeno ou mutagênico. Quando usada por crianças, não foi demonstrada influência no crescimento. Além disso, não foram demonstrados efeitos deletérios sobre a capacidade reprodutiva ou de natureza teratogênica para gestantes ou nutrizes.[19] Dessa forma, a sucralose não traz consequências indesejadas para gestantes, nutrizes, crianças, adultos e idosos se utilizada de modo adequado (IDA de 15 mg/kg de peso corporal/dia).[16]

## CONSIDERAÇÕES SOBRE O USO DIÁRIO DE EDULCORANTES NÃO NUTRITIVOS

O consumo de edulcorantes não nutritivos aumentou significativamente em todas as populações, como indivíduos com DM, com excesso de peso corporal ou mesmo em indivíduos saudáveis que se preocupam com a estética. Apesar de ter sido discutida a segurança de cada um dos edulcorantes não calóricos anteriormente, é importante ressaltar que se deve ter cautela ao analisar um estudo que associe ou não o uso de adoçantes artificiais a condições clínicas específicas.

Não se pode generalizar os resultados de um estudo porque é necessário considerar:

- Seleção da população estudada (voluntários saudáveis ou com presença de doenças).
- Presença de grupo controle apropriado.
- Desenho do estudo (observacional, ensaio clínico randomizado, controlado).
- Administração (forma, dose e tempo).[39]

Na prática clínica, o indivíduo deve ser orientado sobre quais edulcorantes não nutritivos são indicados de acordo com o caso. Como exemplo, os adoçantes à base de ciclamato de sódio não são indicados porque podem atravessar a barreira placentária e não se sabe quais os efeitos deletérios ao feto, assim como o ciclamato e a sacarina sódica não devem ser ingeridos por hipertensos. Além disso, o profissional de saúde precisa orientar sobre a quantidade a ser utilizada de cada um, com base na IDA para indivíduos com ou sem DM.

É importante ressaltar também que o uso combinado de edulcorantes (p. ex., ciclamato + sacarina ou esteviosídeo + acessulfame-K) é realizado pela indústria para mascarar o sabor residual e melhorar a estabilidade, aumentando a validade do produto. Também possibilita que a quantidade de cada um dos edulcorantes utilizados na formulação permaneça abaixo dos valores relativos à IDA, dentro dos limites legais.[40]

O sabor residual adstringente reduz a aceitação de alguns edulcorantes. A sacarina e o esteviosídeo são utilizados em alimentos em razão de sua versatilidade e estabilidade térmica, contudo possuem sabor residual amargo quando adicionados em excesso e normalmente estão combinados à maltodextrina, fornecendo, assim, calorias à preparação.[40]

## EDULCORANTES NUTRITIVOS

Assim como os não nutritivos, os edulcorantes calóricos (ou nutritivos) conferem doçura aos alimentos. Os edulcorantes calóricos aprovados para o consumo são os polióis (maltitol, sorbitol, xilitol, eritritol, isomaltitol, manitol), açúcares, frutose, xaropes e mel.[14,15]

### Polióis

São álcoois de açúcar, que representam uma categoria diferente de edulcorantes. Os polióis foram aprovados para serem utilizados como substitutos da sacarose pelo público em geral e por pessoas com DM. São obtidos de fontes naturais e formados por meio da hidrogenação de carboidratos derivados de frutas, cereais, vegetais e cogumelos.[10] Como exemplos temos maltitol, manitol, sorbitol, eritriol, isomaltitol, lactiol, xilitol e hidrolisados de amido hidrogenado.[10] Alguns polióis podem substituir o açúcar em alimentos sólidos e pastosos, sendo utilizados pela indústria alimentícia como agentes osmóticos estabilizantes, para manter a consistência e a textura nos alimentos, além da propriedade de se conservarem por mais tempo na prateleira.[41] No entanto, seu poder adoçante é inferior ao açúcar (25 a 100%, comparado à sacarose), sendo muitas vezes utilizado com outros edulcorantes.[15,16]

Os polióis oferecem baixo índice glicêmico (entre 0 e 52) e poucas calorias por grama (0,2 a 3 kcal/grama), além de sua absorção intestinal ocorrer de forma mais lenta que a glicose e frutose.[42] É importante ressaltar que, embora seja um edulcorante produzido a partir da lactose, o lactitol não é hidrolisado pela enzima lactase. Dessa forma, pode ser utilizado por pacientes com intolerância à lactose.[41] Uma pequena proporção de polióis é absorvida pela membrana intestinal por transporte osmótico passivo, sendo completamente metabolizada e contribuindo com 4 kcal/grama. A maior porção dos polióis é fermentada pela microbiota intestinal, gerando ácidos graxos e fornecendo 2 kcal/grama.[43] Em função da fermentação intestinal citada, alguns polióis, mais especificamente lactitol, isomaltitol e xilitol, podem apresentar propriedades prebióticas à microbiota intestinal. Tanto o lactitol como o isomaltitol estão relacionados ao aumento de bifidobactérias, e o lactiol ainda apresenta relação com a diminuição do gênero *clostridium*. O xilitol está relacionado com a redução de infecções por *clostridium difficile*. Todas essas modificações na microbiota intestinal podem ocasionar aumento das concentrações de butirato e propionato séricos, diminuindo assim as concentrações de ácidos graxos de cadeia curtos nas fezes (AGCC). Esses AGCC possuem propriedades anti-inflamatórias, reduzem a permeabilidade intestinal, modulam a resposta imunológica e melhoram a sensibilidade à insulina.[43]

Apesar dos benefícios citados, quando ingeridos em excesso e/ou em combinação com outros carboidratos como a frutose, os polióis podem desencadear sintomas gastrointestinais (flatulência, diarreia e desconforto abdominal).[44] Assim, de acordo com a Portaria n. 29, de 13/1/1998, que trata de alimentos para fins especiais, a Anvisa declara que todos os alimentos que contenham algum dos polióis e que possam ter efeito laxativo devem trazer a seguinte mensagem no rótulo: "Este produto pode ter efeito laxativo".[10] Destaca-se que os polióis não possuem uma IDA estabelecida.[15,16]

## Frutose e xarope de milho rico em frutose

A frutose pode ser encontrada em fontes naturais ou artificiais. Apesar de as frutas e vegetais conterem frutose, sua maior fonte alimentar é o uso como adoçante, adicionado às preparações.[42] O xarope de milho rico em frutose é obtido por meio da enzima glicoseisomerase, que isomeriza parte da glicose existente no milho. Esse adoçante pode ser produzido obtendo-se diferentes razões de frutose/glicose, sendo os produtos mais utilizados em refrigerantes, panificações, enlatados, geleias, compotas e lacticínios os que contêm percentuais de frutose de 42, 55 ou 90% em relação às quantidades de glicose de 58, 45 e 10%, respectivamente.[45]

A frutose é um monossacarídeo que possui poder adoçante 50% superior ao da sacarose. Sua entrada nas células ocorre sem a necessidade de insulina, por intermédio do transportador de glicose 5 (Glut-5), enquanto a glicose penetra nas células por meio do transportador de glicose 4 (Glut-4), que precisa ser translocado do núcleo para a membrana apical da célula por estimulação da insulina.[42] Dessa forma, comparada à sacarose, a frutose possui poder adoçante superior e causa menor resposta glicêmica pós-prandial porque o transporte da glicose para o interior celular dos tecidos insulino-dependentes por intermédio do Glut-4 somente ocorre na presença de insulina.[45] No entanto, embora o Glut-5 esteja presente no músculo esquelético e no tecido adiposo,[46] grande parte do monossacarídeo é removida do plasma para o sistema hepático por meio da circulação portal,[43] onde a frutose é fosforilada em frutose-1-fosfato, por ação da enzima frutoquinase. Posteriormente, o composto sofre ação da enzima aldolase-beta, gerando uma molécula de di-hidroxiacetona fosfato e uma molécula de gliceraldeído-3-fosfato. Somente parte do carbono derivado da triose fosfato participa da gliconeogênese e origina glicose, portanto a frutose induziria menor elevação da glicemia quando comparada à glicose ou à sacarose.[47]

Pode-se dizer, assim, que o metabolismo hepático da frutose favorece a lipogênese, porque esse monossacarídeo é convertido em gliceraldeído-3-fosfato no fígado para entrar na via glicolítica. Como o metabolismo hepático é limitado pela capacidade de armazenar glicogênio, resultante da inibição da enzima fosfofrutoquinase pelo citrato e pela adenosina trifosfato (ATP), o consumo excessivo de frutose pode ocasionar saturação da via glicolítica, promovendo maior síntese de acetil-CoA e de lipoproteínas de muito baixa densidade (VLDL) e triglicerídeos.[42]

Uma revisão sistemática que incluiu 8 estudos com indivíduos diagnósticos com DM tipo 2 mostrou que a ingestão de 60 a 100 g/dia de frutose elevou a concentração sérica de triglicerídeos.[48] Além disso, a resistência à insulina em decorrência do excesso de carboidratos em indivíduos com DM também ativa fatores de transcrição no fígado, culminando em maior síntese de triglicerídeos.[42] Da mesma forma que ocorre no DM tipo 2, indivíduos com diabetes *mellitus* tipo 1 (DM tipo 1) necessitarão da aplicação de maiores dosagens de insulina exógena para metabolização da frutose e controle glicêmico, produzindo a ativação e a transcrição de genes lipogênicos.[49] Como ressaltado no tópico "Frutose e xarope de milho rico em frutose", a ingestão de frutose de adição não é recomendada para indivíduos com DM, mas se reforça a importância da ingestão diária de frutas e outros alimentos que contêm frutose naturalmente (tais como os vegetais). Isso porque, mesmo sendo ricos em frutose em sua composição, esses alimentos possuem grande quantidade de fibras, vitaminas e minerais.

## Agave, néctar ou xarope de agave

O agave é obtido das plantas suculentas agave-azul ou *agave tequillana* (da família *Agavaceae*), originadas do México. O néctar ou xarope de agave é produzido por meio da moagem da pinha das folhas de agave, sendo o suco das fibras liberado por gravidade em combinação com a lavagem com água quente com um difusor. Em seguida, esse líquido é filtrado para remover as partículas, sendo posteriormente submetido a hidrólise, quando as enzimas glicosídicas no suco (inulinase e beta-frutosidase) convertem a inulina e os frutanos em monossacarídeos, principalmente frutose.[50] O alto teor de frutose no néctar ou xarope de agave (55 a 90%) confere ao produto seu baixo índice glicêmico e também o torna mais doce do que xaropes que contêm níveis apreciáveis de glicose (mel) ou sacarose (xarope de bordo), de modo que menos xarope de agave pode ser usado para atingir o mesmo nível de doçura.[50] No entanto, não é recomendada a ingestão de frutose de adição por indivíduos com DM.[13,51]

## CONSIDERAÇÕES FINAIS

As opções de produtos industrializados no mercado são inúmeras e atualmente existem para todos os fins, no entanto a escolha deve ser guiada por informações técnicas atualizadas, com base nas orientações da Anvisa e em artigos científicos, que muitas vezes ultrapassam o rótulo do produto. Nesse sentido, o profissional de nutrição necessita conhecer profundamente o produto orientado ou o desejo do cliente, e o produto deve estar de acordo com as condições clínicas, sobretudo no caso do DM. É sabido que os produtos industrializados ou mesmo os edulcorantes não são essenciais ao plano alimentar da pessoa com DM, e portanto podem ser substituídos, incentivando-se o consumo dos alimentos *in natura*. Por outro lado, os produtos industrializados, quando bem orientados, podem ser um recurso para ocasiões importantes, auxiliando na qualidade de vida da pessoa com DM.

## REFERÊNCIAS BIBLIOGRÁFICAS

1. Levy RB, Rauber F, Chang K, et al. Ultra-processed food consumption and type 2 diabetes incidence: a prospective cohort study. Clin Nutr. 2021;40(5):3608-14.
2. Srour B, Fezeu LK, Kesse-Guyot E, et al. Ultraprocessed food consumption and risk of type 2 diabetes among participants of the NutriNet-Santé prospective cohort. JAMA Internal Medicine. 2020;180:283-91.
3. Luiten CM, Steenhuis IH, Eyles H, et al. Ultra-processed foods have the worst nutrient profile, yet they are the most available packaged products in a sample of New Zealand supermarkets: corrigendum. Public Health Nutr. 2016;19(3):539.
4. Brasil. Ministério da Saúde. Secretaria de Atenção à Saúde. Departamento de Atenção Básica. Guia alimentar para a população brasileira. 2.ed. Brasília: Ministério da Saúde; 2014.
5. Jaime PC, Gabe KT. Práticas alimentares segundo o Guia alimentar para a população brasileira: fatores associados entre brasileiros adultos, 2018. Epidemiol Serv Saúde (Brasília). 2020;29(1):e2019045.

6. Monteiro CA, Cannon G, Lawrence M, et al. Ultra-processed foods, diet quality, and health using the Nova classification system. Rome: FAO; 2019.
7. Steele EM, Baraldi LG, Louzada ML, et al. Ultra-processed foods and added sugars in the US diet: evidence from a nationally representative cross-sectional study. BMJ Open. 2016;6:e009892.
8. WHO. Guideline on sugars intake for adult and children. Geneva, Switzerland; 2015. p.49.
9. Sartorelli DS, Crivellenti LC, Zuccolotto DCC, et al. Relationship between minimally and ultra-processed food intake during pregnancy with obesity and gestational diabetes mellitus. Cad. Saúde Pública. 2019;35(4):e00049318.
10. Sanitária BANdV. Alimentos para fins especiais. 1998.
11. Sanitária BANdV. Regulamento Técnico sobre Informação Nutricional Complementar. 2012.
12. Brasil. Agência Nacional de Vigilância Sanitária (Anvisa). Diretoria Colegiada. Instrução Normativa n. 75, de 09 de outubro de 2010. Estabelece os requisitos técnicos para declaração da rotulagem nutricional nos alimentos embalados. Brasília, DF; 2010.
13. Sociedade Brasileira de Diabetes (SBD). Princípios de orientação nutricional no diabetes mellitus. In: Diretrizes da Sociedade Brasileira de Diabetes 2019-2020. São Paulo: Clannad; 2019.
14. Romo-Romo A, Aguilar-Salinas CA, Brito-Córdova GX, et al. Effects of the nonnutritive sweeteners on glucose metabolism and appetite regulating hormones: systematic review of observational prospective studies and clinical trials. PLoS One. 2016;11:e0161264.
15. Brasil ANdVS. Regulamento técnico para açúcares e produtos para adoçar. 2005.
16. JEFCA/FAO/WHO. Additional information about high-intensity sweeteners permitted for use in food in the United States 2018. Disponível em: https://www.fda.gov/food/food-additives-petitions/additional-information-about-high-intensity-sweeteners-permitted-use-food-united-states. Acesso em: 15 mar. 2022.
17. Gardner C, Wylie-Rosett J, Gidding SS, et al. Nonnutritive sweeteners: current use and health perspectives: a scientific statement from the American Heart Association and the American Diabetes Association. Diabetes Care. 2012;35(8):1798-808.
18. Institute NC. Artificial sweeteners and cancer 2016. Disponível em: https://www.cancer.gov/about-cancer/causes-prevention/risk/diet/artificial-sweeteners-fact-sheet. Acesso em: 15 mar. 2022.
19. Magnuson BA, Carakostas MC, Moore NH, et al. Biological fate of low-calorie sweeteners. Nutrition Reviews. 2016;74(11):670-89.
20. Bandyopadhyay A, Ghoshal S, Mukherjee A. Genotoxicity testing of low-calorie sweeteners: aspartame, acesulfame-K, and saccharin. Drug and Chemical Toxicology. 2008;31(4):447-57.
21. Serbai D, Otto SM, Novello D. Efeito de diferentes tipos de edulcorantes na aceitabilidade sensorial de café (Coffea arabica L.). Revista Uniabeu. 2014;7(17):1-13.
22. Squire R. Histopathological evaluation of rat urinary bladders from the IRDC two-generation bioassay of sodium saccharin. Food and Chemical Toxicology. 1985;23(4-5):491-7.
23. London R. Saccharin and aspartame: are they safe to consume during pregnancy? The Journal of Reproductive Medicine. 1988;33(1):17.
24. Soffritti M, Belpoggi F, Degli Esposti D, et al. Aspartame induces lymphomas and leukaemias in ratsa l'aspartame induce linfomi e leucemie nei ratti. Eur J Oncol. 2005;10(2):107-16.
25. Marinovich M, Galli CL, Bosetti C, et al. Aspartame, low-calorie sweeteners and disease: regulatory safety and epidemiological issues. Food and Chemical Toxicology. 2013;60:109-15.
26. Levy HL, Waisbren SE. The safety of aspartame. JAMA. 1987;258(2):205.
27. Levy HL, Waisbren SE. Effects of untreated maternal phenylketonuria and hyperphenylalaninemia on the fetus. New England Journal of Medicine. 1983;309(21):1269-74.
28. Franz MJ, Horton ES Sr., Bantle JP, et al. Nutrition principles for the management of diabetes and related complications. Diabetes Care. 1994;17(5):490-518.
29. Bopp BA, Sonders RC, Kesterson JW, et al. Toxicological aspects of cyclamate and cyclohexylamine. CRC – Critical Reviews In Toxicology. 1986;16(3):213-306.

30. Authority EFS. Panel of Food Additives and Nutrient Sources Added to Foods (ANS). Endorsed for public consultation. Draft scientific opinion on the reevaluation of aspartame (E951) as a food additive 2013 [updated January 8, 2013. Disponível em: http://www.efsa.eu. Acesso em: 15 mar. 2022.
31. Cohen SM, Arnold LL. Chemical carcinogenesis. Toxicological Sciences. 2011;120(Suppl 1):S76-S92.
32. Kroger M, Meister K, Kava R. Low-calorie sweeteners and other sugar substitutes: a review of the safety issues. Comprehensive Reviews in Food Science and Food Safety. 2006;5(2):35-47.
33. Kimata H. Anaphylaxis by stevioside in infants with atopic eczema. Allergy. 2007;62(5):565-6.
34. van Spronsen FJ, van Wegberg AM, Ahring K, et al. Key European guidelines for the diagnosis and management of patients with phenylketonuria. The Lancet Diabetes & Endocrinology. 2017;5(9):743-56.
35. Rahn A, Yaylayan VA. Thermal degradation of sucralose and its potential in generating chloropropanols in the presence of glycerol. Food Chemistry. 2010;118(1):56-61.
36. Dong S, Liu G, Zhang B, et al. Formation of polychlorinated naphthalenes during the heating of cooking oil in the presence of high amounts of sucralose. Food Control. 2013;32(1):1-5.
37. Keen OS, Linden KG. Re-engineering an artificial sweetener: transforming sucralose residuals in water via advanced oxidation. Environmental Science & Technology. 2013;47(13):6799-805.
38. Sharma VK, Oturan M, Kim H. Oxidation of artificial sweetener sucralose by advanced oxidation processes: a review. Environmental Science and Pollution Research. 2014;21(14):8525-33.
39. Sylvetsky AC, Blau JE, Rother KI. Understanding the metabolic and health effects of low-calorie sweeteners: methodological considerations and implications for future research. Reviews in Endocrine and Metabolic Disorders. 2016:1-8.
40. Vieira ACP, Cornélio AR. Produtos light e diet: o direito de informação ao consumidor. Revista Jurídica Eletrônica. 2007(45).
41. Grembecka M. Sugar alcohols: their role in the modern world of sweeteners: a review. European Food Research and Technology. 2015;241(1):1-14.
42. Havel PJ. Dietary fructose: implications for dysregulation of energy homeostasis and lipid/carbohydrate metabolism. Nutr Rev. 2005;63(5):133-57.
43. Chattopadhyay S, Raychaudhuri U, Chakraborty R. Artificial sweeteners: a review. Journal of Food Science And Technology. 2014;51(4):611-21.
44. Lenhart A, Chey WD. A systematic review of the effects of polyols on gastrointestinal health and irritable bowel syndrome. Advances in Nutrition. 2017;8(4):587-96.
45. Hanover LM, White JS. Manufacturing, composition, and applications of fructose. Am J Clin Nutr. 1993;58(5 Suppl):724s-32s.
46. Mayes PA. Intermediary metabolism of fructose. The American Journal of Clinical Nutrition. 1993;58(5):754S-65S.
47. Smith Jr LH, Ettinger RH, Seligson D, et al. A comparison of the metabolism of fructose and glucose in hepatic disease and diabetes mellitus. Journal of Clinical Investigation. 1953;32(4):273.
48. Sievenpiper JL, Chiavaroli L, de Souza RJ, et al. "Catalytic" doses of fructose may benefit glycaemic control without harming cardiometabolic risk factors: a small meta-analysis of randomised controlled feeding trials. Br J Nutr. 2012;108(3):418-23.
49. Saltiel AR, Kahn CR. Insulin signalling and the regulation of glucose and lipid metabolism. Nature. 2001;414(6865):799-806.
50. Willems JL, Low NH. Major carbohydrate, polyol, and oligosaccharide profiles of agave syrup: application of this data to authenticity analysis. Journal of Agricultural and Food Chemistry. 2012;60(35):8745-54.
51. American Diabetes Association (ADA). Standards of medical care in diabetes – 2022. Diabetes Care. 2022;45(Suppl 1).

# 15

# Microbiota intestinal

*Aline Corado Gomes*
*José Luiz de Brito Alves*
*João Felipe Mota*

## INTRODUÇÃO

Os avanços tecnológicos ao longo dos últimos anos têm permitido compreender, de forma mais abrangente, o impacto holístico da microbiota intestinal sobre o metabolismo do hospedeiro, bem como sua relação com a saúde e a doença.[1] A microbiota intestinal é composta por microrganismos que residem no trato gastrointestinal, sendo constituída por aproximadamente 100 trilhões de células, número três vezes maior que o número total de células do corpo humano.[2]

Em humanos, a microbiota intestinal é constituída principalmente pelos filos bacterianos *Firmicutes*, *Bacteroidetes*, *Actinobacteria*, *Proteobacteria* e *Tenericutes*, enquanto os filos *Fusobacteria*, *Saccharibacteria*, *Spirochaetes*, *Synergistetes* e *Verrucomicrobia* estão presentes em menor abundância.[3] Essas comunidades bacterianas interagem entre si e com o hospedeiro, podendo contribuir para a manutenção de um padrão de microbiota intestinal saudável.

Várias funções intestinais são reguladas por interações entre seus elementos funcionais e a microbiota intestinal. Os microrganismos que compõem essa microbiota atuam no controle da permeabilidade da mucosa gastrointestinal, na fermentação de polissacarídeos dietéticos para produzir ácidos graxos de cadeia curta, no sistema imunológico do hospedeiro, na modulação de processos inflamatórios, na extração de energia da dieta do hospedeiro e nas alterações da expressão gênica humana.[4]

A composição da microbiota intestinal é variável entre os indivíduos e ao longo do desenvolvimento, podendo ser alterada de acordo com o tipo de parto, idade, gênero, hábitos alimentares, uso de antibióticos e estilo de vida dos indivíduos.[5] Danos na composição e/ou diversidade da microbiota intestinal podem resultar em perda da homeostase microbiana e na capacidade funcional do intestino, resultando em um quadro denominado disbiose intestinal. Tal condição tem sido associada ao aumento da permeabilidade intestinal, alteração da resposta imunológica e estabelecimento de processo inflamatório crônico de baixo grau, o que contribui para o desenvolvimento de várias doenças metabólicas como obesidade,[6] doença renal crônica,[7] aterosclerose[8] e diabetes *mellitus* (DM).[9]

Indivíduos com DM parecem apresentar modificações importantes na composição da microbiota intestinal, como menor abundância de microrganismos produtores de butirato, aumento da abundância de *Lactobacillus* sp e de betaproteobactérias.[10] Entre as características da microbiota de indivíduos com diabetes, a literatura identificou que os gêneros *Bifidobacterium*, *Bacteroides*, *Faecalibacterium*, *Akkermansia* e *Roseburia* foram negativamente associados com diabetes *mellitus* tipo 2 (DM tipo 2), enquanto os gêneros *Ruminococcus*, *Fusobacterium* e *Blautia* foram positivamente associados.[11] Esses achados sugerem que desequilíbrios na microbiota intestinal podem estar envolvidos na patogênese do DM, por meio de resposta inflamatória induzida por endotoxina, o que pode contribuir para o desenvolvimento de resistência à insulina e também de respostas autoimunes em indivíduos suscetíveis.[12]

Diante disso, estratégias terapêuticas destinadas a reduzir o processo de disbiose e atenuar a progressão da inflamação crônica de baixo grau vêm sendo estudadas como forma de prevenção ou tratamento do DM. Neste capítulo serão abordados os mecanismos que relacionam a microbiota intestinal ao desenvolvimento da doença, bem como as estratégias utilizadas para reduzir o processo de disbiose intestinal. A relação entre microbiota intestinal e DM gestacional não será abordada neste capítulo.

## MICROBIOTA INTESTINAL NA PATOGÊNESE DO DIABETES *MELLITUS* TIPO 2

O DM tipo 2 é uma desordem crônica caracterizada por hiperglicemia e resistência à insulina. Popularmente conhecida como DM do adulto, a doença é amplamente associada a outras comorbilidades, a exemplo da obesidade.[13] Uma metanálise com 42 estudos em humanos demonstrou que os gêneros de *Bifidobacterium*, *Bacteroides*, *Faecalibacterium*, *Akkermansia* e *Roseburia* foram associados negativamente com DM tipo 2, enquanto os gêneros *Ruminococcus*, *Fusobacterium* e *Blautia* foram relacionados positivamente com DM tipo 2.[14] Adicionalmente, tem sido demonstrado que os polissacarídeos não digeríveis presentes nos alimentos podem ser fermentados por algumas bactérias da microbiota intestinal, formando os ácidos graxos de cadeia curta (AGCC), como butirato, acetato e propionato. Esses ácidos graxos são uma fonte importante de energia para os enterócitos, mas também exercem funções relacionadas à regulação da ingestão de alimentos e energia.[15] Os AGCC se ligam aos receptores acoplados à proteína G (GPR) GPR 41 e GPR 43[16] presentes nos adipócitos, células do sistema imunológico intestinal e células epiteliais intestinais.[17] A ativação desses receptores induz a secreção do peptídeo YY (PYY). O PYY é um peptídeo liberado no íleo e cólon que atua no sistema nervoso central, resultando na redução do apetite.[17]

Além do PYY, a ativação dos receptores GPR pelos AGCC também resultam na liberação do peptídeo 1 semelhante ao glucagon (GLP-1), que apresenta ação semelhante ao PYY, reduzindo a ingestão alimentar.[12] Evidências apontam que camundongos deficientes em GPR 43 desenvolvem obesidade, enquanto camundongos que superexpressam GPR 43 permanecem magros.[16] Sendo assim, a ativação desses receptores pelos produtos da fermentação de polissacarídeos não digeríveis pelas bactérias intestinais parece ter papel importante na manutenção do peso saudável, de modo que a alteração na proporção de bactérias produtoras de AGCC pode predispor o indivíduo ao desenvolvimento da obesidade devido à redução da saciedade e, consequentemente, ao aumento da ingestão alimentar. O desenvolvimento da obesidade, por sua vez, está extremamente associado à patogênese do DM tipo 2, representando 90 a 95% dos casos dessa doença.[12]

Além dos aspectos relacionados à ingestão alimentar, os AGCC também melhoram a função da barreira intestinal por aumentarem a transcrição de genes relacionados à proteína produtora de mucina.[18] Um adequado funcionamento da barreira intestinal evita a exposição excessiva do sistema imunológico do hospedeiro aos antígenos luminais, reduzindo o processo inflamatório frequentemente observado em indivíduos com obesidade e DM.[19] Alguns estudos observaram que a microbiota intestinal de indivíduos obesos e com DM tipo 2 apresentou proporção reduzida de espécies bacterianas produtoras de AGCC,[20] reforçando a relação desses produtos com a patogênese do diabetes.

Níveis sistêmicos elevados de lipopolissacarídeos (LPS) derivados da microbiota intestinal também podem apresentar um efeito relevante no desenvolvimento do DM tipo 2. Os LPS são fatores de virulência presentes na parede celular de bactérias Gram-negativas e têm papel relevante em infecções agudas e crônicas.[21] Foi demonstrado que uma dieta rica em gordura aumenta a adesão de bactérias Gram-negativas à mucosa intestinal, facilitando a translocação do LPS, o que resulta no aumento de suas concentrações plasmáticas, o que chamamos de endotoxemia metabólica.[22] Essa condição está associada ao aumento das concentrações plasmáticas de glicose e insulina, resistência à insulina e aumento das concentrações do fator de necrose tumoral alfa (TNF-alfa), interleucina-1 (IL-1), interleucina-6 (IL-6) e inibidor do ativador do plasminogênio-1 (PAI-1), que apresentam ação pró-inflamatória.[22]

A manutenção de uma microbiota intestinal saudável melhora a função dos componentes de barreira intestinal, reforçando as junções entre os enterócitos (*tight junctions*), permitindo produção adequada de muco pelas células caliciformes[23] e de substâncias antimicrobianas pelas células de Paneth.[24] O bom funcionamento desses componentes controla a translocação de moléculas derivadas de bactérias, de modo que esse processo ocorra principalmente através das células M especializadas. As células M intestinais estão localizadas em estruturas denominadas placas de Peyer, que fazem parte do tecido linfoide associado ao intestino (Galt).[24]

O consumo de dieta ocidentalizada, notadamente rica em ácidos graxos saturados, *trans*, monossacarídeos e sódio, pode causar danos aos componentes que formam a barreira intestinal, como as células caliciformes, as células de Paneth e as *tight junctions*, levando ao aumento da permeabilidade intestinal.[25] O aumento da permeabilidade intestinal favorece a translocação de LPS e sua migração para os linfonodos mesentéricos.[25]

O LPS liga-se aos receptores *toll-like* 4 (TLR-4) expressos em células do sistema imunológico pertencentes à linhagem mieloide (monócitos, macrófagos, células dendríticas), células endoteliais e adipócitos. A ligação entre LPS e TLR-4 depende da presença da proteína de ligação do LPS (LBP), do *cluster* de diferenciação 14 (CD14) e da proteína de diferenciação mieloide-2 (MD-2),[26] envolvendo as cadeias acil e grupos fosfato do lipídio A do LPS.[27] O LPS hexa-acilado e difosforilado (presente, p. ex., na *Escherichia coli*.) é um potente ativador de TLR-4, enquanto LPS subacilado e desfosforilado (presente em bactérias comensais como *Bacteroides thetaiotaomicron*) tem baixa capacidade de ativação de TLR-4.[28]

O TLR-4 ativado iniciará duas vias de sinalização dependentes do fator de diferenciação mieloide 88 (MyD88) e do interferon-beta indutor do adaptador contendo domínio TIR (TRIF), que resultará na translocação do fator nuclear kappa B (NF-kB), ativação da proteína ativadora de fatores de transcrição-1 (AP-1) e da proteína de ligação do elemento de resposta AMP cíclico (Creb).[29] Essas vias induzem a expressão de genes que codificam mediadores pró-inflamatórios como fator de TNF-alfa e IL-6.[30] A ativação do TLR-4 pelo LPS também resulta na ativação do domínio de ligação ao nucleotídeo e do inflamassoma da proteína de repetição rica em leucina-3 (NRLP3), que promove autoproteólise e ativação da caspase-1. A caspase-1 cliva a pró-IL-1 beta e a pró-IL-18 em suas formas secretadas, que possuem ação pró-inflamatória.[31]

Essas cascatas de sinalização podem induzir a resistência à insulina, alterando a ativação e a expressão do receptor de insulina e aumentando a fosforilação de IRS-1 em resíduos de serina, o que prejudica a transdução do sinal de insulina.[32] Em animais, a inflamação crônica de baixo grau de curto prazo induzida por endotoxemia resulta em resistência hipotalâmica à insulina sem alterações no peso corporal.[33] Além disso, experimentos em camundongos com exposição mais longa à endotoxemia podem resultar no desenvolvimento de obesidade e do DM tipo 2. Sendo assim, a redução de processos inflamatórios crônicos de baixo grau por meio da diminuição da endotoxemia metabólica decorrente da disbiose intestinal poderia ser uma estratégia para melhorar a sensibilidade à insulina e, consequentemente, auxiliar no tratamento do DM tipo 2[22] (Figura 1).

## MICROBIOTA INTESTINAL NA PATOGÊNESE DO DIABETES *MELLITUS* TIPO 1

O DM tipo 1 é considerado uma doença caracterizada pela deficiência de insulina resultante da destruição autoimune das células beta pancreáticas. Embora o DM tipo 1 seja uma doença crônica principalmente identificada na infância, cerca de 25% dos pacientes diagnosticados são adultos.[34] Apesar de apresentar forte influência genética, o aumento da prevalência do DM tipo 1 e a grande variação da incidência dessa doença nos diferentes países sugerem uma interação entre a predisposição genética e as influências ambientais.[35] Esses fatores acabam por influenciar as respostas imunológicas, particularmente no início da vida pós-natal, aumentando a probabilidade de respostas aos antígenos das ilhotas pancreáticas.[36] Esse fato foi evidenciado a partir de estudo realizado com gêmeos idênticos que apresentavam discordância para o desenvolvimento de DM tipo 1, sugerindo que os fatores ambientais provavelmente desempenham papel significativo na patogênese da doença.[36]

O aumento da inflamação sistêmica e o início de processos autoimunes podem ser detectados anos antes do início do DM tipo 1. Provavelmente as mudanças nas comunidades microbianas intestinais também precedem o desenvolvimento da doença.[36] No entanto, em humanos, é difícil determinar se a disbiose intestinal observada em pacientes com DM tipo 1 é causa ou consequência do comprometimento da função imunológica.

Apesar da dificuldade de identificar fatores causais individuais, o período da primeira infância, em que ocorrem mudanças importantes na microbiota intestinal e consequentemente no sistema imunológico, coincide com as primeiras identificações de autoanticorpos associados ao DM tipo 1.[37] É importante destacar que, apesar de o DM tipo 1 ser uma doença mediada por linfócitos T, o desenvolvimento de autoanticorpos é evento importante na progressão da doença em indivíduos suscetíveis.[38] Identificar indivíduos em risco antes do início da doença é fundamental para estabelecer os determinantes ambientais da autoimunidade.[36]

Entre o nascimento e os 3 anos de idade, a microbiota intestinal sofre mudanças notórias devido a sua exposição constante a microrganismos maternos e do ambiente. A partir dos 3 anos essa microbiota se torna cada vez mais estável, estabelecendo um perfil semelhante a seu estado adulto.[39] Evidências sugerem que o tipo de parto tem grande impacto na composição dessa microbiota. Bebês nascidos de parto vaginal apresentam uma microbiota que é colonizada inicialmente por microrganismos presentes no canal vaginal da mãe, enquanto bebês nascidos de cesariana apresentam sua microbiota intestinal colonizada inicialmente por espécies presentes na pele da mãe.[40] Os primeiros estágios de colonização microbiana determinam a composição e a sucessão da microbiota da criança, exercendo influência sobre o metabolismo e a imunomodulação. Dessa forma, a colonização precoce por microbiota inadequada pode resultar em efeitos em longo prazo na função imunológica, aumentando o risco de a criança desenvolver doença autoimune, como o DM tipo 1.[40]

Pesquisas que associaram o tipo de parto, a formação da microbiota intestinal e a incidência de DM tipo 1 são escassas, no entanto as evidências até o momento sugerem que o parto por cesariana está relacionado à formação de uma microbiota alterada, o que influencia o início e a progressão do DM tipo 1. Uma metanálise realizada com os resultados de 20 estudos identificou que houve aumento de 20% no risco de desenvolvimento de DM tipo 1 em bebês nascidos por cesariana.[41]

Além do tipo de parto, alguns estudos também já identificaram os benefícios provenientes do leite materno em relação à composição da microbiota intestinal. Os compostos bioativos presentes no leite materno modulam a função gastrointestinal e imunológica por meio de mecanismos relacionados à composição da microbiota.[42] Em estudo realizado com crianças geneticamente suscetíveis, a amamentação por um período mínimo de 12 meses foi associada a menor incidência de DM tipo 1.[43]

Outro aspecto que deve ser destacado está relacionado à hipótese da higiene. A melhoria do saneamento e a diminuição da incidência de infecções infantis nas últimas décadas estão associadas ao aumento da incidência de doenças autoimunes, como o DM tipo 1.[44] De acordo com essa hipótese, a exposição precoce a microrganismos e parasitas interfere na composição da microbiota intestinal e estimula o sistema imunológico no início da vida, o que está associado ao menor risco de desenvolvimento de alergias e doenças autoimunes.[44] Esses achados aumentaram consideravelmente o interesse no papel da microbiota intestinal no desenvolvimento do DM tipo 1 na última década.

Os possíveis mecanismos que relacionam a contribuição da microbiota intestinal no desenvolvimento do DM tipo 1 foram identificados por meio de um estudo realizado na Finlândia, Estônia e Rússia.[45] A Finlândia e a Estônia têm maior prevalência de doenças autoimunes, incluindo DM tipo 1, em comparação com a Rússia. Nesse estudo foi realizada a investigação da composição, diversidade e estabilidade da microbiota intestinal em amostras mensais de fezes de 74 crianças desde o nascimento até os 3 anos de idade.[45] As crianças finlandesas apresentaram proporções mais elevadas de *Bacteroidetes* ao longo do período de 3 anos, enquanto as crianças russas apresentaram proporções mais elevadas do filo *Actinobacteria* durante o primeiro ano de vida.[45]

A coorte com maior prevalência de autoanticorpos para o DM tipo 1 foi a finlandesa. Além disso, também foram detectados indícios de que a população de bactérias das crianças finlandesas e estonianas produzia mais LPS, sendo as bactérias pertencentes ao gênero *Bacteroides* as principais contribuintes para a biossíntese do lipídio A do LPS em crianças da Finlândia.[45] Isso levou à hipótese de que a maior prevalência de espécies pertencentes ao gênero *Bacteroides* resulta em maior produção de um tipo específico de LPS com propriedades imunoinibitórias. Esse tipo de LPS pode inibir a ação imunoestimuladora do LPS proveniente de cepas de *E. coli*. O LPS derivado de *E. coli* é mais imunoestimulante e parece induzir tolerância à endotoxina em comparação com o LPS proveniente de bacteroides. Dessa forma, a exposição precoce ao LPS proveniente de *E. coli* modula as respostas imunológicas às exposições subsequentes ao antígeno, de modo que os sinais decorrentes dessa interação inibem respostas aos autoantígenos e protegem o indivíduo da autoimunidade.[45] Esse processo faz parte da chamada "educação imunológica" precoce, que pode prevenir o desenvolvimento de doenças autoimunes[45] (Figura 1).

## INTERVENÇÕES COADJUVANTES NO TRATAMENTO DO DIABETES *MELLITUS*

A composição da microbiota intestinal, bem como sua função microbiana, está altamente relacionada à ingestão alimentar.[46] Uma dieta ocidentalizada com baixo teor de fibras resulta em modificação importante na composição e função da microbiota, contribuindo para o aumento da prevalência de doenças crônicas como o DM.[47] Diante disso, estratégias nutricionais que modulem a microbiota intestinal vêm sendo apresentadas como alvo terapêutico atraente no tratamento dessas doenças. Dentre essas estratégias destaca-se o uso de probióticos, prebióticos e simbióticos.

## PROBIÓTICOS

Os probióticos são microrganismos vivos que, quando administrados em quantidades adequadas, podem modular a composição da microbiota intestinal, melhorando algumas respostas metabólicas e conferindo benefícios à saúde do hospedeiro. Esses benefícios podem ser decorrentes de aumento das funções de barreira intestinal, da produção de AGCC, da modificação do pH

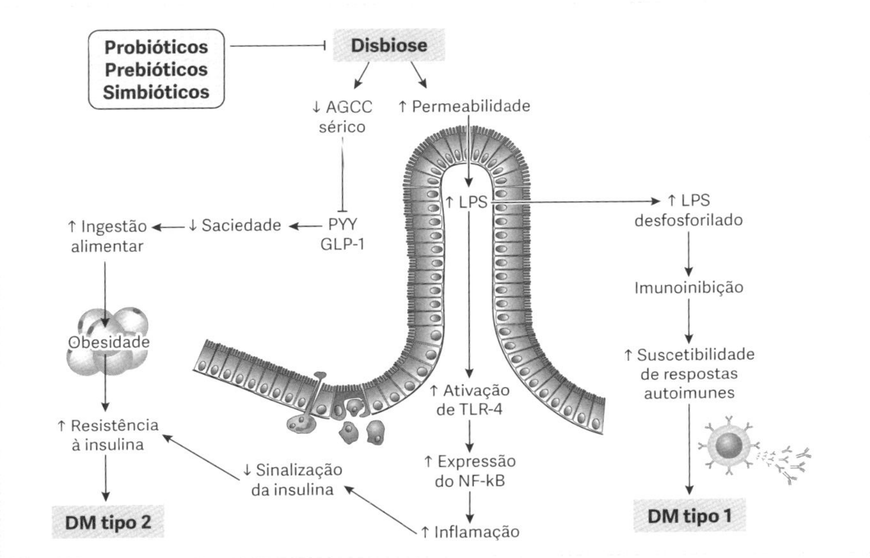


• **FIGURA 1** Mecanismos que relacionam a disbiose intestinal com o desenvolvimento do diabetes.

AGCC: ácidos graxos de cadeia curta; DM tipo 1: diabetes *mellitus* tipo 1; DM tipo 2: diabetes *mellitus* tipo 2; GLP-1: peptídeo semelhante ao glucagon 1; LPS: lipopolissacarídeos; NF-Kb: fator nuclear kappa B; PYY: peptídeo YY; TLR-4: receptor *toll like*-4.

Fonte: elaboração dos autores.

Aponte seu celular para o *QR Code* ao lado e assista ao vídeo com comentários sobre a Figura 1.

intestinal, da produção de compostos antibacterianos e por meio da competição por nutrientes com microrganismos patogênicos.[48]

Um dos mecanismos relacionados ao potencial efeito dos probióticos em pacientes com DM é o fato de que alguns podem estimular a produção de AGCC, levando à secreção de incretinas, a exemplo do GLP-1. O GLP-1 é um hormônio secretado pelas células L, principalmente no íleo e no intestino grosso, que aumenta a secreção de insulina, enquanto o glucagon é suprimido. A secreção de GLP-1 resulta em retardo do esvaziamento gástrico e redução do apetite, da ingestão de alimentos e do ganho de peso corporal.[49]

Outro possível mecanismo relacionado aos efeitos antidiabéticos dos probióticos pode estar associado à redução da permeabilidade intestinal e consequentemente dos processos inflamatórios decorrentes da maior translocação do LPS.[50] Essa redução da permeabilidade intestinal parece ser decorrente do melhor funcionamento dos componentes da barreira intestinal diante de uma modulação positiva da microbiota intestinal.[51]

Os probióticos mais utilizados em ensaios clínicos conduzidos em pacientes com DM foram das espécies *Lactobacillus (L.) acidophilus, L. plantarum, L. casei, L. rhamnosus, Bifidobacterium (B.) lactis, B. breve, B. longum* e *B. infants.* A duração da intervenção e as dosagens variaram muito entre os estudos, entre 27 dias[51] e 6 meses[52] de tratamento, e com doses variando de $1 \times 10^7$ UFC/dia[53] a $3 \times 10^{10}$ UFC/dia.[54]

Em 2016, uma metanálise incluindo 7 ensaios clínicos randomizados com pacientes com DM tipo 2 demonstrou que o consumo de probióticos poderia reduzir a glicose de jejum em cerca de 15,92 mg/dL e hemoglobina glicada (HbA1c) em 0,53%, com efeito potencialmente maior quando a duração da intervenção fosse acima de 8 semanas ou quando múltiplas cepas probióticas fossem consumidas.[55] Recentemente, algumas metanálises têm corroborado esses efeitos. Por exemplo, em 2020 uma metanálise conduzida com 15 ensaios clínicos randomizados com um total de 902 participantes mostrou redução significativa na HbA1c, na glicemia de jejum e no índice de resistência à insulina (Homa-IR) em pacientes com DM tipo 2 utilizando probióticos.[56] Também em 2020, uma metanálise com 32 estudos encontrou um efeito significativo do tratamento com probióticos em pacientes com DM tipo 2 sobre as concentrações de colesterol total, triglicerídeos, proteína C reativa (PCR), HbA1c, glicemia de jejum, insulina em jejum e ambos os valores da pressão arterial sistólica e diastólica, além de aumentar a concentração de HDL.[57] Apesar desses achados promissores, a heterogeneidade clínica, as diferentes cepas probióticas e a duração do tratamento merecem o desenvolvimento de mais ensaios randomizados controlados por placebo com grandes amostras para esclarecer o real papel coadjuvante dos probióticos no tratamento do DM tipo 2.

## PREBIÓTICOS E SIMBIÓTICOS

Intervenções com prebióticos também vêm sendo realizadas em indivíduos com DM. Os prebióticos são substratos utilizados seletivamente por microrganismos hospedeiros, conferindo um benefício à saúde.[58] Os prebióticos incluem fruto-oligossacarídeos (FOS), galacto-oligossacarídeos, lactulose e grandes polissacarídeos (inulina, amidos resistentes, celulose, hemicelulose, pectina e goma).[59] Com relação aos prebióticos, os mais utilizados no tratamento do DM têm sido a inulina e os FOS, em dosagens que variaram de 0,04 a 10 g/dia.

A suplementação com prebióticos tem sido associada ao melhor perfil lipídico e ao controle glicêmico. A oligofrutose, por exemplo, apresenta a capacidade de aumentar a liberação dos hormônios PYY e GLP-1, relacionados à sensação de saciedade,[59] além de contribuir com o aumento da perda de peso.[60] Os frutanos do tipo inulina em dosagem de 10 a 20 g/dia podem melhorar a tolerância à glicose.[61] Um aspecto também relacionado à suplementação com prebióticos é o estímulo à produção de AGCC, que inibe a ativação do NF-kB via LPS, reduzindo o processo inflamatório associado à resistência à insulina.[62]

Os simbióticos são definidos como mistura compreendendo microrganismos vivos e substrato(s) seletivamente utilizados por microrganismos hospedeiros que conferem benefício à saúde do hospedeiro.[63] A utilização de uma mistura de prebióticos e probióticos pode resultar em efeito sinérgico que o torna mais eficaz em comparação à utilização isolada de cada componente.[64] Nos Quadros 1 e 2 estão resumidos os principais efeitos associados ao uso de probióticos, prebióticos e simbióticos em indivíduos com DM tipo 2 e tipo 1, respectivamente.

Uma metanálise realizada com 38 artigos avaliou o efeito dos probióticos, prebióticos e simbióticos em indivíduos com diabetes. De forma geral, o uso de prebióticos, probióticos ou simbióticos reduziu os níveis de HbA1c, sem apresentar significância, e não apresentou efeito sobre as concentrações de lipoproteína de baixa densidade (LDL). No entanto, seu consumo diminuiu a glicemia de jejum, as concentrações de triacilgliceróis e de insulina e aumentou as concentrações de lipoproteína de alta densidade (HDL).[65]

Apesar dos benefícios observados a partir da suplementação com probióticos, prebióticos e simbióticos em pacientes com DM, algumas considerações precisam ser realizadas. Os benefícios obtidos com os probióticos dependem das cepas utilizadas, dosagens, veículo, via de administração e período de intervenção.[66] Infelizmente alguns ensaios clínicos não fornecem todas essas informações, não nos permitindo fazer comparações entre os diferentes tipos de cepas. Além disso, apenas alguns estudos analisaram modificações na composição da microbiota intestinal após a intervenção com probióticos, prebióticos ou simbióticos, dificultando o estabelecimento das vias relacionadas aos benefícios.[67]

Os resultados observados nos estudos já publicados sobre essa temática foram mais consistentes em pacientes com DM tipo 2. Apesar de alguns estudos longitudinais sugerirem que indivíduos que evoluem para DM tipo 1 apresentam diminuição da diversidade da microbiota, os mecanismos pelos quais as alterações na microbiota intestinal estão relacionadas com a autoimunidade

**QUADRO 1** Efeitos do uso de probióticos, prebióticos e simbióticos sobre a composição da microbiota intestinal e parâmetros relacionados ao controle glicêmico em pacientes com diabetes *mellitus* tipo 2

| Referências | Amostra | Intervenção | Duração | Resultados | Microbiota intestinal |
|---|---|---|---|---|---|
| Soleimani et al.[68] | 60 pacientes em hemodiálise | $2x10^9$ UFC/g de *Lactobacillus acidophilus*, *Lactobacillus casei* e *Bifidobacterium bifidum* | 12 semanas | ↓ glicemia<br>↓ insulina<br>↓ Homa-IR<br>↓ HbA1c<br>↑ sensibilidade à insulina | Não avaliada |
| Sudha et al.[69] | 79 pacientes | 5 bilhões de UFC de *Lactobacillus salivarius* UBLS22, *Lactobacillus casei* UBLC42, *Lactobacillus plantarum* UBLP40, *Lactobacillus acidophilus* UBLA34, *B. breve* UBBr01, *Bacillus coagulans Unique* IS2 + 100 mg de fruto-oligossacarídeos | 12 semanas | ↓ HbA1c | Não avaliada |
| Perraudeau et al.[70] | 76 pacientes | $1{,}2x10^9$ *Akkermansia Muciniiphila* WB-STR-0001, $2x10^9$ *Bifidobacterium infantis*, $1{,}9x10^8$ *Anaerobutyricum hallii* WB-STR-0001, $1{,}6x10^{10}$ *Clostridium. Beijerincki* WB-STR-0005, $3{,}3x10^9$ *Clostridium butyricum* WB-STR-0006 e inulina | 12 semanas | ↓ glicemia<br>↓ HbA1c | Sem alterações |

*(continua)*

• **QUADRO 1** Efeitos do uso de probióticos, prebióticos e simbióticos sobre a composição da microbiota intestinal e parâmetros relacionados ao controle glicêmico em pacientes com diabetes *mellitus* tipo 2 (*continuação*)

| Referências | Amostra | Intervenção | Duração | Resultados | Microbiota intestinal |
|---|---|---|---|---|---|
| Sabico et al.[71] | 150 pacientes | 2 g de mistura liofilizada de probiótico ($2,5x10^9$ UFC/g) *Bifidobacterium bifidum* W23, *Bifidobacterium lactis* W52, *Lactobacillus acidophilus* W37, *Lactobacillus brevis* W63, *Lactobacillus casei* W56, *Lactobacillus salivarius* W24, *Lactococcus lactis* W19 e *Lactococcus lactis* W58 | 6 meses | ↓ LPS<br>↑ sensibilidade à insulina | Não avaliada |
| Palacios et al.[72] | 60 pacientes com pré--diabetes e DM tipo 2 com diagnóstico recente | $6x10^9$ UFC de *Lactobacillus plantarum* Lp-115, $3x10^9$ UFC de *Lactobacillus bulgaricus* Lb-64, $18x10^9$ UFC de *Lactobacillus gasseri* Lg-36, $7,5x10^9$ UFC de *Bifidobacterium breve* Bb-03, $8x10^9$ UFC *Bifidobacterium animalis* SBSP lactis Bi-07, $7x10^9$ UFC de *Bifidobacterium bifidum* Bb-06, $450x10^6$ UFC de *Streptococcus thermophilus* St-21 e $45x10^6$ UFC de *Saccharomyces boulardii* DBVPG 6763 | 12 semanas | ↓ glicemia<br>↓ Homa-IR | Sem diferenças na beta-diversidade ao nível das espécies |
| Hsieh et al.[52] | 74 pacientes | $4x10^9$ UFC de *Lactobacillus reuteri* ADR-1 | 6 meses | ↓ HbA1c | ↑ *Bifidobacterium* spp. |

(*continua*)

**QUADRO 1** Efeitos do uso de probióticos, prebióticos e simbióticos sobre a composição da microbiota intestinal e parâmetros relacionados ao controle glicêmico em pacientes com diabetes *mellitus* tipo 2 (*continuação*)

| Referências | Amostra | Intervenção | Duração | Resultados | Microbiota intestinal |
|---|---|---|---|---|---|
| Palacios et al.[72] | 40 pacientes | $10^8$ UFC de *Lactobacillus casei* | 8 semanas | ↓ glicemia<br>↓ insulina<br>↓ Homa-IR | Não avaliada |
| Sabico et al.[73] | 78 pacientes | 2 g de mistura liofilizada de probiótico (2,5x$10^9$ UFC/g) *Bifidobacterium bifidum* W23, *Bifidobacterium lactis* W52, *Lactobacillus acidophilus* W37, *Lactobacillus brevis* W63, *Lactobacillus casei* W56, *Lactobacillus salivarius* W24, *Lactococcus lactis* W19 e *Lactococcus lactis* W58 | 12 semanas | ↓ Homa-IR | Não avaliada |
| Asemi et al.[74] | 54 pacientes | 2x$10^9$ UFC de *Lactobacillus acidophilus*, 7x$10^9$ UFC de *Lactobacillus casei*, 1,5x$10^9$ UFC de *Lactobacillus rhamnosus*, 2x$10^8$ UFC de *Lactobacillus bulgaricus*, 2x$10^{10}$ UFC de *Bifidobacterium breve*, 7x$10^9$ UFC de *Bifidobacterium longum*, 1.5x$10^9$ UFC de *Streptococcus thermophilus* e 100 mg de fruto-oligossacarídeo | 8 semanas | Preveniu alterações da glicemia de jejum | Não avaliada |

(*continua*)

• **QUADRO 1** Efeitos do uso de probióticos, prebióticos e simbióticos sobre a composição da microbiota intestinal e parâmetros relacionados ao controle glicêmico em pacientes com diabetes *mellitus* tipo 2 (*continuação*)

| Referências | Amostra | Intervenção | Duração | Resultados | Microbiota intestinal |
|---|---|---|---|---|---|
| Asemi et al.[75] | 62 pacientes | $1x10^7$ UFC de *Lactobacillus sporogenes* e 0,04 g de inulina | 6 semanas | ↓ insulina | Não avaliada |
| Ejtahed et al.[76] | 64 pacientes | 300 g/dia de iogurte contendo $1{,}79x10^6$ UFC/g de *B. lactis* Bb12 e $1{,}85x10^6$ UFC/g de *L. acidophilus* La5 | 6 semanas | ↓ glicemia<br>↓ Homa-IR | Não avaliada |
| Tonucci et al.[77] | 45 pacientes | 120 g/dia de leite fermentado contendo $10^9$ UFC de *Lactobacillus acidophilus* La-5 e $10^9$ UFC de *Bifidobacterium animalis* ssp. lactis BB-12 | 6 semanas | ↓ HbA1c | Não avaliada |
| Asemi et al.[78] | 51 pacientes | $1x10^7$ UFC de *Lactobacillus sporogenes*, 0,1 g de inulina e 0,05 g de betacaroteno | 6 semanas | ↓ insulina<br>↓ Homa-IR<br>↓ Homa-B | Não avaliada |
| Ebrahimi et al.[79] | 70 pacientes | 500 mg/dia de *Lactobacillus, Bifidobacterium, Streptococus thermophilus*, fruto-oligossacarídeo e vitaminas do complexo B (1 mg), lactose (0,5 mg), maltodextrina. Sem especificações sobre cepas e UFC | 9 semanas | ↓ glicemia de jejum<br>↓ HbA1c | Não avaliada |
| Feizollahzadeh et al.[80] | 40 pacientes | 200 mL/dia de leite de soja contendo $2x10^7$ UFC de *L. plantarum* A7 | 8 semanas | Sem alterações da glicemia de jejum | Não avaliada |

(*continua*)

• **QUADRO 1** Efeitos do uso de probióticos, prebióticos e simbióticos sobre a composição da microbiota intestinal e parâmetros relacionados ao controle glicêmico em pacientes com diabetes *mellitus* tipo 2 (*continuação*)

| Referências | Amostra | Intervenção | Duração | Resultados | Microbiota intestinal |
|---|---|---|---|---|---|
| Firouzi et al.[81] | 136 pacientes | $10^{10}$ UFC de *L. acidophilus, L. casei, L. lactis, B. bifidum, B. longum* e *B. infantis* – cepas não especificadas | 12 semanas | ↓ HbA1c<br>↓ insulina | Não avaliada |
| Dehghan et al.[82] | 49 mulheres | 10 g de inulina | 2 meses | ↓ glicemia<br>↓ HbA1c | Não avaliada |
| Pourghassem et al.[83] | 26 pacientes | 1,5x$10^{10}$ UFC de uma mistura contendo *B. bifidum* W23, *B. lactis* W51, *B. lactis* W52, *L. acidophilus* W37, *L. casei* W56, *L. brevis* W63, *L. salivarius* W24, *Lc. lactis* W58 e *Lc. lactis* W19 | 6 meses | Sem alterações no metabolismo da glicose | Sem diferenças na diversidade alfa ou beta do microbioma |
| Horvath et al.[84] | 41 pacientes | 300 mL de leite fermentado com *L. helveticus* Cardi04 | 12 semanas | Sem alterações na HbA1c | Não avaliada |
| Hove et al.[85] | 53 pacientes | 14 cepas bacterianas: *Lactobacillus* + *Lactococcus* (6x$10^{10}$ UFC/g), *Bifidobacterium* (1x$10^{10}$ UFC/g), *Propionibacterium* (3x$10^{10}$ UFC/g), *Acetobacter* (1x$10^{6}$ UFC/g) | 8 semanas | ↓ Homa-IR | Não avaliada |

(continua)

• **QUADRO 1** Efeitos do uso de probióticos, prebióticos e simbióticos sobre a composição da microbiota intestinal e parâmetros relacionados ao controle glicêmico em pacientes com diabetes *mellitus* tipo 2 (*continuação*)

| Referências | Amostra | Intervenção | Duração | Resultados | Microbiota intestinal |
|---|---|---|---|---|---|
| Mafi et al.[86] | 60 pacientes com nefropatia diabética | 8x$10^9$ UFC de *Lactobacillus acidophilus* strain ZT-L1, *Bifidobacterium bifidum* ZT-B1, *Lactobacillus reuteri* ZT-Lre e *Lactobacillus fermentum* ZT-L3 | 12 semanas | ↓ glicemia<br>↓ Homa-IR<br>↓ HbA1c | Não avaliada |
| Sudha et al.[87] | 79 pacientes | 30 bilhões de UFC de *L. salivarius* UBLS22, *L. casei* UBLC42, *L. plantarum* UBLP40, *L. acidophilus* UBLA34, *B. breve* UBBr01, *B. coagulans* Unique IS2 e 100 mg de fruto-oligossacarídeo | 12 semanas | ↓ HbA1c | Não avaliada |
| Mirmiranpour et al.[88] | 136 pacientes | $10^8$ UFC de *Lactobacillus acidophilus* e 0,5 g de canela em pó | 3 meses | ↓ glicemia<br>↓ HbA1c | Não avaliada |
| Mobini et al.[89] | 46 pacientes | $10^8$ UFC/dia ou $10^{10}$ UFC/dia de *L. reuteri* DSM 17938 | 12 semanas | Sem alterações em HbA1c | ↑ *L. reuteri*<br>Sem alteração na diversidade microbiana |

(*continua*)

• **QUADRO 1** Efeitos do uso de probióticos, prebióticos e simbióticos sobre a composição da microbiota intestinal e parâmetros relacionados ao controle glicêmico em pacientes com diabetes *mellitus* tipo 2 (*continuação*)

| Referências | Amostra | Intervenção | Duração | Resultados | Microbiota intestinal |
|---|---|---|---|---|---|
| Razmpoosh et al.[54] | 60 pacientes | $2x10^9$ UFC de *L. acidophilus*, $7x10^9$ de *L. casei*, $1,5x10^9$ UFC de *L. rhamnosus*, $2x10^8$ UFC de *L. bulgaricus*, $3x10^{10}$ de *Bifidobacterium breve*, $7x10^9$ UFC de *Bifidobacterium longum*, $1,5x10^9$ UFC de *S. thermophilus* e 100 mg de fruto-oligossacarídeo | 6 semanas | ↓ glicemia | Não avaliada |
| Roshanravan et al.[90] | 60 pacientes | 10 g de inulina + 6 cápsulas contendo 100 mg de butirato de sódio | 45 dias | ↓ glicemia de jejum | Não avaliada |
| Tonucci et al.[91] | 50 pacientes | $10^9$ UFC de *Lactobacillus acidophilus* La-5 e de *Bifidobacterium animalis subsp lactis* BB-12 | 6 semanas | Sem alterações na HbA1c | Não avaliada |

↓: reduziu; ↑: aumentou; DM tipo 2: diabetes *mellitus* tipo 2; HbA1c: hemoglobina glicada; Homa-IR: modelo homeostático de avaliação da resistência à insulina; LPS: lipopolissacarídeo; UFC: unidades formadoras de colônia.

**QUADRO 2** Efeitos do uso de probióticos, prebióticos e simbióticos sobre a composição da microbiota intestinal e parâmetros relacionados ao controle glicêmico em pacientes com diabetes *mellitus* tipo 1

| Referências | Amostra (n) | Intervenção/comportamento avaliado | Duração | Resultados | Microbiota intestinal |
|---|---|---|---|---|---|
| Zare Javid et al.[92] | 50 pacientes | $10^9$ UFC de *Lactobacillus sporogenes* GBI-30, maltodextrina e fruto-oligossacarídeo | 8 semanas | ↓ HbA1<br>↓ glicemia de jejum<br>↓ insulina | Não avaliada |
| Kumar et al.[93] | 90 crianças recém-diagnosticadas com DM tipo 1 | 112,5 bilhões de *L. paracasei* DSM 24733, *L. plantarum* DSM 24730, *L. acidophilus* DSM 24735, *L. delbrueckii* ssp. bulgaricus DSM 24734, *B. longum* DSM 24736, *B. infantis* DSM 24737, *B. breve* DSM 24732 e *Streptococcus thermophilus* DSM 24731 | 3 meses | ↓ HbA1c<br>↓ dose de insulina total e em bólus | Não avaliada |
| Uusitalo et al.[51] | 8.676 bebês com um genótipo favorável ao desenvolvimento de DM tipo 1 | Suplementação precoce de probióticos – mistura de *Lactobacillus* e *Bifidobacterium* (de 0 a 27 dias) | 27 dias | ↓ risco de resposta autoimune nas ilhotas pancreáticas | Não avaliada |
| Ahola et al.[94] | 1.039 pacientes | Uso de probióticos autorreferidos | Estudo transversal | Melhor controle glicêmico | Não avaliada |
| Bernaud et al.[95] | 106 pacientes | > 20 g de fibra/dia | Estudo transversal | ↓ proteína C reativa | Não avaliada |
| Ho et al.[96] | 39 pacientes | 8 g de inulina enriquecida com oligofrutose | 12 semanas | Sem efeitos no metabolismo da glicose | ↑ *Bifidobacterium*, *Streptococcus*, *Roseburia inulinivorans*, *Terrisporobacter* e *Faecalitalea* |

↓: reduziu; ↑: aumentou; DM tipo 1: diabetes *mellitus* tipo 1; HbA1c: hemoglobina glicada; Homa-IR: modelo homeostático de avaliação da resistência à insulina; UFC: unidades formadoras de colônia.

ainda não são bem compreendidos. Estudos futuros são necessários para investigar como os sinais microbianos são transmitidos do ambiente da mucosa para a reatividade específica das ilhotas pancreáticas.[36]

De forma geral, destaca-se que, dos estudos realizados com essa população, o pequeno número de participantes, a alta heterogeneidade em relação aos tratamentos e dosagens, a falta de análise da composição da microbiota intestinal e da ingestão alimentar dificultam o processo de generalização. Portanto, mais pesquisas são necessárias para estabelecer diretrizes mais padronizadas de tratamento, bem como identificar as vias associadas aos benefícios do uso de probióticos, prebióticos e simbióticos em pacientes com DM.

## REFERÊNCIAS BIBLIOGRÁFICAS

1. Aw W, Fukuda S. Understanding the role of the gut ecosystem in diabetes mellitus. Journal of Diabetes Investigation. 2018;9:5-12.
2. Bianconi E, Piovesan A, Facchin F, et al. An estimation of the number of cells in the human body. Annals of Human Biology. 2013;40(6):463-71.
3. Almeida A, Mitchell AL, Boland M, et al. A new genomic blueprint of the human gut microbiota. Nature. 2019;568(7753):499-504.
4. Blandino G, Inturri R, Lazzara F, et al. Impact of gut microbiota on diabetes mellitus. Diabetes & Metabolism. 2016;42(5):303-15.
5. Reichardt N, Duncan SH, Young P, et al. Phylogenetic distribution of three pathways for propionate production within the human gut microbiota. The ISME Journal. 2014;8(6):1323-35.
6. Ridaura VK, Faith JJ, Rey FE, et al. Gut microbiota from twins discordant for obesity modulate metabolism in mice. Science. 2013;341(6150).
7. Mishima E, Fukuda S, Shima H, et al. Alteration of the intestinal environment by lubiprostone is associated with amelioration of adenine-induced CKD. Journal of the American Society of Nephrology. 2015;26(8):1787-94.
8. Tang WHW, Wang Z, Levison BS, et al. Intestinal microbial metabolism of phosphatidylcholine and cardiovascular risk. New England Journal of Medicine. 2013;368(17):1575-84.
9. Qin J, Li Y, Cai Z, et al. A metagenome-wide association study of gut microbiota in type 2 diabetes. Nature. 2012;490(7418):55-60.
10. Karlsson FH, Tremaroli V, Nookaew I, et al. Gut metagenome in European women with normal, impaired and diabetic glucose control. Nature. 2013;498(7452):99-103.
11. Gurung M, Li Z, You H, et al. Role of gut microbiota in type 2 diabetes pathophysiology. EBioMedicine. 2020;51.
12. Harsch I, Konturek P. The role of gut microbiota in obesity and type 2 and type 1 diabetes mellitus: new insights into "old" diseases. Medical Sciences. 2018;6(2):32.
13. DeFronzo R, Ferrannini E, Groop L, et al. Type 2 diabetes mellitus. Nat Rev Dis Primers. 2015;1:15019.
14. Gurung M, Li Z, You H, et al. Role of gut microbiota in type 2 diabetes pathophysiology. EBioMedicine. 2020;51:102590.
15. Hur KY, Lee M-S. Gut microbiota and metabolic disorders. Diabetes & Metabolism Journal. 2015;39(3):198.
16. Kimura I, Ozawa K, Inoue D, et al. The gut microbiota suppresses insulin-mediated fat accumulation via the short-chain fatty acid receptor GPR43. Nature Communications. 2013;4(1):1829.

17. Tazoe H, Otomo Y, Kaji I, et al. Roles of short-chain fatty acids receptors, GPR41 and GPR43 on colonic functions. Journal of Physiology and Pharmacology: An Official Journal of the Polish Physiological Society. 2008;59(Suppl 2):251-62.
18. Gaudier E, Jarry A, Blottière HM, et al. Butyrate specifically modulates MUC gene expression in intestinal epithelial goblet cells deprived of glucose. American Journal of Physiology-Gastrointestinal and Liver Physiology. 2004;287(6):G1168-74.
19. Meijnikman AS, Gerdes VE, Nieuwdorp M, et al. Evaluating causality of gut microbiota in obesity and diabetes in humans. Endocrine Reviews. 2018;39(2):133-53.
20. Karlsson FH, Tremaroli V, Nookaew I, et al. Gut metagenome in European women with normal, impaired and diabetic glucose control. Nature. 2013;498(7452):99-103.
21. Kallio KAE, Buhlin K, Jauhiainen M, et al. Lipopolysaccharide associates with pro-atherogenic lipoproteins in periodontitis patients. Innate Immunity. 2008;14(4):247-53.
22. Cani PD, Amar J, Iglesias MA, et al. Metabolic endotoxemia initiates obesity and insulin resistance. Diabetes. 2007;56(7):1761-72.
23. Paone P, Cani PD. Mucus barrier, mucins and gut microbiota: the expected slimy partners? Gut. 2020;69(12):2232-43.
24. Schoenborn AA, von Furstenberg RJ, Valsaraj S, et al. The enteric microbiota regulates jejunal Paneth cell number and function without impacting intestinal stem cells. Gut Microbes. 2019;10(1):45-58.
25. Levy M, Kolodziejczyk AA, Thaiss CA, Elinav E. Dysbiosis and the immune system. Nature Reviews Immunology. 2017;17(4):219-32.
26. Miyake K, Nagai Y, Akashi S, et al. Essential role of MD-2 in B-cell responses to lipopolysaccharide and toll-like receptor 4 distribution. Journal of Endotoxin Research. 2002;8(6):449-52.
27. Park BS, Song DH, Kim HM, et al. The structural basis of lipopolysaccharide recognition by the TLR4-MD-2 complex. Nature. 2009;458(7242):1191-5.
28. Steimle A, Autenrieth IB, Frick J-S. Structure and function: lipid A modifications in commensals and pathogens. International Journal of Medical Microbiology. 2016;306(5):290-301.
29. Lu Y-C, Yeh W-C, Ohashi PS. LPS/TLR4 signal transduction pathway. Cytokine. 2008;42(2):145-51.
30. Kawai T, Akira S. Toll-like Receptors and their crosstalk with other innate receptors in infection and immunity. Immunity. 2011;34(5):637-50.
31. de Souza CT, Araujo EP, Bordin S, et al. Consumption of a fat-rich diet activates a proinflammatory response and induces insulin resistance in the hypothalamus. Endocrinology. 2005;146(10):4192-9.
32. Hirosumi J, Tuncman G, Chang L, et al. A central role for JNK in obesity and insulin resistance. Nature. 2002;420(6913):333-6.
33. Rorato R, Borges B de C, Uchoa ET, et al. LPS-induced low-grade inflammation increases hypothalamic JNK expression and causes central insulin resistance irrespective of body weight changes. International Journal of Molecular Sciences. 2017;18(7):1431.
34. Lassenius MI, Pietiläinen KH, Kaartinen K, et al. Bacterial endotoxin activity in human serum is associated with dyslipidemia, insulin resistance, obesity, and chronic inflammation. Diabetes Care. 2011;34(8):1809-15.
35. Amar J, Chabo C, Waget A, et al. Intestinal mucosal adherence and translocation of commensal bacteria at the early onset of type 2 diabetes: molecular mechanisms and probiotic treatment. Embo Molecular Medicine. 2011;3(9):559-72.
36. Paun A, Yau C, Danska JS. The influence of the microbiome on type 1 diabetes. The Journal of Immunology. 2017;198(2):590-5.
37. Krischer JP, Lynch KF, Schatz DA, et al. The 6 year incidence of diabetes-associated autoantibodies in genetically at-risk children: the Teddy study. Diabetologia. 2015;58(5):980-7.
38. Ziegler A-G, Nepom GT. Prediction and pathogenesis in type 1 diabetes. Immunity. 2010;32(4):468-78.
39. Stewart CJ, Ajami NJ, O'Brien JL, et al. Temporal development of the gut microbiome in early childhood from the Teddy study. Nature. 2018;562(7728):583-8.

40. Kostic AD, Gevers D, Siljander H, et al. The dynamics of the human infant gut microbiome in development and in progression toward type 1 diabetes. Cell Host & Microbe. 2015;17(2):260-73.
41. Cardwell CR, Stene LC, Joner G, et al. Caesarean section is associated with an increased risk of childhood-onset type 1 diabetes mellitus: a meta-analysis of observational studies. Diabetologia. 2008;51(5):726-35.
42. Knol J, Scholtens P, Kafka C, et al. Colon microflora in infants fed formula with galacto- and fructo-oligosaccharides: more like breast-fed infants. Journal of Pediatric Gastroenterology and Nutrition. 2005;40(1):36-42.
43. Lund-Blix NA, Stene LC, Rasmussen T, et al. Infant feeding in relation to islet autoimmunity and type 1 diabetes in genetically susceptible children: the Midia study. Diabetes Care. 2015;38(2):257-63.
44. Bach J-F. The effect of infections on susceptibility to autoimmune and allergic diseases. New England Journal of Medicine. 2002;347(12):911-20.
45. Vatanen T, Kostic AD, d'Hennezel E, et al. Variation in microbiome LPS immunogenicity contributes to autoimmunity in humans. Cell. 2016;165(4):842-53.
46. David LA, Maurice CF, Carmody RN, et al. Diet rapidly and reproducibly alters the human gut microbiome. Nature. 2014;505(7484):559-63.
47. Karlsson FH, Tremaroli V, Nookaew I, et al. Gut metagenome in European women with normal, impaired and diabetic glucose control. Nature. 2013;498(7452):99-103.
48. Ojetti V, Lauritano EC, Barbaro F, et al. Rifaximin pharmacology and clinical implications. Expert Opinion on Drug Metabolism & Toxicology. 2009;5(6):675-82.
49. Drucker DJ, Nauck MA. The incretin system: glucagon-like peptide-1 receptor agonists and dipeptidyl peptidase-4 inhibitors in type 2 diabetes. The Lancet. 2006;368(9548):1696-705.
50. Yadav H, Jain S, Sinha PR. Oral administration of dahi containing probiotic Lactobacillus acidophilus and Lactobacillus casei delayed the progression of streptozotocin-induced diabetes in rats. Journal of Dairy Research. 2008;75(2):189-95.
51. Uusitalo U, Liu X, Yang J, et al. Association of early exposure of probiotics and islet autoimmunity in the Teddy study. JAMA Pediatrics. 2016;170(1):20.
52. Hsieh M-C, Tsai W-H, Jheng Y-P, et al. The beneficial effects of Lactobacillus reuteri ADR-1 or ADR-3 consumption on type 2 diabetes mellitus: a randomized, double-blinded, placebo-controlled trial. Scientific Reports. 2018;8(1):16791.
53. Asemi Z, Khorrami-Rad A, Alizadeh S-A, et al. Effects of synbiotic food consumption on metabolic status of diabetic patients: w double-blind randomized cross-over controlled clinical trial. Clinical Nutrition. 2014;33(2):198-203.
54. Razmpoosh E, Javadi A, Ejtahed HS, et al. The effect of probiotic supplementation on glycemic control and lipid profile in patients with type 2 diabetes: a randomized placebo controlled trial. Diabetes & Metabolic Syndrome: Clinical Research & Reviews. 2019;13(1):175-82.
55. Zhang Q, Wu Y, Fei X. Effect of probiotics on glucose metabolism in patients with type 2 diabetes mellitus: a meta-analysis of randomized controlled trials. Medicine. 2016;52(1):28-34.
56. Tao Y, Gu Y, Mao X, et al. Effects of probiotics on type II diabetes mellitus: a meta-analysis. J Transl Med. 2020;18(1):30.
57. Kocsis T, Molnár B, Németh D, et al. Probiotics have beneficial metabolic effects in patients with type 2 diabetes mellitus: a meta-analysis of randomized clinical trials. Sci Rep. 2020;10(1):11787.
58. Gibson GR, Hutkins R, Sanders ME, et al. Expert consensus document: The International Scientific Association for Probiotics and Prebiotics (Isapp) consensus statement on the definition and scope of prebiotics. Nat Rev Gastroenterol Hepatol. 2017;14(8):491-502.
59. Yoo J, Kim S. Probiotics and prebiotics: present status and future perspectives on metabolic disorders. Nutrients. 2016;8(3):173.
60. Robertson MD, Bickerton AS, Dennis AL, et al. Insulin-sensitizing effects of dietary resistant starch and effects on skeletal muscle and adipose tissue metabolism. The American Journal of Clinical Nutrition. 2005;82(3):559-67.

61. Letexier D, Diraison F, Beylot M. Addition of inulin to a moderately high-carbohydrate diet reduces hepatic lipogenesis and plasma triacylglycerol concentrations in humans. The American Journal of Clinical Nutrition. 2003;77(3):559-64.
62. Kim YA, Keogh JB, Clifton PM. Probiotics, prebiotics, synbiotics and insulin sensitivity. Nutrition Research Reviews. 2018;31(1):35-51.
63. Swanson KS, Gibson GR, Hutkins R, et al. The International Scientific Association for Probiotics and Prebiotics (Isapp) consensus statement on the definition and scope of synbiotics. Nat Rev Gastroenterol Hepatol. 2020;17(11):687-701.
64. Schrezenmeir J, de Vrese M. Probiotics, prebiotics, and synbiotics: approaching a definition. The American Journal of Clinical Nutrition. 2001;73(2):361s-4s.
65. Bock PM, Telo GH, Ramalho R, et al. The effect of probiotics, prebiotics or synbiotics on metabolic outcomes in individuals with diabetes: a systematic review and meta-analysis. Diabetology. 2021;64(1):26-41.
66. Ouwehand AC. A review of dose-responses of probiotics in human studies. Beneficial Microbes. 2017;8(2):143-51.
67. Forssten S, Ouwehand AC. Dose-response recovery of probiotic strains in simulated gastro-intestinal passage. Microorganisms. 2020;8(1).
68. Soleimani A, Zarrati Mojarrad M, Bahmani F, et al. Probiotic supplementation in diabetic hemodialysis patients has beneficial metabolic effects. Kidney International. 2017;91(2):435-42.
69. Sudha MR, Ahire JJ, Jayanthi N, et al. Effect of multi-strain probiotic (UB0316) in weight management in overweight/obese adults: a 12-week double blind, randomised, placebo-controlled study. Beneficial Microbes. 2019;10(8):855-66.
70. Perraudeau F, McMurdie P, Bullard J, et al. Improvements to postprandial glucose control in subjects with type 2 diabetes: a multicenter, double blind, randomized placebo-controlled trial of a novel probiotic formulation. BMJ Open Diabetes Research & Care. 2020;8(1):e001319.
71. Sabico S, Al-Mashharawi A, Al-Daghri NM, et al. Effects of a 6-month multi-strain probiotics supplementation in endotoxemic, inflammatory and cardiometabolic status of T2DM patients: a randomized, double-blind, placebo-controlled trial. Clinical Nutrition. 2019;38(4):1561-9.
72. Palacios T, Vitetta L, Coulson S, et al. Targeting the intestinal microbiota to prevent type 2 diabetes and enhance the effect of metformin on glycaemia: a randomised controlled pilot study. Nutrients. 2020;12(7):2041.
73. Sabico S, Al-Mashharawi A, Al-Daghri NM, et al. Effects of a multi-strain probiotic supplement for 12 weeks in circulating endotoxin levels and cardiometabolic profiles of medication naïve T2DM patients: a randomized clinical trial. Journal of Translational Medicine. 2017;15(1):249.
74. Asemi Z, Zare Z, Shakeri H, et al. Effect of multispecies probiotic supplements on metabolic profiles, hs-CRP, and oxidative stress in patients with type 2 Diabetes. Annals of Nutrition and Metabolism. 2013;63(1-2):1-9.
75. Asemi Z, Khorrami-Rad A, Alizadeh S-A, et al. Effects of synbiotic food consumption on metabolic status of diabetic patients: a double-blind randomized cross-over controlled clinical trial. Clinical Nutrition. 2014;33(2):198-203.
76. Ejtahed HS, Mohtadi-Nia J, Homayouni-Rad A, et al. Probiotic yogurt improves antioxidant status in type 2 diabetic patients. Nutrition. 2012;28(5):539-43.
77. Tonucci LB, Olbrich dos Santos KM, Licursi de Oliveira L, et al. Clinical application of probiotics in type 2 diabetes mellitus: a randomized, double-blind, placebo-controlled study. Clinical Nutrition. 2017;36(1):85-92.
78. Asemi Z, Alizadeh S-A, Ahmad K, et al. Effects of beta-carotene fortified synbiotic food on metabolic control of patients with type 2 diabetes mellitus: a double-blind randomized cross-over controlled clinical trial. Clinical Nutrition. 2016;35(4):819-25.

79. Ebrahimi ZS, Nasli-Esfahani E, Nadjarzade A, et al. Effect of symbiotic supplementation on glycemic control, lipid profiles and microalbuminuria in patients with non-obese type 2 diabetes: a randomized, double-blind, clinical trial. Journal of Diabetes & Metabolic Disorders. 2017;16(1):23.
80. Feizollahzadeh S, Ghiasvand R, Rezaei A, et al. Effect of probiotic soy milk on serum levels of adiponectin, inflammatory mediators, lipid profile, and fasting blood glucose among patients with type II diabetes mellitus. Probiotics and Antimicrobial Proteins. 2017;9(1):41-7.
81. Firouzi S, Majid HA, Ismail A, et al. Effect of multi-strain probiotics (multi-strain microbial cell preparation) on glycemic control and other diabetes-related outcomes in people with type 2 diabetes: a randomized controlled trial. European Journal of Nutrition. 2017;56(4):1535-50.
82. Dehghan P, Gargari BP, Jafar-Abadi MA, et al. Inulin controls inflammation and metabolic endotoxemia in women with type 2 diabetes mellitus: a randomized-controlled clinical trial. International Journal of Food Science Nutrition. 2014;65(1):117-23.
83. Pourghassem Gargari B, Dehghan P, Aliasgharzadeh A, et al. Effects of high performance inulin supplementation on glycemic control and antioxidant status in women with type 2 diabetes. Diabetes & Metabolism Journal. 2013;37(2):140.
84. Horvath A, Leber B, Feldbacher N, et al. Effects of a multispecies synbiotic on glucose metabolism, lipid marker, gut microbiome composition, gut permeability, and quality of life in diabesity: a randomized, double-blind, placebo-controlled pilot study. European Journal of Nutrition. 2020;59(7):2969-83.
85. Hove KD, Brøns C, Færch K, et al. Effects of 12 weeks of treatment with fermented milk on blood pressure, glucose metabolism and markers of cardiovascular risk in patients with type 2 diabetes: a randomised double-blind placebo-controlled study. European Journal of Endocrinology. 2015;172(1):11-20.
86. Mafi A, Namazi G, Soleimani A, et al. Metabolic and genetic response to probiotics supplementation in patients with diabetic nephropathy: a randomized, double-blind, placebo-controlled trial. Food & Function. 2018;9(9):4763-70.
87. Sudha MR, Ahire JJ, Jayanthi N, et al. Effect of multi-strain probiotic (UB0316) in weight management in overweight/obese adults: a 12-week double blind, randomised, placebo-controlled study. Benef Microbes. 2019;10(8):855-866.
88. Mirmiranpour H, Huseini HF, Derakhshanian H, et al. Effects of probiotic, cinnamon, and synbiotic supplementation on glycemic control and antioxidant status in people with type 2 diabetes; a randomized, double-blind, placebo-controlled study. Journal of Diabetes & Metabolic Disorders. 2020;19(1):53-60.
89. Mobini R, Tremaroli V, Ståhlman M, et al. Metabolic effects of Lactobacillus reuteri DSM 17938 in people with type 2 diabetes: a randomized controlled trial. Diabetes, Obesity and Metabolism. 2017;19(4):579-89.
90. Roshanravan N, Mahdavi R, Alizadeh E, et al. Effect of butyrate and inulin supplementation on glycemic status, lipid profile and glucagon-like peptide 1 level in patients with type 2 diabetes: a randomized double-blind, placebo-controlled trial. Hormone and Metabolic Research. 2017;49(11):886-91.
91. Tonucci LB, Olbrich dos Santos KM, Licursi de Oliveira L, et al. Clinical application of probiotics in type 2 diabetes mellitus: a randomized, double-blind, placebo-controlled study. Clinical Nutrition. 2017;36(1):85-92.
92. Zare Javid A, Aminzadeh M, Haghighi-zadeh MH, et al. The effects of synbiotic supplementation on glycemic status, lipid profile, and biomarkers of oxidative stress in type 1 diabetic patients: a placebo-controlled, double-blind, randomized clinical trial. Diabetes, Metabolic Syndrome and Obesity: Targets and Therapy. 2020;13:607-17.
93. Kumar S, Kumar R, Rohilla L, et al. A high potency multi-strain probiotic improves glycemic control in children with new-onset type 1 diabetes mellitus: a randomized, double-blind, and placebo-controlled pilot study. Pediatric Diabetes. 2021;22(7):1014-22.

94. Ahola AJ, Harjutsalo V, Forsblom C, et al. The self-reported use of probiotics is associated with better glycaemic control and lower odds of metabolic syndrome and its components in type 1 diabetes. Journal of Probiotics & Health. 2017;05(04).
95. Bernaud FSR, Beretta MV, do Nascimento C, et al. Fiber intake and inflammation in type 1 diabetes. Diabetology & Metabolic Syndrome. 2014;6(1):66.
96. Ho J, Nicolucci AC, Virtanen H, et al. Effect of prebiotic on microbiota, intestinal permeability, and glycemic control in children with type 1 diabetes. The Journal of Clinical Endocrinology & Metabolism. 2019;104(10):4427-40.

# 16

# Alimentos funcionais e compostos bioativos

*Heitor Oliveira Santos*
*Tarcila Beatriz Ferraz de Campos*
*Maristela Bassi Strufaldi*

## INTRODUÇÃO

A mudança de hábitos alimentares destaca-se como um dos principais aliados na prevenção e no tratamento do diabetes *mellitus* (DM), além da terapêutica medicamentosa e da prática regular de exercício físico.[1] Apesar de o controle da ingestão de carboidratos ser o principal fator dietético no manejo do DM, há uma grande variedade de alimentos funcionais que trazem benefícios para a saúde por meio de seus compostos bioativos.

A legislação brasileira define alimentos funcionais como "todo alimento ou ingrediente que, além das funções nutricionais básicas, quando consumido como parte da dieta usual, produz efeitos metabólicos e/ou fisiológicos e/ou efeitos benéficos à saúde, devendo ser seguro para consumo sem supervisão médica".[2]

O impacto da ingestão de alimentos funcionais e compostos bioativos no perfil glicêmico será discutido neste capítulo.

## ÁCIDOS GRAXOS MONOINSATURADOS E POLI-INSATURADOS

Além da prevenção de doenças cardiovasculares, o consumo de ácidos graxos monoinsaturados (Mufa) e poli-insaturados (Pufa) está associado à redução do risco cardiovascular em pessoas com diabetes *mellitus* tipo 2 (DM tipo 2).[3] Segundo a Associação Americana de Diabetes (ADA, na sigla em inglês) e a Sociedade Brasileira de Diabetes (SBD), a recomendação da quantidade total de lipídios para pessoas com DM ainda é inconclusiva, sendo indicada uma distribuição individualizada, dentro de uma faixa de 20 a 35% do valor energético total (VET). A qualidade dos ácidos graxos é relevante na estruturação da prescrição nutricional, sendo indicada maior proporção de Mufa e Pufa.[1,4]

O ácido graxo ômega-3 de origem marinha, ou seja, o ácido docosaexaenoico (DHA) e o ácido eicosapentaenoico (EPA), pode reduzir as concentrações de triglicerídeos, bem como a resposta inflamatória e a resistência à insulina.[5] Sob condição de obesidade, o consumo de ômega-3 melhora a resistência à insulina por meio de maior captação de glicose mediada pelo estímulo aos receptores ativados por proliferador de peroxissoma (PPAR-y), transportador de glicose 4 (Glut-4) e aos substratos 1 e 2 do receptor de insulina (IRS-1 e IRS-2), além de modular a síntese da adiponectina, um hormônio que participa na fosforilação da adenosina monofosfato (AMPK).[6]

Uma metanálise que incluiu 30 ensaios clínicos randomizados (ECR) mostrou que a suplementação com ômega-3, na dose de 2 a 4 g/dia por 6 a 24 semanas, reduziu a glicemia de jejum e a resistência insulínica de pacientes com pré-diabetes, DM tipo 2 ou diabetes gestacional.[7] Contudo, as concentrações de hemoglobina glicada (HbA1c) não se alteraram. Destaca-se que nenhum estudo com diabetes *mellitus* tipo 1 (DM tipo 1) foi incluído.

Apesar de existir um bom nível de evidência para a suplementação de ômega-3 no DM, sobretudo em relação à glicemia de jejum, primariamente se deve recomendar a ingestão de fontes alimentares desse ácido graxo, tais como salmão e sardinha. Além do consumo de ômega-3, o aumento da ingestão de Mufa e Pufa no geral – com cuidado para não ultrapassar o VET – pode ser um aliado no controle do DM. A dieta do Mediterrâneo é um excelente modelo para respaldar um estilo alimentar rico em Mufa e Pufa provenientes não apenas de peixes, mas também de oleaginosas e azeite de oliva. Uma revisão sistemática com metanálise de estudos epidemiológicos e ECR, envolvendo 534.906 indivíduos, mostrou que a prática desse padrão dietético reduziu o risco de síndrome metabólica em 31%, contexto clínico no qual há resistência insulínica e, portanto, maior risco de DM.[8]

## OLEAGINOSAS

O ácido graxo alfalinolênico (ALA), que é o ômega-3 vegetal, parece ser benéfico no metabolismo glicêmico, mesmo conhecidamente sendo menos biodisponível do que o ômega-3 marinho.[9] Estudos observacionais mostram associação inversa entre o consumo do ALA e a incidência do DM, como evidenciado em uma grande análise prospectiva com mais de 43 mil chineses,[10] bem como nos dados prospectivos do *Cardiovascular health study*.[11]

As oleaginosas contêm boas quantidades de Pufa e Mufa, de modo que são a principal fonte dietética de ALA, além de conter fibras. No *Nurses' health study*, o consumo de oleaginosas foi associado a um risco reduzido de desenvolver DM após ajustes para o consumo de fibras e diversos fatores relacionados ao estilo de vida.[12] Acredita-se que as oleaginosas como nozes, castanha-do-brasil, castanha-de-caju, amêndoa e avelã possam acentuar os benefícios cardiometabólicos por causa da composição lipídica rica em Mufa e Pufa e, também, das elevadas taxas de selênio, magnésio, zinco, fibras alimentares, vitamina E, L-arginina e outros antioxidantes.[13]

Apesar dos mecanismos atraentes acerca do consumo das oleaginosas, é crucial impor ceticismo quanto à relevância clínica por meio de uma dose-resposta. Uma revisão sistemática e metanálise de ECR mostrou que o consumo de amêndoas, avelãs e nozes (28 a 85 g/dia por 4 a 48 semanas) estatisticamente reduziu as concentrações de HbA1c e a glicemia de jejum em pacientes com DM tipo 2 comparado com dieta controle. Contudo, o efeito foi clinicamente bastante modesto, uma vez que o consumo das oleaginosas (mediana de 56 g/dia) reduziu as concentrações da HbA1c e a glicemia em jejum em apenas 0,07% e 2,7 mg/dL, respectivamente.[14]

## BRÁSSICAS

Composto por alimentos como brócolis, couve-manteiga, couve-de-bruxelas, couve-flor, repolho, rúcula e outros vegetais crucíferos, o grupo das brássicas é fonte de glicosinolatos, que são compostos bioativos com importante ação antioxidante.[15]

A glucorofanina é um composto antioxidante encontrado no brócolis que é transformado em sulforafano pelo organismo, assim diminuindo a produção de glicose pelo fígado. Pacientes com DM tipo 2 que receberam o extrato de brócolis reduziram os níveis de glicose em 10% mais do que os indivíduos que usaram placebo.[16]

Uma metanálise realizada por Jia et al.[17] verificou que maior consumo de vegetais crucíferos esteve associado a menor risco de desenvolvimento de DM tipo 2 independentemente dos principais fatores de risco para doenças cardiovasculares, tais como tabagismo, consumo de bebida alcoólica, índice de massa corporal (IMC) elevado e atividade física. Corroborando esse resultado, Safarakhsh et al.[18] estudaram 150 indivíduos com pré-diabetes e também verificaram menor risco de desenvolvimento de DM nos que consumiam com regularidade maior quantidade de hortaliças.

Portanto, parece viável ter maior atenção à recomendação do consumo de crucíferas para pacientes com DM, já que são vegetais pobres em carboidratos, ricos em fibra e compostos bioativos.

## FIBRAS ALIMENTARES E PREBIÓTICOS

Muitos alimentos podem ser considerados funcionais por serem ricos em fibras alimentares. A fibra alimentar é resistente à ação das enzimas digestivas e é constituída de polímeros de carboidratos, com três ou mais unidades monoméricas, e mais a lignina – um polímero de fenilpropano.[19] Os efeitos positivos da fibra alimentar estão relacionados, em parte, ao fato de que uma parcela da fermentação de seus componentes ocorre no intestino grosso, o que produz impacto sob a velocidade do trânsito intestinal, pH do cólon e produção de subprodutos com importantes funções fisiológicas.[20]

A classificação das fibras alimentares de acordo com sua solubilidade em água é a mais comum, embora a classificação relacionada às capacidades de formação de gel, viscosidade ou taxa de fermentação pela microbiota intestinal possa ser tão relevante quanto.[19] A maioria dos produtos de fibras naturais compartilha algumas dessas propriedades, mas geralmente os alimentos fontes de fibra solúvel são mais facilmente fermentáveis e estão presentes em alimentos como frutas, certos vegetais e alguns produtos derivados de cevada e aveia que são ricos em beta-glucanas. Os tipos de fibras alimentares são discutidos nos subtópicos a seguir.

### Fibras solúveis

A viscosidade das fibras pode retardar o esvaziamento gástrico, promovendo saciedade; no intestino delgado, pode dificultar a ação de enzimas hidrolíticas, retardando a digestão, o que permitiria uma absorção mais lenta dos nutrientes. Isso afeta a resposta pós-prandial, principalmente de glicose e ácidos graxos.

Fibras solúveis, como as beta-glucanas da aveia, psyllium e a goma guar, têm sido recomendadas a pessoas com DM tipo 2 a fim de melhorar a resposta pós-prandial da insulina e glicose, além de seu efeito anti-hiperlipidêmico. Apesar de ser uma fonte rica em carboidratos, o consumo de aveia contribui para reduzir a glicemia por causa do atraso do esvaziamento gástrico, e dessa forma a glicose é absorvida de forma mais gradual.[21]

Tappy et al.[22] demonstraram uma diminuição progressiva das concentrações plasmáticas de glicose em 33 a 63% e das concentrações de insulina em 33 a 41% com a adição de 4 a 8 g de beta-glucana ao café da manhã teste à base de farelo de aveia em comparação com um café da manhã controle. Doses iguais ou superiores a 3 g/dia de beta-glucana parecem ser eficientes para impactar positivamente o controle glicêmico; destaca-se que, em média, 40 g de aveia fornecem a quantidade de 3 g de beta-glucana, sendo o farelo de aveia uma fonte ainda melhor na oferta dessa fibra.[23]

## Fibras insolúveis

As fibras insolúveis têm como principais fontes alimentares os grãos integrais, as fibras de cereais (farelo de milho e trigo) e os alimentos que contêm celulose, hemiceluloses e lignina, as quais são fibras que normalmente não formam gel e com fermentação moderada no cólon. Consequentemente, fibras insolúveis geram menor impacto nas variações da glicose pós-prandial do que as fibras solúveis e, portanto, apresentam menor influência no índice glicêmico de alimentos que contêm carboidrato.[24] Os alimentos que contêm fibras são constituídos na maior parte das vezes de um terço de fibras solúveis e dois terços de insolúveis.

## Prebióticos

Os prebióticos constituem um grupo de fibras que são classificadas como polissacarídeos não amido, amidos resistentes e oligossacarídeos.[25] Esses componentes são parcial ou totalmente fermentados e utilizados como fonte energética pela microflora no cólon, convertidos em gases (hidrogênio, metano e dióxido de carbono) e ácidos graxos de cadeia curta (AGCC), principalmente acetato, propionato e butirato. A disponibilidade de substrato no cólon resulta no aumento do número de bactérias e do bolo fecal.[26] Os produtos de fermentação da fibra podem estimular de forma seletiva a atividade e o crescimento de bactérias benéficas (bifidobactérias e lactobacilos) e inibir paralelamente o crescimento das bactérias patogênicas. A inulina e os fruto-oligossacarídeos (FOS) são típicos prebióticos, naturalmente presentes em frutas e vegetais como banana, chicória, alcachofra, cebola, alho, alho-poró e trigo.[27]

Os AGCC possuem afinidade de ligação a receptores existentes nas superfícies das células entero-endócrinas, estimulando a secreção do peptídeo YY (PYY), hormônio responsável pela inibição da motilidade intestinal, prolongamento do trânsito intestinal e consequente melhoria da absorção dos nutrientes.[28] Uma das propriedades comuns aos AGCC mencionados consiste em seu efeito anti-inflamatório: o acetato e o propionato atuam na via inflamatória mediada por receptores acoplados a proteínas G (expressos em células envolvidas na imunidade inata, como neutrófilos), enquanto o butirato inibe o fator de transcrição NF-kappa B, consequentemente mediando a atividade de citocinas pró-inflamatórias.[29]

Postula-se que a fermentação dos prebióticos pelas bactérias do cólon estimula a secreção de hormônios como GLP-1, regulando a secreção de insulina, a utilização periférica de glicose e o fluxo vascular.[30] No contexto do DM tipo 2, destacam-se dois prebióticos com benefício terapêutico: FOS, naturalmente encontrados em alimentos como alcachofra, alho-poró, chicória, alho, cebola, aspargos e aveia; e galactoligossacarídeos (GOS), naturalmente presentes no leite ou soro do leite. Os FOS destacam-se como importantes promotores da secreção de GLP-1.[31]

Os frutanos do tipo inulina, na dose de 10 a 20 g/dia, podem melhorar a tolerância à glicose.[32] FOS ou inulina parecem aumentar o crescimento de bifidobactérias a partir de 4 g/dia, mas é importante ressaltar que 14 g/dia ou mais podem causar desconforto intestinal.[33]

Outros prebióticos, como o amido resistente, encontrado na banana-verde e nos grãos integrais, e a inulina, encontrada na chicória, na batata yacon, na cebola, no alho, no alho-poró, nos aspargos, no chuchu e na banana, também merecem destaque, com fácil aplicação na prática clínica.[34]

Por causa dos efeitos benéficos e cientificamente comprovados do consumo de fibras, a ADA e a Canadian Diabetes Association, nas diretrizes de 2015, recomendaram aumento do consumo de fibras pela população com DM tipo 2 (cerca de 30 a 50 g por dia, sendo a recomendação mínima de 14 g/1.000 kcal), em comparação com a população geral. O American College of Cardiology e a Associação Americana do Coração (AHA, na sigla em inglês), em 2016, com base em um padrão alimentar mediterrâneo, indicaram ingestão de fibras entre 27 e 37 g/dia. O alcance dessas metas pelos pacientes deve ser, entretanto, planejado individualmente, uma vez que muitos não estão habituados ao elevado consumo de fibras, o que pode ocasionar desconfortos gástricos e intestinais.[1,4]

## PROBIÓTICOS

A microbiota intestinal está associada com o desenvolvimento de doenças metabólicas. Por exemplo, a relação entre microbiota intestinal e DM está amplamente descrita no Capítulo 16.

O aumento da permeabilidade intestinal favorece a translocação do lipopolissacarídeo bacteriano (LPS), componente presente na parede celular de bactérias Gram-negativas. Assim, a microbiota intestinal representa um grande reservatório dessa endotoxina, sobretudo naqueles indivíduos que habitualmente consomem dieta com alto teor de gorduras.[30,35]

Reconhecidamente, o LPS induz a inflamação e a resistência à insulina. Essas anormalidades são desencadeadas, em parte, pelo fato de os LPS funcionarem como gatilho para síntese de citocinas pró-inflamatórias não apenas pelas células do sistema imune como também pelo tecido adiposo, de modo a promover uma endotoxemia metabólica. Assim, altas concentrações circulantes de LPS associadas à ingestão de dietas ricas em gorduras podem desencadear inflamação subclínica crônica, a qual participa na gênese da obesidade, do DM tipo 2 e de outras doenças metabólicas.[35]

Os alimentos fermentados são fontes naturais de probióticos. Probióticos em alimentos fermentados incluem leites fermentados (iogurte, soro de leite coalhado, *kefir*), vegetais fermentados (chucrute, *kimchi*, gengibre em conserva), grãos em pasta como o missô e outros.[36] A fermentação preserva os alimentos, tornando-os mais saborosos, os nutrientes ficam mais biodisponíveis, eliminam-se alguns compostos tóxicos e são produzidos outros benefícios.

Produtos lácteos possuem proteínas de alta qualidade, peptídeos bioativos, vitaminas (vitaminas A e D, vitaminas do grupo B e vitamina K2), minerais (cálcio, magnésio e potássio) e baixo índice glicêmico. Além disso, os produtos lácteos fermentados, como o iogurte, podem conferir benefícios adicionais para a saúde por causa da bactéria probiótica que eles contêm.[37] Todos esses componentes podem interagir sinergicamente para influenciar as vias metabólicas relacionadas à resistência à insulina e ao DM.

A relação entre gorduras presentes nos produtos lácteos e tolerância à glicose pode ser explicada por uma maior sensibilidade à insulina causada pela redução da gordura hepática em indivíduos que consomem gorduras lácteas.[38] Uma hipótese seria pela presença do ácido graxo palmitoleico (t16-1:1n-7), que exerce efeito metabólico sob o metabolismo da glicose, aumentando a sensibilidade à insulina e diminuindo a produção hepática de glicose.

A ingestão de produtos lácteos tem sido relacionada a alterações no cálcio intracelular em indivíduos responsivos. O cálcio intracelular favorece a secreção de insulina e o aumento de glicose. Estudo realizado por Gijsbers et al.[39] demonstrou que o consumo de iogurte (80 g/dia) apresentou relação não linear inversa com o DM tipo 2, indicando risco 14% menor para seu desenvolvimento. A ingestão de produtos lácteos tem sido relacionada a alterações no cálcio intracelular em indivíduos responsivos, sendo que o cálcio intracelular favorece a secreção de insulina e o aumento de glicose.

O efeito de peptídeos específicos sob a sensibilidade à insulina também pode ser importante. Estudos em humanos mostraram que a ingestão de iogurte aumenta as concentrações circulantes de GLP1 e PYY, os quais têm efeito sacietógeno relacionado à melhora na homeostase da glicose por meio da modulação da gliconeogênese hepática e, consequentemente, reduzindo as concentrações glicêmicas.[40]

## PLANTAS MEDICINAIS E FITOTERÁPICOS

Muitas plantas medicinais contêm compostos bioativos que podem ajudar no manejo do DM. Elas são a matéria-prima para os fitoterápicos, que podem ser encontrados na forma de xarope, tintura, cápsula, comprimido, chás, infusões, tintura, decocção, pó etc. (existe até mesmo o uso tópico).

Apesar de existirem inúmeras formas do uso de fitoterápicos, neste tópico destacam-se plantas medicinais que são consideradas itens alimentares. Alternativamente, as plantas medicinais discutidas também podem ser consideradas fitoterápicos, dependendo da forma a ser administrada.

## Cacau (*Theobroma cacao*)

O cacau é um fruto rico em polifenóis que vem sendo estudado na prevenção e tratamento do DM. Sua concentração de epicatequinas é, aproximadamente, três vezes superior à encontrada no chá-verde.[41] Os principais efeitos benéficos do cacau estão associados a sua ação antioxidante e anti-inflamatória, consequente melhora na resistência à insulina e proteção cardiovascular, como discutido a seguir.

Uma revisão sistemática com metanálise de ECR mostrou que o consumo de cacau por 2 a 52 semanas, resultando em uma padronização de ≥ 200 a < 600 mg/dia de flavonoides entre os estudos, reduziu a insulinemia e a glicemia de jejum em ~2,3 mcIU/mL e ~4,7 mg/dL, respectivamente. Logo, foi uma redução clinicamente modesta independentemente da significância estatística. Vale destacar, entretanto, que a maioria dos estudos envolveu pacientes com problemas cardiometabólicos no geral, não havendo hegemonia do DM e, portanto, sendo considerado um dado que analisa fatores de risco para o DM, e não o controle da doença por si só.[42]

Além das epicatequinas, o cacau é rico em magnésio e fibras, o que justifica ainda mais o fato de a plausibilidade biológica de seu consumo melhorar o metabolismo glicídico. Em termos práticos, Santos e Macedo[43] sugerem o consumo diário entre 20 e 40 g/dia do cacau em pó para obter quantidades relevantes dos nutrientes do cacau, a ponto de resultar em melhoras cardiometabólicas, cujo consumo não necessariamente precisa ser diário, e sim pelo menos 2 vezes por semana. O consumo diário moderado (p. ex., 5 a 10 g) em receitas parece ser o mais viável para as pessoas no geral, como a mistura com leite, vitaminas, mingaus e salada de frutas. Além disso, quantidades moderadas (p. ex., 25 g/dia) do chocolate ≥ 70% cacau podem ser uma recomendação interessante.

## Chá-verde (*Camellia sinensis*)

A partir da planta *Camellia sinensis*, como resultado de diferentes processos de produção, são obtidos o chá-verde, o chá-branco, o chá oolong, o chá-preto, entre outros. Dentre eles, o chá-verde é o que apresenta maior número de pesquisas relacionadas ao metabolismo glicídico por conta de seus flavonoides – uma categoria de polifenóis de propriedades terapêuticas amplamente estudadas. Os principais flavonoides dessa planta são as catequinas epicatequina (EC), epicatequina galato (ECG), epigalocatequina (EGC) e epigalocatequina galato (EGCG).[44] Os componentes do chá-verde aumentam a ativação da AMPK, podendo assim aprimorar a captação de glicose.[45]

Uma metanálise publicada por Zheng et al.[46] reuniu 22 estudos randomizados controlados para avaliar o efeito das catequinas do chá-verde com e sem cafeína sobre o controle glicêmico e identificou que ambas as formas foram relacionadas à redução da glicemia de jejum em ~1,5 mg/dL. Contudo, além de essa variação ser clinicamente modesta, não foram observadas alterações estatisticamente significantes para os níveis de insulina de jejum, HbA1c e Homa-IR. Em outra metanálise, envolvendo ECR compostos de pacientes com DM tipo 2, Li et al.[47] encontraram redução da insulinemia em jejum de 1,3 U/L, a qual também é uma variação clinicamente modesta, enquanto não observaram mudanças na glicemia e no Homa-IR. Portanto, os benefícios da ingestão do chá-verde parecem ser modestos.

## Especiarias: canela, cúrcuma, gengibre e alho

As especiarias têm sido estudadas por suas significativas concentrações de compostos fenólicos e suas propriedades antioxidantes, anti-inflamatórias e antidiabéticas. A canela, a cúrcuma, o gengibre e o alho podem ser considerados um quarteto de especiarias com um bom nível de evidência científica, além de apresentarem baixo custo e amplo acesso.

Os polifenóis e o cinamaldeído da canela (*Cinnamomum* sp) promovem o controle glicêmico e a sinalização adequada de insulina por meio do aumento da atividade da fosfatidillinositol 3-quinase (PI3K), que potencializa a ação desse hormônio.[48] Em revisão focada em ECR, a administração de 1 a 6 g/dia de canela em pó, por 6 a 17 semanas, reduziu a glicemia de jejum entre 13 e 52 mg/dL e a HbA1c entre 0,27 e 0,83% em indivíduos com DM tipo 2. *C. cassia/aromaticum* e *C. zeylanicum/verum* foram as espécies mais investigadas.[49]

Os rizomas de cúrcuma (*Curcuma longa*) podem melhorar os parâmetros glicêmicos principalmente por causa de seu componente ativo da curcumina, um potente antioxidante sistêmico. Uma metanálise de ECR mostrou que a suplementação ~4 g/dia de cúrcuma, 2-3 g/dia do extrato de cúrcuma ou 300 a 1,5 g/dia de curcuminoides levou à redução da glicemia de jejum em ~9 mg/dL e a HbA1C em 0,5% em indivíduos com disglicemia. Os estudos apresentaram duração de, no mínimo, 4 semanas.[50]

Os gingeróis do gengibre (*Zingiber officinale*) são compostos bioativos que podem contribuir com a melhora do metabolismo da glicose. Em ratos com DM, a administração de gingerol por 4 semanas promoveu aumento nas concentrações de GLP-1 e transcrição de Glut-4, melhorando o perfil de resistência à insulina.[51] Em outro estudo com animais obesos, o gingerol promoveu redução dos níveis de glicemia e insulina, associada à inibição dos produtos finais da glicação avançada.[52] Em uma metanálise de ECR, a administração de 1 a 3 g/dia de gengibre em cápsulas, fracionadas em 1 a 4 vezes ao dia, por 1 a 3 meses, reduziu a glicemia de jejum em ~21 mg/dL em pacientes com DM tipo 2, mesmo sob o uso de hipoglicemiantes orais. Os pesquisadores também encontraram uma redução geral dos níveis da HbA1c em 1%.[53]

O alho (*Allium sativum*) contém diversas substâncias bioativas que podem auxiliar na saúde cardiovascular, como é o caso da alicina e de seus compostos antioxidantes. Uma metanálise de ECR mostrou que a administração de 0,5 a 20 g/dia de alho, por 2 a 180 dias, reduziu a glicemia de jejum em ~11 mg/dL e as concentrações da HbA1c em 0,6% em pacientes com DM.[54] Contudo, deve-se enfatizar que o consumo do alho deve ser individualizado, pois pode gerar mau hálito e desconfortos gastrointestinais por ser rico em Fodmaps (isto é, oligossacarídeos, dissacarídeos, monossacarídeos e polióis fermentáveis).

## CONSIDERAÇÕES FINAIS

Os alimentos, especialmente as versões *in natura*, possuem nutrientes e compostos bioativos benéficos à saúde, sendo aliados na prevenção e no tratamento de doenças crônicas como o DM. Contudo, não existe alimento nem nutriente milagroso, sendo o padrão alimentar – em paralelo à mudança do estilo de vida – os grandes aliados da abordagem não farmacológica no controle do DM.

O uso dos alimentos funcionais e/ou dos compostos bioativos pode estar inserido em um planejamento dietético equilibrado e individualizado, com o paciente no centro do cuidado. Ou seja, alimentos funcionais e/ou fitoterápicos podem ser utilizados como coadjuvantes no manejo do DM, sendo sempre necessário analisar o custo x benefício pelo profissional prescritor.

## REFERÊNCIAS BIBLIOGRÁFICAS

1. American Diabetes Association (ADA). Facilitating behavior change and well-being to improve health outcomes: standards of medical care in diabetes – 2022. Diabetes Care. 2022;45(Suppl 1):S60-S82.
2. Brasil. Agência Nacional de Vigilância Sanitária (Anvisa). Portaria n. 398, de 30 de abril de 1999. Disponível em: https://bvsms.saude.gov.br/bvs/saudelegis/anvisa/1999/prt0398_30_04_1999.html. Acesso em: 9 fev. 2022.

3. Takkunen MJ, Schwab US, de Mello VDF, et al. DPS Study Group. Longitudinal associations of serum fatty acid composition with type 2 diabetes risk and markers of insulin secretion and sensitivity in the Finnish diabetes prevention study. Eur J Nut. 2016;55(3):967-79.
4. Sociedade Brasileira de Diabetes (SBD). Princípios gerais da orientação nutricional no diabetes mellitus. In: Diretrizes da Sociedade Brasileira de Diabetes 2019-2020. São Paulo: Clannad; 2019.
5. West SG, Hecker KD, Mustad VA, et al. Acute effects of monounsaturated fatty acids with and without omega-3 fatty acids on vascular reactivity in individuals with type 2 diabetes. Diabetologia. 2005;48(1):113-22.
6. Krebs JD, Browning LM, McLean NK, et al. Additive benefits of long-chain n-3 polyunsaturated fatty acids and weight-loss in the management of cardiovascular disease risk in overweight hyperinsulinaemic women. Int J Obes. 2006;30(10):1535-44.
7. Delpino FM, Figueiredo LM, da Silva BGC, et al. Omega-3 supplementation and diabetes: a systematic review and meta-analysis. Crit Rev Food Sci Nutr. 2021;22;1-14.
8. Kastorini CM, Milionis HJ, Esposito K, et al. The effect of Mediterranean diet on metabolic syndrome and its components: a meta-analysis of 50 studies and 534,906 individuals. J Am Coll Cardiol. 2011;57(11):1299-313.
9. Santos HO, Price JC, Bueno AA. Beyond Fish Oil Supplementation: The Effects of Alternative Plant Sources of Omega-3 Polyunsaturated Fatty Acids upon Lipid Indexes and Cardiometabolic Biomarkers-An Overview. Nutrients. 2020;12(10):3159.
10. Brostow DP, Odegaard AO, Koh WP, et al. Omega-3 fatty acids and incident type 2 diabetes: the Singapore Chinese Health Study. Am J Clin Nutr. 2011;94(2):520-6.
11. Djoussé L, Biggs ML, Lemaitre RN, et al. Plasma omega-3 fatty acids and incident diabetes in older adults. Am J Clin Nutr. 2011;94(2):527-33.
12. Jiang R, Manson JE, Stampfer MJ, et al. Nut and peanut butter consumption and risk of type 2 diabetes in women. JAMA. 2002;288(20):2554-60.
13. Casas-Agustench P, Bulló M, Salas-Salvadó J. Nuts, inflammation and insulin resistance. Asia Pac J Clin Nutr. 2010;19(1):124-30.
14. Viguiliouk E, Kendall CWC, Mejia SB, et al. Effect of tree nuts on glycemic control in diabetes: a systematic review and meta-analysis of randomized controlled dietary trials. PLoS One. 2014,30;9(7):e103376.
15. Martins T, Colaço B, Venâncio C, et al. Potential effects of sulforaphane to fight obesity. J Sci Food Agric. 2018;98(8):2837-44.
16. Axelsson AS, Tubbs E, Mecham B, et al. Sulforaphane reduces hepatic glucose production and improves glucose control in patients with type 2. Sci Transl Med. 2017;9(394):1-12.
17. Jia X, Zhong L, Song Y, et al. Consumption of citrus and cruciferous vegetables with incident type 2 diabetes mellitus based on a meta-analysis of prospective study. Prim Care Diabetes. 2016;10(4):272-80.
18. Safabakhsh M, Koohdani F, Bagheri F, et al. Fruit and vegetable intake and pre-diabetes: a case-control study. Eur J Nutr. 2017;57(8):2953-62.
19. Jovanovski E, Khayyat R, Zurbau A, et al. Should viscous fiber supplements be considered in diabetes control? Results from a systematic review and meta-analysis of randomized controlled trials. Diabetes Care. 2019;42(5):755-66.
20. Reynolds AN, Akerman AP, Mann J. Dietary fibre and whole grains in diabetes management: systematic review and meta-analyses. PLoS Med. 2020;17(3):e1003053.
21. Li X, Cai X, Ma X, et al. Short-and long-term effects of wholegrain oat intake on weight management and glucolipid metabolism in overweight type-2 diabetics: a randomized control trial. Nutrients. 2016;8(9):549.
22. Tappy L, Gugolz E, Wursch P. Effects of breakfast cereals containing various amounts of beta-glucan fibers on plasma glucose and insulin responses in NIDDM subjects. Diabetes Care. 1996;19(8):831-4.

23. Tapola N, Karvonen H, Niskanen L, et al. Glycemic responses of oat bran products in type 2 diabetic patients. Nutr Metab Cardiovasc Dis. 2005;15(4):255-61.
24. Weickert OM, Pfeiffer AFH. Impact of dietary fiber consumption on insulin resistance and the prevention of type 2 diabetes. J Nutr. 2018;148(1):7-12.
25. Elia M, Cummings JH. Physiological aspects of energy metabolism and gastrointestinal effects of carbohydrates. Eur J Clin Nutr. 2007;61(1):40-74.
26. Cummings JH, Macfarlane GT, Englyst HN. Prebiotic digestion and fermentation. Am J Clin Nutr. 2001;73(2):415-20.
27. Alexiou A, Franck A. Prebiotic inulin-type fructans: nutritional benefits beyond dietary fibre source. Nutr Bull. 2008;33(1):227-33.
28. Samuel BS, Shaito A, Motoike T, et al. Effects of the gut microbiota on host adiposity are modulated by the short-chain fatty-acid binding G proteincoupled receptor, Gpr41. Proc Natl Acad Sci USA. 2008;105(43):16767-72.
29. Maslowski KM, Vieira AT, Ng A, et al. Regulation of inflammatory responses by gut microbiota and chemoattractant receptor GPR43. Nature. 2009;461(7268):1282-6.
30. Blandino G, Inturri R, Lazzara F, et al. Impact of gut microbiota on diabetes mellitus. Diabetes & Metabolism. 2016;42(5):303-15.
31. Cani PD, Lecourt E, Dewulf EM, et al. Gut microbiota fermentation of prebiotics increases satietogenic and incretin gut peptide production with consequences for appetite sensation and glucose response after a meal. Am J Clin Nutr. 2009;90(5):1236-43.
32. Letexier D, Diraison F, Beylot M. Addition of inulin to a moderately high-carbohydrate diet reduces hepatic lipogenesis and plasma triacylglycerol concentrations in humans. Am J Clin Nutr. 2003;77(3):559-64.
33. Flesch AG, Poziomyck AK, Damin DC. The therapeutic use of symbiotics. Arq Bras Cir Dig. 2014;27(3):206-9.
34. Wierdsma NJ, van Bodegraven AA, Uitdehaag MJ, et al. Fructo-oligosccharides and fibre in enteral nutrition has a beneficial influence on microbiota and gastrointestinal quality of life. Scand J Gastroenterol. 2009;44(7):804-12.
35. Creely SJ, McTernan PG, Kusminski CM, et al. Lipopolysaccharide activates an innate immune system response in human adipose tissue in obesity and type 2 diabetes. Am J Physiol Endocrinol Metab. 2007;292(3):740-7.
36. FAO/WHO. Guidelines for the evaluation of probiotics in food. Report of a Joint FAO/WHO Working Group on Drafting Guidelines for the Evaluation of Probiotics in Food. London, Ontario, Canada: Food and Agriculture Organization and World Health Organization. April 2002. Disponível em: https://www.fao.org/3/a0512e/a0512e.pdf. Acesso em: 9 fev. 2022.
37. Lovegrove JA, Hobbs DA. Plenary lecture 2: milk and dairy produce and CVD – new perspectives on dairy and cardiovascular health. Proc Nutr Soc. 2016;75(3):1-12.
38. Mozaffarian D, Otto MCO, Lemaitre RN, et al. Trans-palmitoleic acid, other dairy fat biomarkers, and incident diabetes: the Multi-ethnic study of atherosclerosis (Mesa). Am J Clin Nutr. 2013;97(4):854-61.
39. Gijsbers L, Ding EL, Malik VS, et al. Consumption of dairy foods and diabetes incidence: a dose-response meta-analysis of observational studies. Am J Clin Nutr. 2016;103(4):1111-24.
40. Veldhorst M, Smeets A, Soenen S, et al. Protein-induced satiety: effects and mechanisms of different proteins. Physiol Behav. 2008;94(2):300-7.
41. Lee KW, Kim YJ, Lee HJ, et al. Cocoa has more phenolic phytochemicals and a higher antioxidant capacity than teas and red wine. J Agric Food Chem. 2003;51(25):7292-5.
42. Lin X, Zhang I, Li A, et al. Cocoa flavanol intake and biomarkers for cardiometabolic health: a systematic review and meta-analysis of randomized controlled trials. J Nutr. 2016;146(11):2325-33.

43. Santos HO, Macedo RCO. Cocoa-induced (Theobroma cacao) effects on cardiovascular system: HDL modulation pathways. Clin Nutr Espen. 2018;27:10-15.
44. Ferreira MA, Gomes APO, de Moraes APG, et al. Green tea extract outperforms metformin in lipid profile and glycaemic control in overweight women: a double-blind, placebo-controlled, randomized trial. Clin Nutr Espen. 2017;22:1-6.
45. Huang J, Wang Y, Xie Z, et al. The anti-obesity effects of green tea in human intervention and basic molecular studies. Eur J Clin Nutr. 2014;68(10):1075-87.
46. Zheng X, Xu YL, Li SH, et al. Effects of green tea catechins with or without caffeine on glycemic control in adults: a meta-analysis of randomized controlled trials. Am J Clin Nutr. 2013;97(4):750-62.
47. Li Y, Wang C, Huai O, et al. Effects of tea or tea extract on metabolic profiles in patients with type 2 diabetes mellitus: a meta-analysis of ten randomized controlled trials. Diabetes Metab Res Rev. 2016;32(1):2-10.
48. Roussel AM, Hininger I, Benaraba R, et al. Antioxidant effects of a cinnamon extract in people with impaired fasting glucose that are overweight or obese. J Am Coll Nutr. 2009;28(1):16-21.
49. Santos HO, da Silva GAR. To whats extent does cinnamon administration improve the glycemic and lipid profiles? Clin Nutr Espen. 2018;27:1-9.
50. de Melo ISF, dos Santos AF, Bueno NB. Curcumin or combined curcuminoids are effective in lowering the fasting blood glucose concentrations of individuals with dysglycemia: systematic review and meta-analysis of randomized controlled trials. Pharmacol Res. 2018;128:137-44.
51. Samad MB, Mohsin MNAB, Razu BA, et al. [6]-Gingerol, from Zingiber officinale, potentiates GLP-1 mediated glucose-stimulated insulin secretion pathway in pancreatic β-cells and increases RAB8/RAB10-regulated membrane presentation of Glut4 transporters in skeletal muscle to improve hyperglycemia in Leprdb/db type 2 diabetic mice. BMC Complement Altern Med. 2017;17(1)395.
52. Sampath C, Rashid MR, Sang S, et al. Specific bioactive compounds in ginger and apple alleviate hyperglycemia in mice with high fat diet-induced obesity via Nrf2 mediated pathway. Food Chem. 2017;226:79-88.
53. Zhu J, Chen H, Song Z, et al. Effects of ginger (Zingiber officinale Roscoe) on type 2 diabetes mellitus and components of the metabolic syndrome: a systematic review and meta-analysis of randomized controlled trials. Evid Based Complement Alternat Med. 2018;5692962.
54. Wang J, Zang X, Lan H, et al. Effect of garlic supplement in the management of type 2 diabetes mellitus (T2DM): a meta-analysis of randomized controlled trials. Food Nutri Res. 2017;61(1):1377571.

# 17

# Uso das novas tecnologias em diabetes e a interface com o plano alimentar

*Tarcila Beatriz Ferraz de Campos*

## INTRODUÇÃO

A partir do final do século XX, grandes avanços tecnológicos ocorreram no tratamento do diabetes. Esses avanços permitiram que milhares de pacientes apresentassem melhorias nos resultados do tratamento da doença, promovendo melhor entendimento das variações glicêmicas e, assim, contribuindo para um melhor controle metabólico e qualidade de vida.[1] Essas tecnologias estão em constante desenvolvimento e evolução e buscam o gerenciamento eletrônico do diabetes, bem como a facilidade de cálculos e de manejo da doença, tanto pela equipe de saúde quanto pelo próprio paciente e sua família.[2] Um dos avanços tecnológicos tem como foco o desenvolvimento de novas apresentações e vias de administração de insulina.[1]

Há algum tempo a tecnologia auxilia os pacientes em suas atividades de autocuidado, como monitoramento da glicemia, lembretes de medicamentos, alimentação saudável e atividade física, aliviando a ansiedade e o fardo do manejo da doença, além de contribuir para a prevenção de complicações.[2] As novas tecnologias, como dispositivos de monitoramento contínuo de glicose, bombas de insulina, canetas e acessórios inteligentes de insulina, aplicativos móveis para diabetes e plataformas remotas de monitoramento glicêmico, permitem a personalização de cuidados, incentivando o usuário a consultar seus profissionais de saúde e a selecionar um sistema que melhor se adapte ao seu estilo de vida e expectativas.

A alimentação e a nutrição são partes essenciais para o controle da glicemia. Os resultados de estudos clínicos recentes mostram que a glicose no sangue oscila de maneira diferente nas pessoas em resposta às mesmas refeições padronizadas.[3] Esse fenômeno mostra os desafios para encontrar uma abordagem única para o controle do diabetes. Com o desenvolvimento de tecnologias, a nutrição personalizada/nutrição de precisão tornou-se gradativamente mais prática para tratar o diabetes de modo individualizado.

## MONITORIZAÇÃO CONTÍNUA DA GLICOSE EM TEMPO REAL (CGM)

A monitorização contínua da glicose evoluiu para sistemas que apresentam as medidas em tempo real (em inglês, *real time* – rt-CGM) ao paciente e aos profissionais, possibilitando melhor gerenciamento do controle da doença. Tais equipamentos são de uso pessoal e ilustram os dados por meio de gráficos formados com base em um padrão de leituras de glicose registradas.[4] Além disso, esses dispositivos ilustram a direção das mudanças nos níveis glicêmicos, sugeridas por setas que indicam a tendência de subida ou queda da glicemia. As setas de tendência permitem o conhecimento e o cálculo da velocidade de mudança da variação da glicose, sendo possível programar alarmes sonoros em caso de hipoglicemia e hiperglicemia.[5,6]

As medidas apresentadas pela CGM tornam possível a identificação de padrões e tendências de glicose que ocorrem durante as 24 horas do dia. Também podem ser obtidos dados como glicose média, período de tempo em hipo, normo ou hiperglicemia, glicemia média por intervalos determinados, além do perfil glicêmico a cada dia.[6] A percepção sobre o impacto das refeições sobre os níveis de glicemia é um grande diferencial, facilitando mudanças e ajustes no tratamento das pessoas com diabetes *mellitus* (DM).[6,7]

A CGM utiliza um sensor que estima a glicose a cada 5 minutos em média, disponibilizando o valor da glicemia de forma contínua na bomba (Medtronic®, Tanden®, Omnipod®) ou em um controle (Dexcom® e Guardian – Medtronic®), ou de maneira intermitente, quando escaneado pelo celular (FreeStyle Libre® – FSL). Ainda, esses sensores permitem que os dados sejam compartilhados em plataformas remotas. Além disso, a CGM é benéfica tanto para o paciente que utiliza múltiplas doses de insulina (MDI) como para o que usa o sistema de infusão contínua de insulina (Sici) e, também, para pacientes com diabetes *mellitus* tipo 2 (DM tipo 2).[8,9]

O sistema *flash*, atualmente representado pelo FreeStyle® Libre Flash , é um tipo de monitorização contínua de glicose de visualização intermitente (em inglês, *intermittently viewed* – iCGM). Esses aparelhos consistem em um sensor redondo, com cerca de 35 mm de diâmetro, que é aplicado na região posterior do braço pelo próprio paciente e que conta com um monitor de leitura das informações enviadas, com tela sensível ao toque. O principal diferencial é a possibilidade de baixar o aplicativo no *smartphone* (FreeStyle® LibreLink), o que possibilita o escaneamento e a leitura das informações do sensor diretamente do celular, com possibilidade de compartilhamento dos dados com outras pessoas/profissionais de saúde. Para a medida da glicemia, é necessário aproximar o monitor ou o celular do sensor. Nesse momento o monitor ou aplicativo faz o escaneamento do sensor, captando e mostrando em seu visor o valor da glicose, bem como setas e curva de tendência da glicemia do paciente. Esses escaneamentos podem ser feitos quantas vezes o indivíduo quiser ao longo do dia (Figura 1).[10]

Um mesmo sensor pode permanecer no paciente por 14 dias, e não são necessárias calibrações com as medidas de glicemia capilar. Todavia, há relatos de que as medidas sejam mais fidedignas após 24 horas a aplicação até o 13º dia, devido à calibração no início e à possível perda de sensibilidade no 14º dia em decorrência do tempo de vida útil do aparelho.

Ao realizar o escaneamento para a medida da glicose, o monitor mostra um gráfico com informações sobre os níveis sanguíneos de glicose nas últimas 8 horas, característica que o aproxima dos aparelhos de monitoramento contínuo de glicose, todavia sem o incômodo da punção capilar.[11] Em alguns pacientes e/ou em determinadas condições, esse sensor pode fornecer leituras sub ou superestimadas, mais comumente nos valores extremos da glicose,

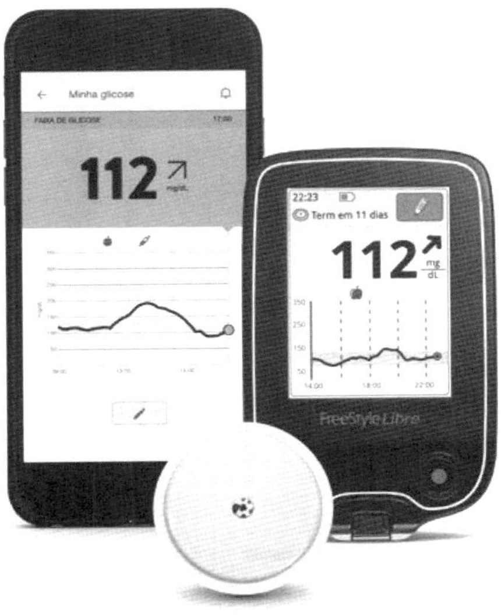


• **FIGURA 1** FreeStyle® Libre: monitor, celular e sensor.

Fonte: imagem obtida no *site* https://www.freestyle.abbott/br-pt/home.html. Acesso em: ago. 2022.

quando há rápida mudança da glicose intersticial, por exemplo, em períodos pós-prandiais, durante ou após o exercício ou mesmo quando há colocação inadequada ou defeito do sensor. Nesses casos, é necessária a confirmação pela medida da glicemia capilar com fita reagente.

Esse sensor tem aprovação da Agência Nacional de Vigilância Sanitária (Anvisa) para uso a partir dos 4 anos de idade e foi recentemente aprovado para uso na gestação.[12] Suas principais características são:

- Inserção: 90º, com aplicador próprio, no braço.
- Intervalo de leitura: 40 a 400 mg/dL.
- Alarmes de hipo e hiperglicemia: não (somente no modelo de segunda geração, ainda não disponível no Brasil).
- Durabilidade: 14 dias.
- Acurácia fora da gestação: 81%.
- Diferença relativa absoluta média (*mean absolute relative difference* – Mard): 11,4%, quando comparado à glicemia capilar.

Uma nova geração desse sensor para leitura em tempo real, o Freestyle Libre 3®, será em breve comercializada no Brasil. Essa nova geração virá com função de alarmes, volume 70% menor e maior acurácia (Mard 9,2% em adultos fora da gestação e 9,7% na população pediátrica).[13] O Mard quantifica o percentual de concordância entre as leituras do sensor de CGM e os resultados da medição da glicemia capilar.

As medidas glicêmicas provenientes dos mais diversos sistemas de monitoramento contínuo de glicemia podem ser baixadas diretamente em um computador, e visualizadas *online* ou nos aparelhos receptores. Um mínimo de 14 dias consecutivos de dados gera um relatório que permite a análise mais detalhada e a tomada de decisões. O *software* chamado Ambulatory Glucose Profile (AGP) – em português, "perfil de glicose ambulatorial" – é um exemplo de sistema que faz a análise estatística e gera relatórios a partir dos dados dos aparelhos de monitoramento contínuo. Ele cria um formato universal e apresenta os dados recomendados para avaliação do controle glicêmico, como tempo no alvo, glicemia média, períodos em hiperglicemias e hipoglicemias, tempo de uso e hemoglobina glicada (HbA1c) estimada calculada.[10]

O Consenso Internacional de *Time in Range* (TIR – tempo no alvo) publicou as recomendações para uso e interpretação dos valores do CGM, entre elas a meta de 70% dentro do alvo, isto é, cerca de 17 horas do dia com a glicose entre 70 e 180 mg/dL (tempo no alvo), menos de 4% com glicose abaixo de 70 mg/dL, menos de 1% abaixo de 54 mg/dL (tempos abaixo do alvo), menos de 25% acima de 180 mg/dL e menos de 5% acima de 250 mg/dL (tempos acima do alvo). Essas recomendações são menos rígidas para pacientes frágeis, como os idosos, e mais estritas em gestantes (Figura 2).[10]

A glicemia pós-prandial contribui para o tempo no alvo e é foco para o melhor controle glicêmico. Escolhas alimentares, planejamento de refeições e rotina alimentar são conhecidos por influenciar os resultados glicêmicos pós-prandiais.[13,14]

Algumas considerações:

- Insulina pré-prandial, idealmente insulina de ação rápida, deve ser administrada de 15 a 20 minutos antes da refeição.
- Carboidratos de baixo índice glicêmico evitam picos nos níveis de glicose pós-prandial, adequando-se melhor ao perfil de ação da insulina de ação rápida.
- Refeições contendo > 75 g de proteína isolada, por exemplo, 300 g de carne ou 12,5 g de proteína associada às fontes de carboidrato, podem gerar um efeito glicêmico independente, tardio e adicional, aproximadamente 4 horas após a refeição. A gordura aumenta a resposta à proteína. Doses de insulina extra para gordura e proteína estão sendo cada vez mais indicadas em programas de educação, especialmente para pacientes em uso de bomba de insulina. As evidências atuais nos permitem oferecer um ponto de partida seguro para o cálculo e a administração ideal de dose de insulina para cobrir a gordura-proteína, que deve ser ajustada – conforme monitorização – para atender às necessidades individuais do paciente.

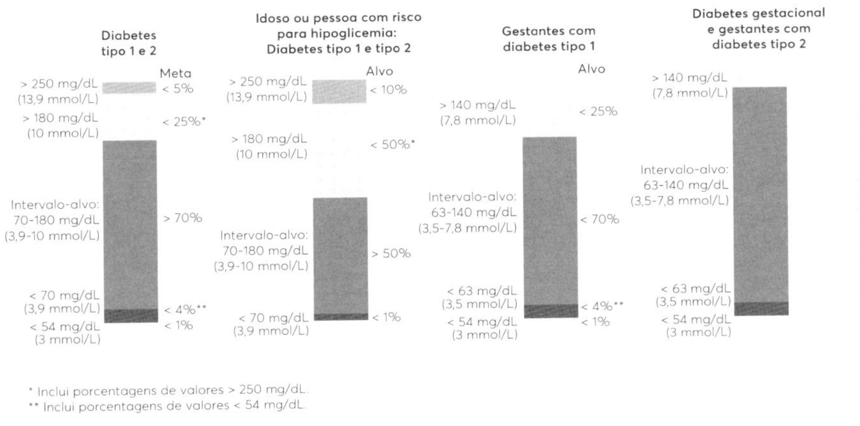


• **FIGURA 2** Metas para tempo no alvo, tempo acima do alvo e abaixo do alvo, de acordo com o Consenso Internacional de Monitorização Contínua.

Fonte: adaptação de Battelino et al.[10]

- Comer em horários regulares, evitando "beliscos", tende a promover um efeito mais positivo no controle glicêmico.

Analisar a excursão da glicose pós-prandial com o auxílio do CGM é uma estratégia de grande utilidade para o nutricionista, uma vez que vários fatores influenciam nesses valores. Em especial nas pessoas com diabetes insulinizadas, a quantidade de carboidratos consumida e a dose do bólus de refeição podem ser reguladas individualmente. Com a análise do AGP, a avaliação dos efeitos das refeições na glicemia pode ser estruturada de forma personalizada, com base na análise das curvas individuais.[15] A diferença máxima do valor de glicose pré-prandial não deve exceder 60 mg/dL (3,3 mmol/L) em comparação ao pós-prandial para minimizar o risco de glicotoxicidade.[16] Além disso, é importante observar a inclinação da curva glicêmica, já que esta pode ser influenciada pela velocidade da absorção de glicose, pela resposta à insulina e/ou pelo bólus de alimentação e também pela escolha dos alimentos da refeição.[17]

Em virtude da variação existente com relação à necessidade de insulina das pessoas com diabetes tipo 1 (DM tipo 1), muitas das que usam CGM ou monitoramento *flash* de glicose poderão se deparar com situações que não correspondem ao cenário ideal descrito. Na prática, os pacientes podem observar que a glicose está subindo acima da faixa alvo ou caindo antes de um bólus programado para a refeição ocorrer, sendo necessário, dessa forma, recalcular o tempo ou dose de aplicação da insulina. Algumas hipóteses de cenários estão ilustradas na Figura 3.

Além das questões relacionadas ao bólus de alimentação, outros fatores devem ser considerados na avaliação do comportamento das curvas de glicemia:

- Quando foi administrado o último bólus de insulina?
- Quanto de insulina foi aplicado e quanto resta de insulina ativa?
- Qual é o impacto de refeições ou lanches recentes?
- Existem outros fatores moduladores da glicose, que precisam ser levados em consideração? (p. ex., estresse, doença ou menstruação.)

O uso de CGM deve sempre ocorrer com análise e interpretação junto ao paciente, concomitante à educação em diabetes, sendo possível ajustar a medicação conforme necessário, além da otimização de mudanças nos comportamentos de estilo de vida, com foco na melhora do controle glicêmico. Acompanhe na prática a discussão de um caso utilizando a plataforma LibreView® no *QR Code*.

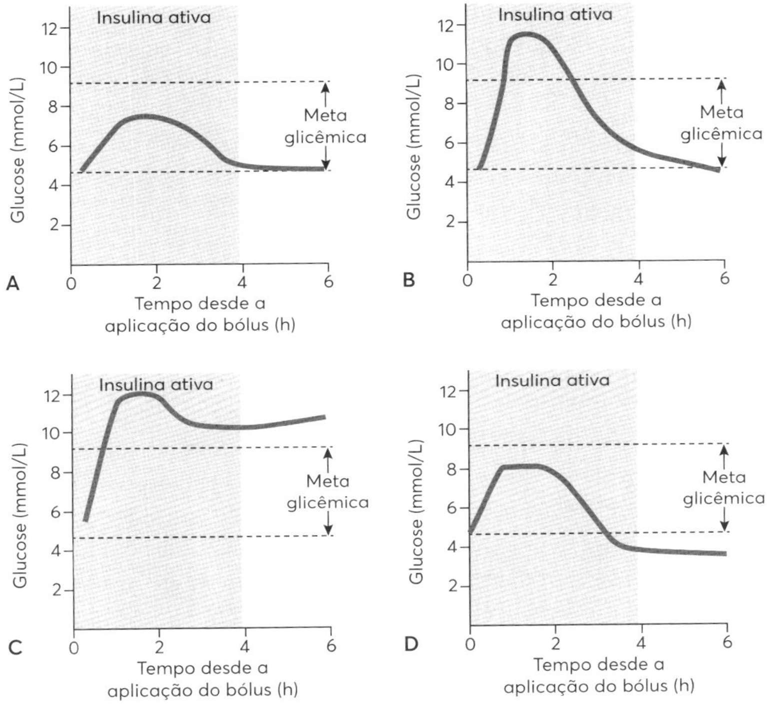


• **FIGURA 3** Curvas glicêmicas de acordo com bólus de alimentação.

A – excursão glicêmica ideal: dose de insulina de bólus alimentação está de acordo com carboidrato ingerido. B – excursão glicêmica acima do alvo: avaliar se bólus de insulina foi aplicado antes da refeição (em alguns casos 15 minutos antes); considerar rever tipo de insulina; refinar contagem de carboidratos. C – hiperglicemia estendida pós-refeição: dose de bólus de alimentação insuficiente; considerar bólus de insulina para refeições ricas em gorduras e proteínas; avaliar contagem de carboidratos; checar horário de aplicação da insulina. D – hipoglicemia até 4 horas após a refeição: bólus alimentação agressivo (rever relação insulina:carboidrato); avaliar padrão da refeição, quantidade de carboidratos, contagem de carboidratos; checar atividade física após a refeição.

Fonte: Ajjan et al.[18]

Aponte seu celular para o *QR Code* ao lado e assista ao vídeo com comentários sobre a Figura 3.

Com base nas informações apresentadas anteriormente, quando iniciamos a reposição de insulina nos indivíduos com DM tipo 1, temos como objetivo mimetizar o perfil fisiológico da liberação de insulina e, assim, manter os valores de glicemia próximos aos normais. Nesse sentido, do ponto de vista clínico, a reposição de insulina nos indivíduos com DM tipo 1 deve ter, no mínimo, três componentes principais:

1. Insulina basal.
2. Insulina prandial (bólus).
3. Insulina suplementar (bólus de correção).

As proporções entre esses três componentes dependem da faixa etária, da sensibilidade à insulina, do padrão alimentar e de exercício.

## BOMBA DE INFUSÃO DE INSULINA

A bomba consiste em um sistema de infusão contínua subcutânea de insulina, que foi desenvolvida e teve seu uso difundido nos Estados Unidos a partir de 1970. No Brasil, chegou em meados do ano de 2002 e tem sido cada vez mais conhecida e prescrita. O objetivo dessa terapêutica é simular o que ocorre no organismo da pessoa sem diabetes, mantendo a liberação de insulina durante 24 horas para tentar obter níveis normais de glicose entre as refeições e, também, liberar insulina nos horários de alimentação.[19]

Para o cálculo de bólus de insulina, as bombas possuem *softwares* incorporados a seu sistema, auxiliando o paciente nesse processo. O médico programa a razão insulina:carboidrato e o fator de sensibilidade do paciente e, com base nessas informações e no valor de glicemia capilar do momento, o *software* calcula a dose de bólus recomendada.

Tal mecanismo de cálculo ajuda o paciente, simplificando a rotina de autocuidado, extremamente necessária para os indivíduos que convivem com uma doença crônica como o diabetes. Destaca-se que cabe ao paciente informar à bomba o valor da glicemia capilar detectado, tal como a quantidade de carboidratos ingeridos na refeição – com base na contagem de carboidratos – para que a bomba auxilie no cálculo. O paciente deve ainda confirmar e solicitar a liberação da administração dessa insulina em bólus.

O paciente pode escolher diferentes tipos de bólus, que vão alterar a forma de entrega da insulina calculada, de acordo com o tipo de composição nutricional da refeição a ser realizada. O bólus estendido, quadrado ou prolongado tem duração mais extensa, sendo usado, por exemplo, em churrascos. Outra opção disponível é o bólus duplo ou multionda, no qual a administração da insulina é dividida em duas partes: uma imediata e outra estendida ao longo de algumas horas.

Outro aspecto importante na bomba de insulina é o de que, ao calcular a dose de bólus, o *software* da bomba considera a quantidade de insulina ativa restante de bólus anteriores, subtraindo seu valor da dose atual recomendada. Dessa forma, diminui a possibilidade de sobreposição de doses e de consequente hipoglicemia. Todas essas características positivas do Sici facilitam o manejo do diabetes.[1]

Atualmente, no Brasil, são comercializadas bombas de infusão de dois fabricantes: Roche® Diagnostics e Medtronic®. A Roche® disponibiliza a bomba Accu-Chek® Spirit e o sistema Accu-Chek® Spirit Combo (bomba + *smart control* com glicosímetro e cálculo de bólus), enquanto a Medtronic® disponibiliza os modelos MiniMed Paradigm® Veo 754 e MiniMed® 640G e 780G.[19] Todos os sistemas apresentam similaridade de tamanho, diferenciando-se quanto aos tipos de cateteres utilizados, funções operacionais, alarmes e controle dos botões. Nenhum desses sistemas permite ainda a automatização plena, de forma que as doses de bólus de insulina dependem da participação do paciente. O *software* da bomba utiliza as configurações previamente armazenadas para cálculo de bólus e sugere as doses de insulina com base nas informações inseridas pelo paciente (glicemia capilar e quantidade de carboidratos da refeição), que devem ser confirmadas.[20]

Mais recentemente, a tecnologia do diabetes se expandiu com o surgimento de dispositivos híbridos (bombas de sistema *loop* fechado híbrido), nos quais há integração de funções entre o CGM e a bomba de infusão. Neles ocorre o ajuste do componente basal da administração de insulina em resposta aos dados do sensor subcutâneo de glicose. Esse fornecimento automatizado de insulina é combinado com a administração manual de bólus prandiais para atender às necessidades diárias totais de insulina. A associação dessas ferramentas representou melhor controle da concentração de HbA1c e redução da incidência de hipoglicemia grave, como melhorias na qualidade de vida e outros resultados psicossociais.[21,22]

Em adolescentes e adultos com DM tipo 1 foi observado que esse sistema impacta positivamente tanto nas concentrações de HbA1c e na quantidade de tempo que os pacientes permanecem com seus níveis de glicose na zona-alvo de 70 a 180 mg/dL como também na porcentagem de tempo com valores de glicose do sensor abaixo de 70 mg/dL (no intervalo hipoglicêmico), que foi reduzida quase pela metade.[23]

O Sistema MiniMed™ 780G (SM780G) é considerado um sistema híbrido avançado de alça fechada. É um sistema automatizado que utiliza os valores do sensor para determinar a dose basal necessária e individualizada, por isso a denominação "alça fechada". Realiza bólus de correção automático, daí a denominação "avançado". Pelo fato de precisar da interação do usuário para registrar os carboidratos ingeridos e as glicemias para calibração de sensor e troca de insumos, é considerado "híbrido".

A autocorreção a cada 5 minutos melhora a glicemia diurna, amenizando também imprecisões na estimativa da contagem de carboidratos e/ou bólus de refeição atrasados ou perdidos, bem como acomoda a variabilidade diária da glicose sem intervenção do usuário. Essa evolução na tecnologia diminui a carga do usuário, garantindo a segurança. Um estudo com o objetivo de avaliar o desempenho e a segurança do sistema foi realizado em adolescentes e adultos e demonstrou tempo médio no alvo de 74,5 ± 6,9% e concentração de HbA1c 7 ± 0,5%. Quando usando as configurações ideais do sistema de uma meta de glicose de 100 mg/dL e tempo de insulina ativa de 2 horas, os usuários alcançaram um TIR de 78,8 ± 5,5%.[24]

Em conjunto com a tecnologia, o cuidado nutricional em diabetes inclui o estabelecimento das necessidades nutricionais específicas para definição do plano de cuidados, bem como a transmissão de informações, favorecendo o entendimento e a adesão ao tratamento dietético prescrito. O grande desafio é que todos esses aspectos requerem tomadas de decisões em ambientes que podem ou não apoiar o planejamento e a execução dessas recomendações.

## APLICATIVOS DE NUTRIÇÃO E CONTAGEM DE CARBOIDRATOS

As ferramentas tecnológicas, quando bem indicadas e supervisionadas pela equipe, podem assegurar maior confiança e autonomia na implementação das orientações nutricionais. Aplicativos de nutrição disponíveis para celulares, por exemplo, são ferramentas que podem potencializar o plano nutricional estabelecido e assegurar sua continuidade, pois permitem algumas ações, tais como:[25]

- Acessar banco de dados contendo grupos de alimentos em tabelas de equivalência nutricional, que auxiliam na substituição de alimentos.
- Buscar informações nutricionais específicas para a contagem de carboidratos.
- Registrar os alimentos consumidos para posterior consulta dos dados.
- Simular as refeições antes do consumo para orientar as decisões.
- Incluir dados nutricionais de alimentos e receitas fornecidos pelo nutricionista.
- Planejar refeições com alertas para horários.
- Monitorar a hidratação.
- Visualizar a evolução do seguimento do plano alimentar prescrito e do gerenciamento do peso.
- Acompanhar o consumo por grupos de alimentos, apontando as tendências de desequilíbrio.

- Enviar registros para a avaliação do profissional durante a consulta de nutrição.

Com os avanços tecnológicos e científicos, novos conhecimentos terapêuticos são adquiridos, o que torna o campo de atuação do nutricionista mais amplo e eficiente, garantindo ao profissional maior disponibilidade para coletar e analisar dados e enriquecendo a prática clínica.

## REFERÊNCIAS BIBLIOGRÁFICAS


1. Sociedade Brasileira de Diabetes (SBD). Uso de tecnologia para melhor gerenciamento da glicemia. In: Diretrizes da Sociedade Brasileira de Diabetes 2019-2020. São Paulo: Clannad; 2019.
2. Zimmerman C, Albanese-O'Neill A, Haller MJ. Advances in type 1 diabetes technology over the last decade. Eur Endocrinol. 2019;15:70-6.
3. Zeevi D, Korem T, Zmora N, et al. Personalized nutrition by prediction of glycemic responses. Cell. 2015;163(5):1079-94.
4. Slattery D, Amiel AS, Choudhary P. Optimal prandial timing of bolus insulin in diabetes management: a review. Diabet Med. 2018;35:306-16.
5. Akturk HK, Rewers A, Joseph H, et al. Possible ways to improve postprandial glucose control in type 1 diabetes. Diab Tech Ther. 2018;20(Suppl 2):S2-24.
6. Shukla AP, Iliescu RG, Thomas CE, et al. Food order has a significant impact on postprandial glucose and insulin levels. Diabetes Care. 2015;38:e98-e99.
7. Welsh JB, Gao P, Derdzinski M, et al. Accuracy, utilization, and effectiveness comparisons of different continuous glucose monitoring systems. Diabetes Technol Ther. 2019;21(3):128-32.
8. Wojciechowski P, Ryś P, Lipowska A, et al. Efficacy and safety comparison of continuous glucose monitoring and self-monitoring of blood glucose in type 1 diabetes: systematic review and meta-analysis. Pol Arch Med Wewn. 2011;121:333-43.
9. Beck RW, Riddlesworth TD, Ruedy K, et al. Continuous glucose monitoring versus usual care in patients with type 2 diabetes receiving multiple daily insulin injections: a randomized trial. Ann Intern Med. 2017;167:365-74.
10. Battelino T, Danne T, Bergenstal RM, et al. Clinical targets for continuous glucose monitoring data interpretation: recommendations from the International Consensus on Time in Range. Diabetes Care. 2019.
11. Garg S, Zisser H, Schwartz S, et al. Improvement in glycemic excursions with a transcutaneous, real-time continuous glucose sensor: a randomized controlled trial. Diabetes Care. 2006;29(1):44-50.
12. Diário Oficial da União. Ministério da Saúde. Agência Nacional de Vigilância Sanitária (Anvisa). RE 3170, 20/08/2020. Freestyle Libre sist. flash de monitor de glicose: alteração de registro.
13. Alva S, Bailey T, Brazg R, et al. Accuracy of a 14-day factory-calibrated continuous glucose monitoring system with advanced algorithm in pediatric and adult population with diabetes. J Diabetes Sci Technol. 2020:1932296820958754.
14. Frohock AM. A dietitian's role in implementing future technologies in diabetes care. Diabetes Care for Children & Young People. 2020:2(9).
15. Thomas A, Kolassa R, Von Sengbusch S, et al. CGM interpretieren. Mainz: Kirchheim Verlag; 2019.
16. Fu Z, Gilbert ER, Liu D. Regulation of insulin synthesis and secretion and pancreatic beta-cell dysfunction in diabetes. Curr Diabetes Rev. 2013;9:25-53.
17. Sˇoupal J, Sˇkrha J, Fajmon M, et al. Glycemic variability is higher in type 1 diabetes patients with microvascular complications irrespective of glycemic control. Diab Technol Ther. 2014;16:198-203.

18. Ajjan RA, Cummings MH, Jennings P, et al. Optimising use of rate-of-change trend arrows for insulin dosing decisions using the FreeStyle Libre flash glucose monitoring system. Diab Vasc Dis Res. 2018;16(1):3-12.
19. Minicucci W, Alves STF, Araujo LR, et al. O papel da bomba de insulina nas estratégias de tratamento do diabetes. Posicionamento Oficial SBD 2007 n. 6. Rev Bras Med. 2007;(Suppl 6).
20. Battelino T. Risk and benefits of continuous subcutaneous insulin infusion (CSII) treatment in school children and adolescents. Pediatr Diabetes. 2006;7(Suppl 4):20-4.
21. Sikes KA, Van Name MA, Tamborlane WV. Type 1 diabetes in children and adolescents. Pediatric Endocrinology. 2018;717-36.
22. Maahs DM, Chase HP, Westfall E, et al. The effects of lowering nighttime and breakfast glucose levels with sensor-augmented pump therapy on hemoglobin A1c levels in type 1 diabetes. Diabetes Technol Ther. 2014;16(5):284-91.
23. Garg SK, Weinzimer SA, Tamborlane WV, et al. Glucose outcomes with the in-home use of a hybrid closed-loop insulin delivery system in adolescents and adults with type 1 diabetes. Diabetes Technol Ther. 2017;19(3):155-63.
24. Carlson AL, Bode BW, Brazg RL, et al. Safety and glycemic outcomes of the MiniMed Advanced Hybrid Closed-Loop (AHCL) system in subjects with T1D. Diabetes. 2020;69(Supp 1).
25. Sociedade Brasileira de Diabetes (SBD). Princípios gerais da orientação nutricional no diabetes mellitus. In: Diretrizes da Sociedade Brasileira de Diabetes 2019-2020. São Paulo: Clannad; 2019.

# 18

# Educação em diabetes e estratégias educativas na abordagem multiprofissional

*Tarcila Beatriz Ferraz de Campos*
*Maria Gabriela Secco Cavicchioli*

## INTRODUÇÃO

A educação voltada para a autogestão do diabetes *mellitus* (DM) é o processo de facilitação de conhecimentos, habilidades e capacidades necessárias para o autocuidado da doença. Os objetivos globais da educação em DM, com relação ao indivíduo, são: apoiar a tomada de decisão, orientar o autogerenciamento e a resolução de problemas, bem como promover a colaboração ativa entre paciente e equipe de saúde, a fim de melhorar os resultados clínicos, o estado de saúde e a qualidade de vida de maneira eficaz em termos de custos.[1]

É preciso aplicar um estilo de comunicação centrada no paciente, que incorpore suas preferências, avaliando, ainda, seu grau de alfabetização e as barreiras culturais que podem influenciar esse cuidado.[2] O grau de alfabetização do paciente tem impacto significativo sobre sua capacidade de autogestão; quando ela é deficitária, existe um risco maior de resultados negativos no tratamento.[3]

A Associação Americana de Educadores em Diabetes (American Association of Diabetes Educators, AADE) relata que a construção de comportamentos saudáveis é apropriada para um programa de autogerenciamento da saúde, servindo como base para que indivíduos com a doença incluam uma alimentação saudável em seu estilo de vida, como parte do autocuidado. Essa construção apoia mudanças dietéticas e a prática de atividade física, com o objetivo de promover a perda ou a manutenção do peso. Conscientizar o paciente da importância de um planejamento alimentar balanceado deve ser prioridade em todos os programas voltados para as pessoas com DM.[4]

As pessoas com DM e seus familiares devem ser inseridas em programas de educação nutricional desde o diagnóstico, com abordagem sobre a importância do autocuidado e da independência quanto a decisões e atitudes ligadas à alimentação e ao controle metabólico.[5] Por meio desse conhecimento, o paciente poderá compreender a importância e a influência dos alimentos na homeostase glicêmica, bem como estar ciente da prevenção de complicações.

A educação em diabetes é a principal ferramenta do autocuidado e permitirá à pessoa com diabetes estar no centro das decisões de seu próprio tratamento. As técnicas atuais de estímulo e treinamento para o autocuidado utilizam modelos que buscam mudanças de comportamento positivas. Segundo as sociedades científicas brasileira e americana de diabetes,[6,4] os principais objetivos da educação em diabetes são:

- Reduzir as barreiras entre indivíduos que têm diabetes, seus familiares, comunidades e os profissionais de saúde.
- Capacitar o indivíduo com diabetes para o autocuidado.
- Melhorar os resultados clínicos.
- Prevenir ou retardar o diabetes e suas complicações agudas e crônicas.
- Proporcionar qualidade de vida.

Para alcançar esses objetivos, profissionais e equipes qualificadas devem capacitar e motivar o indivíduo a fazer escolhas adequadas diante de diversas situações, a fim de que ele solucione problemas comuns do dia a dia de forma saudável.

## ESTÁGIOS DA MUDANÇA DE COMPORTAMENTO

Sabe-se que o diagnóstico de uma doença crônica, como o DM, modifica profundamente a vida da maioria das pessoas. Essas modificações estão relacionadas com as atividades cotidianas, pois, desde o estabelecimento do diagnóstico, podem ocorrer sentimentos de angústia e desespero diante da percepção do pouco controle acerca da própria vida, o que diminui a habilidade para agir e pensar. Com essa situação, o cuidado integral da saúde se faz fundamental, cuidado esse que envolve aspectos biológicos, culturais, sociais, econômicos, psicológicos, entre outros. Uma das formas de compreender melhor os momentos de transformação do educando é usar o modelo transteórico de mudança de comportamento, proposto por Prochaska et al.,[7] já mencionado no Capítulo 13.

O modelo teórico define cinco estágios de mudança percorridos pelo indivíduo ao alterar o próprio comportamento.[7]

1. Pré-contemplação: o educando não tem consciência de determinado problema ou não lhe dá importância suficiente para que se inicie uma tentativa

de mudança de atitude. Pessoas de seu convívio podem enxergar a necessidade de mudança, mas ele mesmo não se dispõe a mudar e, normalmente, não quer lidar com o problema.

2. Contemplação: o educando identifica o problema e inicia uma discussão (interna e/ou externa) a respeito da necessidade de mudar. O indivíduo sabe a direção que necessita tomar, porém ainda não se vê apto a enfrentar a mudança. Esse estágio caracteriza-se por uma indecisão entre os prós e os contras de manter o comportamento atual.
3. Preparação: momento no qual existe determinação para iniciar o processo de mudança em um futuro próximo. Tem-se clara consciência da necessidade de mudança e de que se trata do caminho mais vantajoso. Começa, então, a definição de estratégias para conseguir mudar o comportamento.
4. Ação: normalmente é o estágio em que a decisão de mudar o comportamento se exterioriza em atitudes concretas e pode ser observada por outras pessoas; o reconhecimento de outros sobre o esforço para mudar reforça tais comportamentos. Nesse estágio, pode haver recaída ou, pelo contrário, manutenção bem-sucedida do novo comportamento.
5. Manutenção: nesse estágio, o indivíduo busca não perder o que foi conquistado no estágio anterior. É a manutenção do desejo de mudança. Momento que exige maior esforço e atenção para prevenir lapsos e relapsos que levem ao comportamento antigo indesejado.
6. Recaída: após o estágio da manutenção, a pessoa pode ter retomada do hábito ou comportamento anterior, em qualquer uma das fases já citadas. Sendo assim, é importante avaliar essas possibilidades e pensar antecipadamente em estratégias para reduzir o risco de uma recaída.

Entender esses estágios do comportamento é fundamental para o processo de educação. Dessa maneira, a educação em saúde, ligada à cidadania e à mudança de comportamento, é uma atividade planejada que objetiva criar condições para produzir as alterações de comportamento desejadas, tratando o público-alvo como objeto de transformação. O educador e o educando tornam-se sujeitos que aprenderão com as experiências de ambos, fazendo do processo algo natural e capaz de promover mudanças.[8]

## EDUCAÇÃO PARA AUTOGESTÃO DO DIABETES

A educação para a autogestão do diabetes (DSME) é o processo de facilitar conhecimento, habilidade e experiências necessárias para o autocuidado do diabetes. Embora diferentes membros da equipe de saúde e da comunidade possam contribuir para esse processo, é importante que os profissionais de saúde e seus ambientes de prática tenham os recursos e um processo de encaminhamento sistemático para permitir que os pacientes com DM recebam educação e suporte de forma consistente.[9,10]

O processo de educação contínuo ajuda as pessoas com diabetes a manter a autogestão ao longo da vida à medida que encontram novos desafios e os avanços no tratamento disponível.[11]

Existem quatro momentos essenciais que apontam a necessidade de a DSME ser avaliada pelo médico e/ou equipe multidisciplinar, com encaminhamentos feitos conforme necessário.[9,12]

- No diagnóstico:
  - Recém-diagnosticado: todas as pessoas com DM recém-diagnosticado devem receber DSME.
  - Assegurar que tanto a nutrição como a saúde emocional sejam adequadamente abordadas pelo educador ou fazer referências separadas.
- Anualmente e/ou quando não se reúnem alvos de tratamento:
  - Revisão de conhecimentos, habilidades e comportamentos.
  - Diabetes de longa data com educação prévia limitada.
  - Mudança na medicação, atividade ou ingestão nutricional.
  - Hemoglobina glicada (HbA1c) fora do alvo.
  - Manter resultados positivos para a saúde.
  - Eventos de hipoglicemia.
  - Planejamento de gravidez ou na gravidez.
  - Apoio para atingir e manter o comportamento-chave.
  - Novas situações de vida e demandas concorrentes.
- Quando novos fatores de complicação influenciam a autogestão do DM:
  - Condições de saúde, tais como doença renal e acidente vascular cerebral, necessidade de esteroides ou complicado regime de medicação.
  - Limitações físicas como deficiência visual, problemas de destreza, restrições de movimento.
  - Fatores emocionais como ansiedade e depressão clínica.
  - Necessidades básicas de vida, como acesso a alimentos, limitações financeiras.
- Quando ocorrem transições no atendimento:
  - Situação de vida, como internação ou reabilitação ou agora vivendo sozinho.
  - Equipe de assistência médica.
  - Cobertura de seguro/convênio-saúde que resulta em mudança de tratamento.
  - Alterações relacionadas à idade que afetam a cognição, o autocuidado.

Em uma abordagem centrada na pessoa com DM, a colaboração e a comunicação eficaz são consideradas a via para o envolvimento do paciente. Essa abordagem inclui extrair emoções, percepções e conhecimento por meio da escuta ativa. Por meio dessa abordagem, os pacientes são mais capazes de explorar opções, escolher seu próprio curso de ação e se sentir habilitados a tomar decisões informadas de autogestão.[13] Questões como as apresentadas a seguir proporcionam uma avaliação centrada na pessoa com diabetes e podem ser usadas no diagnóstico e/ou em outros encontros para auxiliar no processo educativo contínuo. São elas:[14]

- Como o diabetes afeta sua vida diária e de sua família?
- Quais perguntas você tem?
- Qual é a parte mais difícil neste momento sobre seu diabetes, causando-lhe a maior preocupação, ou o que é mais preocupante para você sobre seu diabetes?
- Como podemos ajudá-lo melhor?
- O que você está fazendo ou pode fazer para controlar melhor seu diabetes?

Evidências sugerem que pessoas com diabetes que completaram mais de 10 horas de DSMES ao longo de 6 a 12 meses e aqueles que participaram de forma contínua tiveram reduções significativas na mortalidade[15] e na HbA1c (diminuição de 0,57%)[16] em comparação com aqueles que passaram menos tempo em um programa de educação em diabetes. Considerando a individualidade das necessidades e do acesso a recursos, uma variedade de programas de DSMES culturalmente adaptados precisa ser oferecida nas mais diversas configurações.

A Associação Americana de Educadores em Diabetes (Aade, na sigla em inglês) sugere a aplicação de 7 medidas de avaliação comportamental para identificar a qualidade dos resultados obtidos com um programa de educação efetivo. O modelo Aade 7 Self-Care Behaviors® (Aade 7) é uma estrutura robusta para o autogerenciamento do diabetes e outras condições relacionadas, como pré-diabetes e doenças cardiometabólicas, e orienta a equipe de saúde na colaboração efetiva centrada na pessoa e no estabelecimento de metas para alcançar resultados relacionados à saúde e melhorar a qualidade de vida.

Na Figura 1 se apresenta uma breve descrição de comportamentos direcionados a pacientes e profissionais de saúde, que pode facilitar essa avaliação.[17]

## Comer saudavelmente

Fazer escolhas alimentares saudáveis, considerando o tamanho das porções e os melhores horários para consumi-las. Ao fazer a seleção de alimentos apro-

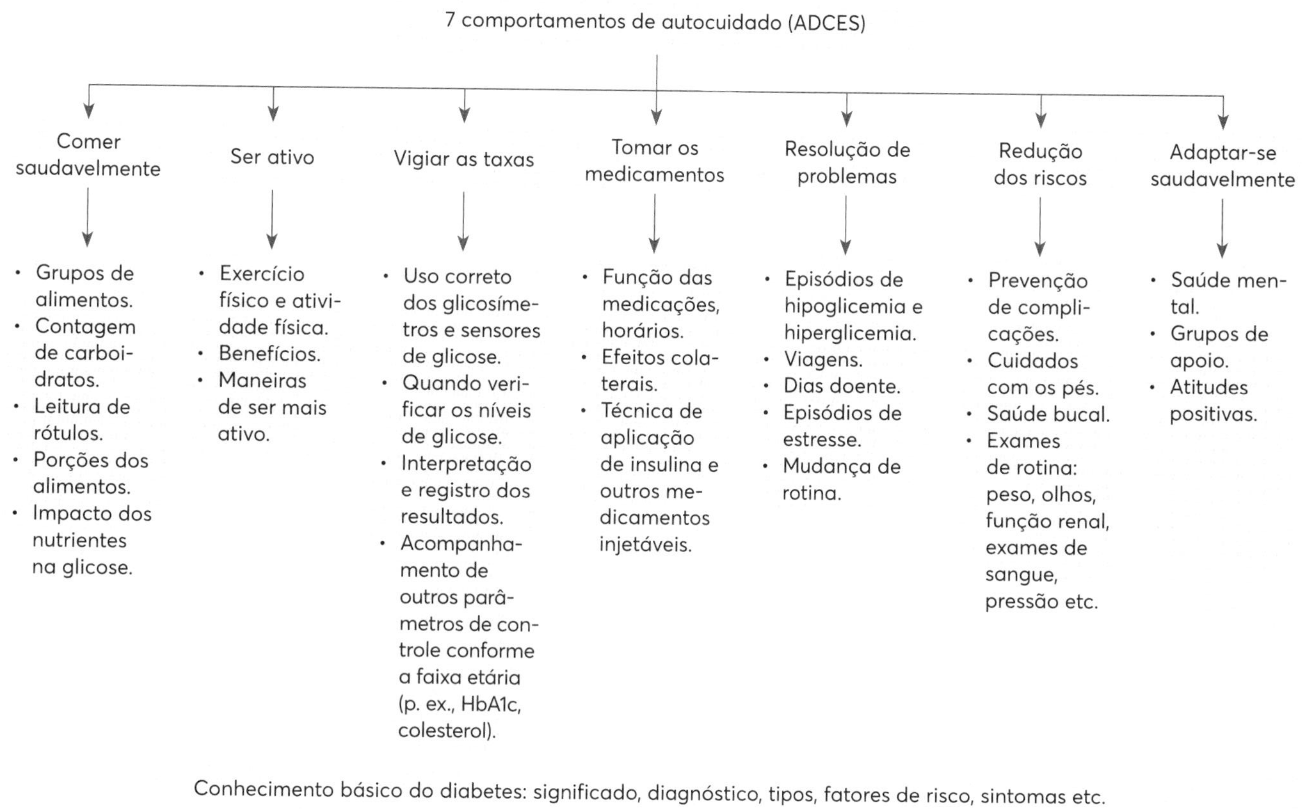


• **FIGURA 1** Descrição dos 7 comportamentos de autocuidado juntamente com os conhecimentos básicos sobre o diabetes de acordo com a Associação de Especialistas em Cuidados e Educação em Diabetes.

ADCES: Associação de Especialistas em Cuidados e Educação em Diabetes; HbA1c: hemoglobina glicada.

Fonte: adaptação de Romo-Romo et al.[18]

priados, as crianças e os adolescentes, por exemplo, podem crescer e desenvolver-se sem prejuízo pela disfunção. Algumas das habilidades a serem empregadas para o desenvolvimento desse comportamento incluem: leitura de rótulos, planejamento, preparo e fracionamento de refeições, controle das porções e contagem dos carboidratos dos alimentos.

O Quadro 1 traz, de forma prática, o detalhamento do comportamento comer saudavelmente por meio do exemplo do atendimento de uma personagem fictícia chamada Suzy.

## Ser ativo

A atividade regular é importante para o condicionamento físico geral e o controle de peso e da glicose no sangue. Também pode melhorar o índice de massa corporal (IMC), controlar os lipídios, a pressão arterial e reduzir o estresse. Educadores em diabetes podem ajudar a lidar com possíveis barreiras, como limitações físicas, ambientais, psicológicas e de tempo. O desenvolvimento de um plano de atividades equilibradas e apropriadas ao plano alimentar e de medicação é importante.

## Vigiar as taxas

O automonitoramento diário de glicose no sangue fornece às pessoas com diabetes informações que permitem avaliar como está sua alimentação, a prática da atividade física, o uso, os horários e as doses dos medicamentos. Importante também verificar regularmente a pressão arterial, a cetona na urina e o peso, além de reconhecer os demais controles regulares solicitados pelo médico em sua rotina de visitas. Os pacientes devem ser orientados sobre escolha de equipamentos, diário glicêmico e frequência dos testes, valores-alvo, interpretação e utilização dos resultados.

## Tomar os medicamentos

O diabetes é uma doença progressiva. Dependendo do tipo de diabetes, a equipe de saúde deverá ser capaz de avaliar os medicamentos utilizados e ajudar na compreensão de como atuam em seu organismo. O mesmo com relação à aplicação, ao transporte e ao manuseio da insulina. Uma terapia medicamentosa eficaz, em combinação com escolhas de estilo de vida saudáveis, pode diminuir os níveis de glicose no sangue, reduzir o risco de complicações do diabetes e produzir outros benefícios clínicos.

• **QUADRO 1** Compreendendo o comportamento "comer saudavelmente"

| Gerenciamento/monitoramento | |
|---|---|
| Resultado imediato/aprendizagem e resolução de barreiras | Resultado intermediário/mudança de comportamento |
| **Conhecimento**<br>• Efeito de alimentos/bebidas sobre parâmetros metabólicos.<br>• Fontes e distribuição de nutrientes (carboidratos, proteínas magras, gorduras saudáveis).<br>• Padrões alimentares (frequência de refeições, horários, porções etc.).<br>• Recursos para auxiliar nas escolhas alimentares.<br>• Composição de macronutrientes (qualidade, quantidade, combinação, substituições).<br>**Habilidades**<br>• Planejamento de refeições.<br>• Conscientização da porção e gestão.<br>• Estratégias de planejamento (contagem de carboidratos, substituições de alimentos).<br>• Compreensão dos rótulos de informações nutricionais.<br>• Situações especiais e resolução de problemas (planejamento, compras, entrega de refeições/*kits*, comer fora de casa).<br>**Barreiras**<br>• Fatores ambientais.<br>• Influências culturais e familiares.<br>• Crenças alimentares e de saúde.<br>• Financeiro (segurança alimentar).<br>• Cognitivo.<br>• Alfabetização e numeramento em saúde.<br>• Emocional.<br>• Sustentabilidade do padrão de refeição. | **Medidas**<br>• Tipos de escolhas alimentares.<br>• Quantidades consumidas.<br>• Horário das refeições e lanches.<br>• Álcool (com ou sem alimentos, quantidade, frequência).<br>• Hidratação adequada.<br>• Progresso em direção à meta.<br>• Métodos de medição.<br>• Observação.<br>• Autorrelato (recordatório de 24 horas, dia típico, frequência alimentar, diários alimentares).<br>• Ferramentas de monitoramento da glicose com registros alimentares associados.<br>• Definição de metas. |

DM: diabetes *mellitus*.

Fonte: adaptação de American Association of Diabetes Educators.[17]

| Monitorização | Avaliação |
|---|---|
| Intervalo recomendado entre as consultas | Informações de resultados usadas para impulsionar a tomada de decisão e a prestação dos cuidados. |
| **Resultados de aprendizagem**<br>• Avaliar a cada encontro.<br>• Avaliação contínua considerando ajustes de acordo com os ciclos de vida e eventos, e secundários relacionados a outras doenças.<br>**Resultados comportamentais**<br>• Linha de base.<br>• A cada 2 a 4 semanas.<br>• A cada 3 a 6 meses.<br>• Acompanhamentos anuais.<br>• Quando há mudanças no estilo de vida ou no estado de saúde. | **Comportamento – padrão alimentar desorganizado**<br>• Suzy compartilha sua comida e registros de glicose. O especialista em diabetes elogia Suzy por seu automonitoramento e esforços e revisa registros.<br>• Eles discutem alguns comportamentos, como pular refeições e excessos em outros horários.<br>**Identificação de barreira**<br>Suzy não consegue se planejar para comer fora de casa.<br>**Desafios**<br>• Disponibilidade de alimentos e horários.<br>• Questões do dia a dia.<br>• Resolução da barreira: aumentar o conhecimento sobre importância do planejamento das refeições.<br>• O especialista em diabetes e Suzy trabalham em conjunto para identificar estratégias a fim de organizar a alimentação e definir metas realistas com o objetivo de aplicar esses pontos fortes na mudança.<br>• Suzy considera opções para melhorar o planejamento de refeições para refeições/lanches em casa e fora. Ela relata aumento de energia e sentimento positivo de sucesso na autogestão do DM.<br>**Mudança de comportamento**<br>Suzy agora planeja suas refeições e lanches com antecedência.<br>Os parâmetros metabólicos estão no intervalo-alvo. |

## Resolver problemas

A pessoa com diabetes deve desenvolver habilidades para buscar alternativas de soluções com base em informações relevantes. Situações como hipoglicemia e hiperglicemia, viagens, dias doentes e mudança de rotina são exemplos de cenários que devem ser abordados no processo educativo. Os educadores devem orientar as pessoas com diabetes a lidar com as barreiras físicas, emocionais, cognitivas e financeiras, estimulando-as a desenvolver estratégias para esse enfrentamento.

## Reduzir riscos

Comportamentos efetivos de redução de riscos devem ser estimulados. Uma parte importante do autocuidado é a busca regular de um leque de serviços de prevenção. Educadores em diabetes podem ajudar os pacientes a adquirir conhecimentos sobre padrões de atendimento, objetivos terapêuticos e serviços de cuidados preventivos para diminuir os riscos. As habilidades a serem desenvolvidas incluem: parar de fumar, inspecionar os pés regularmente, monitorar a pressão arterial, automonitoramento da glicose no sangue e manutenção de registros de cuidados pessoais.

## Adaptar-se saudavelmente

O estado de saúde e a qualidade de vida são afetados por fatores psicológicos e sociais, podendo influenciar a motivação de uma pessoa a manter seu diabetes sob controle. Uma parte importante do trabalho do educador em diabetes é identificar a motivação do indivíduo para mudança de comportamento, ajudando-o a estabelecer metas clínicas e comportamentais alcançáveis, com orientações sobre os múltiplos obstáculos.

# ESTRATÉGIAS EDUCATIVAS

Encontros educativos possibilitam modificações significativas no estilo de vida, contribuindo, assim, para a promoção da saúde e do bem-estar. Muitas vezes a difícil adaptação do indivíduo com diabetes tem como base a falta de motivação, relacionada com o desconhecimento das complicações. Mudanças no estilo de vida são difíceis de implementar, mas muitos hábitos podem ser modificados com estimulação constante ao longo do acompanhamento multidisciplinar, com estabelecimento de metas alcançáveis e progressivas de acordo com cada indivíduo.[19,20]

A educação e o apoio ao autocuidado do diabetes podem ser ministrados em grupos e/ou ambientes individuais e/ou usando tecnologia. Dinâmicas de grupo são um forte incentivo para a educação em diabetes. Por serem interativas, valorizam o relato de experiências dos próprios participantes, permitindo um processo integrador. A atuação da equipe multidisciplinar no processo ensino-aprendizagem favorece a efetivação de um trabalho grupal, estimulando a socialização e a consequente troca de experiências entre o grupo, aumentando, desse modo, o conhecimento do indivíduo acerca da própria doença e tornando-o mais consciente.[21]

Por sua vez, o atendimento individual tem grande efetividade no estímulo à mudança de comportamento, já que essa abordagem permite conhecer o indivíduo, bem como seus anseios, seus hábitos de vida e suas práticas de gerenciamento do cuidado. As orientações podem ser feitas de acordo com as necessidades de cada um. Deve-se levar em consideração a autonomia do indivíduo: mais do que transferir conhecimentos, o educador precisa abrir espaço para que seu público construa os próprios objetivos.[22]

Existem evidências de que a interação entre o profissional de saúde e o indivíduo com diabetes pode favorecer mudanças de comportamento, desde que ocorra adequação da linguagem por parte do profissional. Saber escutar e realizar análise conjunta sobre as falas e as percepções da pessoa com diabetes são determinantes para aprofundar o diálogo em torno de suas necessidades e das demandas, em um processo de interação que visa à melhora do autocuidado e ao consequente sucesso no controle do diabetes.[23,24]

Dentre as inúmeras estratégias existentes, uma que tem sido utilizada mundialmente é a de acampamentos para pessoas com diabetes, pois permitem que, em um ambiente seguro, as crianças, adolescentes e adultos se divirtam e ampliem o conhecimento sobre a doença.

Os benefícios dessa atividade englobam autocuidado, autoestima, promoção da independência, melhor controle e aceitação da doença, assim como a extensão desses benefícios à família.[25-27]

No Brasil, desde 1980, tem sido realizado anualmente um acampamento de férias para crianças com diabetes, que é uma parceria entre a Universidade Federal de São Paulo (Unifesp), a ADJ Diabetes Brasil (organização não governamental em prol das pessoas com diabetes) e o Acampamento Nosso Recanto (NR). Por meio dessas instituições, uma série de profissionais voluntários forma uma equipe interdisciplinar composta por médicos, enfermeiros, psicólogos, educadores físicos e nutricionistas, além dos monitores e jovens líderes com diabetes, que acompanham, por 6 dias, cerca de 80 crianças com diabetes tipo 1 entre 8 e 15 anos.

Os dias são repletos de atividades recreativas habituais de um acampamento de férias. Com estas, o cuidado com o diabetes está sempre presente. Profissionais atentos o dia todo proporcionam um ambiente seguro e sempre com "pitadas" educativas. Além disso, momentos formais de educação em diabetes são incluídos na programação. Teatro educativo e horários para a realização do controle da glicemia são alguns deles.

Os acampantes são divididos em quartos por faixa etária, os quais são ocupados por um profissional da equipe interdisciplinar, além das crianças. Nesse cenário, a equipe de nutrição tem o papel de realizar avaliação nutricional dos acampantes para determinar as necessidades nutricionais e orientar as crianças ao realizar a contagem de carboidratos e fazer escolhas saudáveis, considerando também as quantidades conforme as necessidades individuais.

Estratégias lúdicas são utilizadas nesse processo, por exemplo, revistas para montagem do prato saudável, cartolinas para desenho, jogos educativos, incentivos/desafios para que todo o quarto aumente o consumo de salada e legumes, entre outros. Vivenciar esses dias próximos às pessoas com diabetes gera no profissional mais empatia para quando volta a sua realidade profissional, assim como ideias para serem experenciadas em seu atendimento individual ou em grupo.

A tecnologia, atualmente, também deve ser considerada uma estratégia educativa que tem sido cada vez mais utilizada pelos pacientes e profissionais. Estudo realizado com adolescentes com diabetes tipo 1 demonstraram que o uso do WhatsApp® reduziu a quantidade de complicações agudas em comparação com o grupo controle.[28] Por meio do WhatsApp® é possível enviar *links* de interesse, formar grupos de discussão de temas gerais ou específicos relacionados ao diabetes e ter um canal de conversa direto com os pacientes, no qual eles se sentem mais à vontade para fazer questionamentos. As redes sociais, como Instagram® e Facebook®, têm sido outra estratégia educativa que pode ser utilizada tanto para pessoas com a mesma patologia trocarem experiências como para fonte de informações sobre a doença. Vale ressaltar que a equipe profissional deve avaliar as questões legais em relação ao uso dessas ferramentas.

Definir a melhor estratégia educativa, de acordo com o público-alvo e com os recursos disponíveis, é o desafio do profissional de saúde para aumentar a adesão da pessoa com diabetes ao tratamento. Destaca-se que muitas vezes a diversificação auxilia na manutenção desse processo, considerando que o diabetes é uma doença crônica.

Os profissionais da equipe precisam estar qualificados e atualizados, pois, como o diabetes requer atenção contínua, técnicas educativas devem ser elaboradas com base no conhecimento prévio dos pacientes atendidos, com o desenvolvimento conjunto de um plano de cuidados, visando à autonomia da pessoa e dos familiares ou cuidadores. Portanto, outro pilar importante na educação em diabetes é a capacitação dos profissionais que atuam em um programa de educação em diabetes.

A regulamentação da Lei Federal n. 11.347 intensificou a necessidade de investimento na formação do educador em diabetes no Brasil. Em 2007, a SBD e a ADJ Diabetes Brasil, com o apoio da Federação Internacional de Diabetes – região que abrange os países da América Central, do Sul e o Caribe (International Diabetes Federation – South América and Central América, IDF-Saca), deram início ao programa Educando Educadores – Curso de Qualificação para Profissionais de Saúde em Educação em Diabetes.[29] O programa tem por base os 7 comportamentos do autocuidado definidos pela Aade, norteando a prática educativa e identificando a qualidade dos resultados obtidos em um programa de educação efetivo.[30]

## CONSIDERAÇÕES FINAIS

A educação em diabetes é essencial para o tratamento da pessoa com diabetes, requerendo embasamento teórico e um olhar diferenciado do profissional para a adaptação da necessidade do cliente. Os 7 comportamentos para o autocuidado direcionam os assuntos essenciais que devem ser abordados no processo educativo da pessoa com diabetes, lembrando sempre da importância da individualização do cuidado. A arte de educar é uma habilidade a ser desenvolvida por todos os profissionais que cuidam de pessoas com doenças crônicas.

## REFERÊNCIAS BIBLIOGRÁFICAS

1. American Diabetes Association (ADA). 4. Lifestyle management. Diabetes Care. 2017;40(Suppl 1):S33-43.
2. Royal Australian College of General Practitioners. General practice management of type 2 diabetes: 2016-18. East Melbourne, Vic: RACGP; 2016.
3. Cavanaugh K, Wallston KA, Gebretsadik T, et al. Addressing literacy and numeracy to improve diabetes care: two randomized controlled trials. Diabetes Care. 2009;32(12):2149-55.
4. Funnel MM, Brown TL, Childs BP, et al. National standards for diabetes self-management education. Diabetes Care. 2010;33(Suppl 1):S89-96.
5. Diabetes UK. Evidence-based nutrition guidelines for the prevention and management of diabetes. 2011. Disponível em: https://www.diabetes.org.uk/Professionals/Position-statements-reports/Food-nutrition-lifestyle/Evidence-based-nutrition-guidelines-for-the-prevention-and-management-of-diabetes-May-2011/. Acesso em: fev. 2021.
6. Sociedade Brasileira de Diabetes (SBD). Educação em diabetes mellitus. In: Diretrizes da Sociedade Brasileira de Diabetes 2019-2020. São Paulo: Clannad; 2019.
7. Prochaska JO, Norcross JC, DiClemente CC. Changing for good. New York: HarperCollins; 1994.
8. Gazzinelle MF, Gazzinelli A, Reis DC. Educação em saúde: conhecimentos, representações sociais e experiências da doença. Cad Saúde Pública. 2005;21(1):200-6.
9. Powers MA, Bardsley JK, Cypress M, et al. Diabetes self-management education and support in adults with type 2 diabetes: a consensus report of the American Diabetes Association, the Association of Diabetes Care & Education Specialists, the Academy of Nutrition and Dietetics, the Ame-

rican Academy of Family Physicians, the American Academy of PAs, the American Association of Nurse Practitioners, and the American Pharmacists Association. Diabetes Care. 2020;43:1636-49.

10. Beck J, Greenwood DA, Blanton L, et al.; 2017 Standards Revision Task Force. 2017 national standards for diabetes self-management education and support. Diabetes Care. 2017;40:1409-19.
11. Tang TS, Funnell MM, Brown MB, et al. Self-management support in "real-world" settings: an empowerment-based intervention. Patient Educ Couns. 2010;79:178-84.
12. Funnell MM, Anderson RM. Empowerment and self-management of diabetes. Clinical Diabetes. 2004;22:123-7.
13. Miller WR, Rollnick S. Why do people change? In: Motivational interviewing: preparing people for change. 2.ed. New York: The Guilford Press; 2002. p.3-12.
14. Funnell MM, Bootle S, Stuckey HL. The diabetes attitudes, wishes and needs second study. Clinical Diabetes. 2015;33:32-6.
15. He X, Li J, Wang B, et al. Diabetes self-management education reduces risk of all-cause mortality in type 2 diabetes patients: a systematic review and meta-analysis. Endocrine. 2017;55:712-31.
16. Chrvala CA, Sherr D, Lipman RD. Diabetes self-management education for adults with type 2 diabetes mellitus: a systematic review of the effect on glycemic control. Patient Educ Couns. 2016;99:926-43.
17. American Association of Diabetes Educators. Aade 7 self-care behaviors. Disponível em: http://www.diabeteseducator.org/ProfessionalResources/AADE7. Acesso em: fev. 2022.
18. Romo-Romo A, Gómez Velasco DV, Galán-Ramírez GA, et al. Diabetes education and self-care behaviors in patients with diabetes in Mexico. Rev Mex Endocrinol Metab Nutr. 2021;8:183-91 (adaptação).
19. Silva ARV, Macedo SF, Vieira NFC, et al. Educação em saúde a portadores de diabetes mellitus tipo 2: revisão bibliográfica. Rev Rene. 2009;10(3):146-51.
20. Grillo MFF, Gorini MIPC. Caracterização de pessoas com diabetes mellitus tipo 2. Rev Bras Enferm. 2007;60(1):49-54.
21. Mensing C, Boucher J, Cypress M, et al. National standards for diabetes self-management education: Task Force to Review and Revise the National Standard for Diabetes Self-Management Education Programs. Diabetes Care. 2000;23(5):682-9.
22. Tavares DMS, Rodrigues RA. Educação conscientizadora do idoso diabético: uma proposta de intervenção do enfermeiro. Rev Esc Enferm USP. 2002;36(1):88-96.
23. Santos MA, Peres DS, Zanetti ML, et al. Programa de educação em saúde: expectativas e benefícios percebidos por pacientes diabéticos. Rev Enferm UERJ. 2009;17(1):57-63.
24. Rickheim PR, Weaver TW, Flader JL, et al. Assessment of group versus individual diabetes education: a randomized study. Diabetes Care. 2002;25(2):269-74.
25. Venancio JMP, La Banca, RO, Ribeiro CA. Benefits of participation in a summercamp to self-care for children and adolescents with diabetes: the perception of mothers. Escola Anna Nery. 2017;21(1).
26. Association AD. Diabetes management at camps for children with diabetes. Diabetes Care. 2012;35(1):572-5. Disponível em: https://diabetesjournals.org/care/article/35/Supplement_1/S72/26201/Diabetes-Management-at-Camps-for-Children-With. Acesso em: 31 maio 2022.
27. Barone MTU, Vivolo MC, Madden PB. Are diabetes camps effective? Diabetes Research and Clinical Practice. 2016;114(1):15-22. Disponível em: http://www. diabetesresearchclinicalpractice.com/article/S0168-8227(16)00062-0/pdf. Acesso em: fev. 2022.
28. Sap S, Kondo E, Sobngwi E, et al. Effect of patient education through a social network in young patients with type 1 diabetes in a Sub-Saharan context. Pediatric Diabetes. 2019;20(3):361-5.
29. Sociedade Brasileira de Diabetes (SBD). Educando Educadores. Disponível em: https://www.diabetes.org.br/profissionais/educando-educadores/448-educando-educadores. Acesso em: 24 jun. 2019.
30. Haas L, Maryniuk M, Beck J, et al. National standards for diabetes self-management education and support. Diabetes Care. 2014;37(Suppl1):S144-53.

# Índice remissivo